鄂東醫學史略

杨瑰瑰◎著
南东求◎审订

學苑出版社

图书在版编目（CIP）数据

鄂东医学史略 / 杨瑰瑰著. -- 北京 : 学苑出版社, 2025. 3. -- ISBN 978-7-5077-7160-2

Ⅰ. R-092

中国国家版本馆 CIP 数据核字第 2025RF1025 号

出 版 人：洪文雄
责任编辑：付国英
出版发行：学苑出版社
社　　址：北京市丰台区南方庄 2 号院 1 号楼
邮政编码：100079
网　　址：www.book001.com
电子邮箱：xueyuanpress@163.com
联系电话：010-67601101（营销部）　010-67603091（总编室）
印 刷 厂：廊坊市都印印刷有限公司
开本尺寸：890 mm × 1240 mm　1/32
印　　张：11. 375
字　　数：248 千字
版　　次：2025 年 3 月第 1 版
印　　次：2025 年 3 月第 1 次印刷
定　　价：88. 00 元

陈　序

医学伴随着人类的发展与进步，有着极其重要的作用。鄂东地区医家辈出，至明清异彩纷呈，构成了医学史上的一道奇观。

十多年前，杨瑰瑰跟随高华平教授攻读博士学位，打下了厚实的文献学基础。近年来，她以文献学方法治鄂东医学文献，在爬梳大量史料的基础上，著成了这部鄂东医学史。全书以时代为序，汉前为启蒙时期，魏晋至隋唐为孕育时期，宋元为成熟时期，明清为鼎盛时期，对医学的传承与教育做了较好的梳理。杨瑰瑰所做的工作，对于地方学术、祖国医学都是有意义的。

明清时期，鄂东医学家井喷式涌出，不是偶然的。他们大都有较好的国学根基，他们的祖辈、父辈积累了数十年乃至上百年的医学临床经验，所以，他们从一开始就站在巨人的肩上。鄂东独特的地理环境，长江贯穿其中，水陆交通发达，再加上该地区药材丰富，为医学的发展创造了得天独厚的优势。

杨瑰瑰目下正在武汉大学访学，我是她的指导教师。知道她的新著即将出版，很是高兴，谨此表达我的祝贺，也期待她在学术上取得更加夺目的成绩。

是为序。

陈文新

2022 年 10 月 3 日于武汉大学

南　序

“夫以铜为鉴，可正衣冠。以古（史）为鉴，可知兴替。以人为鉴，可明得失。”此乃唐太宗垂名于史之“三鉴说”也。鉴，古镜之称。为国之君，三鉴之用，知其治乱兴亡，识其利害得失，明白切要，可为君之鉴戒。明大儒顾炎武曰：“天下兴亡，匹夫有责。”知史之兴亡，岂止国之君耶？亦天下人之责也。何者？“读史使人明智。”此英国哲人弗兰西斯·培根名言，将读史列于群书之首，言知史可开明智慧，小则免于人生之歧途，大则免于国家之歧途。其重要可知矣。

杨瑰瑰博士乃著名文献专家高华平教授入门弟子。硕博六载，寒来暑往，一心向学，受师悉心教诲，尽得师授。承师学脉，杨君亦善用古代文献，且谙熟于此，可谓知其奥者。数年之前，杨君来电，询及鄂东医药史况，余以为杨君研究所需。不二年，传来鄂东医药史纲目，令余惊讶。今春之初，竟传来电子书稿，惊而钦佩。鄂东医学史，迄今未见面世，今喜有之，堪为医林之大幸事。何者？鄂东杏林巨擘，如昊空明星，闪耀广远，闻者无不敬之，他域难能企及。如魏晋王叔和，流寓麻城，著述于斯，一部脉经，奉为医典。东晋葛洪，传道鄂城，教化遗风至今不绝。及宋蕲水（今浠水）庞安时，列为唐宋伤寒研究八大家之一。其后伤寒研究赓续有人，薪火趋旺。至明麻城刘天河，本一代名臣，治军治水，皆政绩赫赫。其秉性仁厚，为人刚直，素怀赤子之心，履任心系黎民，遍搜天下药书，卸任不忘黎民疾苦，所集医药诸书，皆整理出版，以济生民。其众多医方，为其后李时珍著述本草，悉珍用之。而刘氏校勘医籍之功，利民济世之德，史上多少名臣能及？罗田万全（密斋），洵为临证大家，内外妇儿养生，诸科兼擅，一部万氏医学全书，惊骇于世，以至清帝题为医圣。蕲春李时珍，举世皆知，堪称医药巨人，誉为“医中之圣”（郭沫若题词），一部《本草纲目》，享誉全球。清广济（今武穴市）杨际泰，亲睹鸦片之毒，戕害国民，遂历尽坎坷，殚精竭虑，探寻疗治之药方，开治毒之先河。其救民于水火之心，天地可鉴。述及鄂东医家，无不出类拔萃，有口皆碑。杨君有志著述于斯，积数年执教之余，焚膏继晷，查阅文献，采集史实，条分缕析，著成一书，名曰《鄂东医学史略》，欲倾其力，尽其心，寻其轨迹，探其规律，述其事迹，传其医技，彰其功德，扬其精神，以利于世。杨君其志其行，诚昭然可嘉也。

鄂东杏林，群星灿烂，光耀史册，究其内因何在？杨君历尽艰辛，所获心得，尽述斯著，展卷即可知也。自古以来，鄂东尊师重教之风不减，劝学兴教之举日盛。而岐黄之兴，则倚其鄂地教化之功，赖其国学根基之厚，是以世代为医者众。书载名医350余位，医籍150余部。鄂东山水富饶，雨水充沛，药材丰富，遂载药近于千种，以通产、主产名之。复分三类：道地、民俗、临床，以便查阅。鄂东名医荟萃，明清鼎盛，溯其源流，自有内因所在。世代为医，代代相传，薪火不断，且严教亲授，以患者生命为上，以临证效验为准，医家必术精而德厚。检阅方志，屡见不鲜。如罗田儿科万氏，五代相传，临证救人以万计，民皆爱之敬之。蕲春李家，亦五代徽音不绝，精于医药，兼于临证，数代相传，而有药学巨著奉世，其成就之高，誉满人间，洵非一代之功也。明末清初，黄州儒医李之泌，明亡不仕，坚守气节，隐居白云山，教以儒业，授以医技，开医学教育之风，门下名医辈出，使一方医学振兴，是以志载“黄冈医学，独称师授过于他邑”，李氏兴教，惠及鄂邑，而功在千秋。鄂东杏林兴盛，由此可知矣。清末民国之初，鄂城朱氏，临证创伏气之说，疗疾数以万人。其医术六代薪火相传，迄今传人仍享誉杏林。团风儒医王汝兰，门下弟子广施仁爱于鄂东诸县。虽名不见方志，而民间颂其医德之高，医技之精，有口皆传之。其门徒拔萃者多，且多为一方名医，至今枝繁叶茂。述而概之，鄂东医家，皆医技精湛，医风淳厚，医德高尚，自古迄今，以救患者苦痛、保生民安康为己任，故深为鄂东人民钦慕。今以史载之，传之，使其医技不绝，毓德垂后，医风久远，乃世之幸、民之幸矣。

杨君用心良苦，致力之勤，开鄂东医史之先河。积数年之得，奉于读者、医家，其仁爱之心，开卷可触；读其文字，尤知良善至真。其用志之明，斯著可鉴。实杏林之幸矣。

谨述数语，是为序。

黄州龙王山麓　南东求*

壬寅仲秋谨撰

* 南东求，系黄冈职业技术学院医药学院教授、《本草》杂志副主编。

编写说明

一、本书所言鄂东，是一个历史地理概念，指湖北省东部，主要包含今天的黄冈地区，地处大别山南麓，长江中游下段。其主体以今黄冈市区域为主，因历史沿革之故，还涉及鄂州市、阳新（今隶属黄石市）、大冶（今隶属黄石市）、黄陂（今隶属武汉市）、新洲（今隶属武汉市）等区域医药名人。

二、本书附录中的药材部分，将药物分为临床药材、道地药材、民俗药材。民俗用药主要是指民间百姓常用之方，而非求助于医生所开之方。但在实际应用中，临床药材或与民俗药材有交叉。

三、本书纪年以公元纪年为主，为读者查阅方便，同时辅以帝王纪年、干支纪年。参考纪年书有：方诗铭《中国历史纪年表》；万国鼎编，万斯年、陈梦家补订《中国历史纪年表》。

目 录

绪　论

当代学者刘玉堂在《楚脉千秋·导言》中认为：楚文化持续的时间是在公元前 11 世纪后期，到公元前 3 世纪后期①。楚文化起源地是在长江中游，最早是一个蕞尔小国，之后，慢慢发展为一个方圆五千里的大国。他还认为，楚文化既是古代的，又是长青的。因为，楚文化是秦汉以后荆湘文化，尤其是湖北文化的渊源和主干部分②。作为楚文化中的杰出代表——鄂东医学，其成就之高、医家之众、医籍之富，堪称翘楚。

鄂东大地是一块神奇的土地。这里的人民，在这片土地上繁衍生息了数千年。其中诞生了众多杰出人物。他们如同繁星一样，点缀在历史的天空中。鄂东大地也是楚文化的发祥地。在人们的称赞中，鄂东常有“人文之地”“人杰地灵，名家辈出”“鄂东多才”“鄂东明珠”的美誉。

著名思想家、朴学家章太炎曾将“地齐”“政俗”“材性”三者看作是学术繁荣的共同成因。“地齐”，指的是地理环境；“政俗”，指的是政教民风；“材性”，指的是人才素

① 刘玉堂. 楚脉千秋. 华中师范大学出版社，2020：1.
② 同①.

质。应该说，鄂东医学家的成长，首先离不开的就是鄂东的特殊地理环境。

一、地理气候

从章太炎先生所言“地齐”来看，鄂东大地位处中原地带，北倚大别山，南抱长江水。其中，更有无数青山绿水，环络其间。鄂东多有丘陵低地，中低纬度，降水充沛，药材资源丰富，素有“药库”之誉。

据《湖北地理》记载：“鄂东区位于北纬29°05′～31°40′、东经112°29′～116°07′，属亚热带季风候的中北部，具有光照充足、热能丰富、雨量充沛、四季分明的亚热带气候特征，农耕条件比较优越”。①大别山区位处亚热带北边，迎风向阳，气候温和，雨水充足。每年实际日照时间，有2000至2200小时以上，是全省光合潜力最大的地区之一。冬天，大别山可阻挡北方寒流，使得1月份平均气温在2.3℃～4.2℃。

鄂东地势，西北高而东南低，从北向南，渐渐倾斜。鄂东中部，主要是丘陵地带。大山小山，错落其间。鄂东地区海拔千米以上的山峰，共有90多座。鄂东最高的山峰，是天堂寨主峰，海拔高达1729米。其余则冲、畈、垅，杂于其间。丘陵地带，丛林众多；湖河江水，氤氲浇灌，为中草药的生长，提供了先天的有利条件。

鄂东河流甚众，水系极为发达，长江流经黄冈市就有

---

① 李娟文，朱俊林，梅惠. 湖北地理. 北京师范大学出版社，2015：111.

189公里。《大清一统志》卷三云："大江自汉阳府黄陂县流入黄冈县界……东南流入蕲水县（今属浠水县）界……又东南流入蕲州界（今属蕲春县）……又东南流入广济县界（今属武穴市）……又东流入黄梅县……"①同书记载："巴水源出罗田县北，南流入蕲水县界。又东南流入黄冈县界（今属团风县、黄州区）入江。今谓之巴河。"②巴河水出于罗田县，经南边进入今天的浠水界内，再从东南流入团风县、黄州区，进入长江。这条河，即今天的巴河。同书载有蕲水："源出安徽六安州英山县，西南入罗田县界，为英山河。又西南为落翎河，踰崄石为石崄河，一名古河，一名界河。又西南入蕲水县西南兰溪镇入江。"③郦道元《水经注》云："蕲水南对蕲阳洲，入于大江，谓之蕲口。洲上有蕲阳县徙。决水出庐江雩娄县南大别山，俗谓之为檀公岘，盖大别之异名也。"

蕲水，即今之浠河。浠水县因河得名。浠河全长133.5公里。河的流域面积达2523平方公里。浠河是浠水县最长的河流。如今浠河的上游，建有白莲河水库、白莲河二级电站。河至县城东，建有白莲河四级电站。据青年学者严忠良的统计，鄂东有400多条河流，而据《大清统一志》所载，仅黄州就有106个湖泊④。举水、倒水、浠水、蕲水、巴水，连同华阳河六大水系，发源于大别山，从北向南，流经市域，汇入长江。

---

① 潘锡恩，等．嘉庆重修一统志：第二十一册卷三百四十・黄州府一．

② 同①．

③ 同①．

④ 严忠良．明清黄州名医研究．华中师范大学硕士论文，2010．

鄂东崇山峻岭众多，水系极为发达。除了这样极为特殊的地理条件之外，适宜的气候也非常重要。鄂东地处亚热带东亚季风区，是典型的亚热带大陆性季风气候。气温跟随季风转换变化而有所不同。一年四季，春暖花开，夏热且多雨，有时夏天极长。秋天凉爽，冬天寒冷。

《湖北地理》载："由于古老的地质构造、复杂的地貌类型与温和的气候条件，本区生物多样性丰富，其中尤以鄂东大别山区为最，被誉为华中地区的物种资源库和生物基因库，还被'中国生物多样性保护行动计划'列入《中国优先保护生态系统名录》，具有较高的保护和科研价值。"①鄂东地区的特殊环境为药物的生长，提供了不可或缺的基本要素，从而为中医药学的发展，提供了优越条件。

丹纳在《艺术哲学》中讨论艺术品的产生时，将之与植物的生长进行类比，他说："那需要许多有利条件，首先土壤不能太松太贫瘠；否则根长得不深不固，一阵风吹过，树就会倒下。其次土地不能太干燥；否则缺少流水的灌溉，树会枯死的。气候要热；否则本质娇弱的树会冻坏，至少会没有生气，不能长大。夏季要长，时令较晚的果实才来得及成熟。"②

诚如丹纳所述，良好的地理环境，加上优越的亚热带气候，二者相互配合，才使鄂东地区中草药的生长和繁殖，具备了良好的先天条件。

---

① 李娟文，朱俊林，梅惠．湖北地理．北京师范大学出版社，2015：112.

② 丹纳．艺术哲学．傅雷，译．生活·读书·新知三联书店，2016：43.

二、历史环境

黑格尔在《历史哲学》中认为，自然的联系仿佛是一种外在的东西。但是，我们应该把它看作是人们精神表演的场地。因为，自然就是一种主要的，也是必要的基础。如要知道这地方的自然类型，以及生长在这土地上的生民的类型和人们性格有着密切联系的。而人们的性格，正是各民族在世界历史上出现和发生的方式，以及采取行动的方式。黑格尔认为，我们不应该把大自然估量得太高，又或者是太低。除了自然环境之外，我们还不能忽视历史环境。

楚国的历史，在春秋战国时期的众多诸侯国之中，历史最长。有学者考证，如从周王朝立国算起，至公元前 223 年秦朝灭亡，历经 800 余年的历史。而这个诸侯国立国之初，仅有方圆五十里土地。三百多年后，它已囊括了半个中国，成为地方五千里的东方第一大国。不仅如此，根据《史记·项羽本纪》的记录，楚怀王死于秦国，楚国的南公就说过："楚虽三户，亡秦必楚！"历史果然印证了南公的预言。后来，楚人不畏强秦之暴，陈胜、吴广率先揭竿而起，继而项羽破釜沉舟、以一当十，大败秦军。楚人以顶天立地、敢为人先的英雄气概，以筚路蓝缕、不惧牺牲的进取精神，以海纳百川、有容乃大的开放气度，在历史的漫漫长河中，谱写着壮丽的诗篇。

就在楚文化的氤氲滋养之下，鄂东人民在自己的土地上，辛勤耕耘，勇于开拓，创造着自己的历史。诚如斯宾格勒在论及各民族历史时，认为人类的历史不是一份直线的历史，若如此认为则需要在各种事实面前紧闭双眼。他认为，人类的历史，是个性化的，是伟大的戏剧组成，每一种文化都有自己的观念、情欲、生活、愿望、感情和死亡。鄂东文化，亦是如此。

史智鹏、张龙飞在《黄州简史》中，分析黄州、鄂州何时纳入楚国版图虽无历史明确记载，但有两条线索可以分析。一是公元前 9 世纪熊渠为楚王，《史记·楚世家》记其大规模开拓疆域，扩大版图，“兴兵伐庸、扬粤，至于鄂”，鄂即是鄂州，跟黄州仅相隔一江。二是春秋时期，楚成王熊恽，指挥楚军，向汉东地区和大别山北麓的中原进军，先后灭亡弦子国、黄国、英国。楚穆王继续征伐，攻灭了江国、六国。这时的鄂东地区，经历楚国的扩张之后，成了楚国的属地，与楚融为一体①。

公元前 255 年，被誉为“战国四公子之一”的春申君黄歇，挥师伐鲁，再亡邾国。邾国在今天的山东邹县。为避人耳目，又能直接监视邾国国君，迁邾国亡国之君，置于今黄州禹王城办事处内。邾国后改名为“邹国”。此地为黄歇封地，较为富庶。这样做，两全其美：一可监视之；二则表面善待邾国国君、以避天下人之耳目。邹国崇尚礼仪文化，是当时有影响力的诸侯国。他之前住地，名为邾城。迁黄之后，亦名黄州为“邾城”。邹君入黄州后，邾城名声和影响力，明显上升。

邾城后来经历多次更名，在两三千年的时光之中，走出了自己独特的道路，形成了自己独特的精神品格。这种精神

① 史智鹏，张龙飞. 黄州简史. 华中师范大学出版社，2010：13-15.

品格，表现在医学上的特点有：一是舍身忘己、救民于水火的仁爱精神。二是矢志不移、终生勤勉的精进精神。三是以身试药、以身试毒的牺牲精神。四是聚沙成塔、宽容博大的好学精神。

三、人文环境

苏轼曾经在《书韩魏公黄州诗后》云：“黄州山水清远，土风厚善，其民寡求而不争，其士静而文，朴而不陋。虽闾巷小民，知尊爱贤者……”①苏轼谪居黄州四年余，深受黄州人民敬爱，后来以深情的笔触，记录他在黄州的见闻，认为黄州百姓寡求不争，知识分子宁静文雅、质朴而多识。普通农民，亦知尊敬贤者。他们以王禹偁、韩魏公曾居此地为荣。这种评价，诚非虚言。鄂东人民，世代以耕种土地为业，生活简朴而重视教育。当地民风厚朴，民间百姓，宁可亏待自己，也要厚待他人。

鄂东属楚国，历来以教育闻名于世。诚如《黄冈教育名人传录》所言：“回溯黄冈教育，之所以久盛不衰，兴学之风，代代相传，究其个中原因，众所公认者有二：其一，有史以来，黄冈重教育兴学，既成官规，亦成民俗。善政必先善教，兴教必先兴学。唯有兴办教育方能启发民智，培养人才，发展经济，社会才能不断走向文明。官绅乡民，集资办学，世代弘扬，多渠道，多形式，多门路，上下数千年，已

---

① 丁永淮，梅大圣，张社教．苏东坡黄州作品全篇．武汉出版社，1996：325.

成优良传统。其二，教育名师，代代薪火相传，且享有盛誉，为生之楷模，为世之景仰。他们视富贵如浮云，以传道为己任，授业解惑，兢兢业业，终身为业，清贫自守，甘为孺子牛，乐为乡梓培育人才。”①鄂东地区，民风淳朴，尊贤重教，有着深厚的人文底蕴。

唐代著名诗人杜牧贬居黄州，将先进的文化带进了鄂东地区。作为士族大家子弟的杜牧，不仅受过良好的教育，而且深受儒家思想熏陶。他贬至黄州后，以德教化百姓，爱民如子，废掉了各种刑罚，用“忠恕”之道对待百姓（见《黄州刺史谢上表》）。他不仅在审理案件时废除酷刑，而且亲自率民求雨，革除不当的繁杂赋税，为政清明，深受百姓爱戴。这些做法，使得黄州生民休养生息，经济得以发展繁荣。明弘治《黄州府志》卷五称，杜牧“泰和间，为黄州刺史，有才名，多奇节，吏民怀服之”②。杜牧贬至黄州，是842年四月（晚唐会昌二年壬戌）；离开黄州的时间，是844年（会昌四年九月甲子）。仅两年多的时间里，杜牧任黄州刺史，不仅政绩突出，而且创作了诗文40多篇。这些作品，多为佳作。例如著名的《赤壁》：“东风不与周郎便，铜雀春深锁二乔。”此诗影响了后来贬至黄州的苏轼，创作了著名的一词二赋：《念奴娇·赤壁怀古》和《赤壁赋》《后赤壁赋》。杜牧的诗文创作，在鄂东广泛流传，文脉所及，推而助之，为后来鄂东的文化发展，起到了重要的作

---

① 蔡新职，南东求，刘东山．黄冈教育名人传录．世界图书出版广东有限公司，2013：4.

② 黄冈地方志编纂委员会办公室．黄州府志·弘治．武汉大学出版社，2017：81.

用。宋代更有王禹偁、乐黄目、韩琚、庞籍、夏竦、孟震亨、马正卿、苏轼、韩驹、徐君猷、刘挚等人。他们多爱民下士、广建学舍、重视教育。正是在这些名臣巨宦的影响之下，鄂东官方的兴教举措，代代相传；民间则上行下效，蔚然成风。

综之，鄂东独特的地理环境、人文环境和数千年来的文化历史，使得这片神奇的土地，在孕育着丰富而神奇的药材的同时，也孕育着众多或大或小的医学家。他们在不断地繁衍生息的过程中，不仅吸收了外来的生息智慧，同时，又在不断地向外输出生息营养。就在这不断吸收、不断输出的过程中，经过千百年岁月的积累与沉淀，便慢慢构造出了生息文化，而这生息文化的形成与发展，就是我们的中医文化发展史。

在鄂东中医药文化发展史研究中，自然会涉及诸多因素，比如历史、地理、政治、经济、宗教、文化、风俗、教育、医药等等，但其中最为重要的自然是历代的中医药人物。因此，本书以中医药人物为核心，以时间为线索，来研究鄂东中医药文化发展史。鄂东中医药发展史，根据所获的史料，发现既有与其他区域发展的相同规律，同时，也有与其他区域发展不同的独特规律。根据鄂东医学发展轨迹的特点，可分为五个阶段，包括：启蒙时期（汉前）、孕育时期（魏晋至隋唐）、成熟时期（宋元）、鼎盛时期（明清）、西学东渐时期（民国至中华人民共和国初期）。

第一章　启蒙时期（汉前）

如前文所述，鄂东河流众多，水系极为发达，长江流经鄂东有189公里之多。举水、倒水、浠水、蕲水、巴水，连同华阳河六大水系，皆发源于大别山，从北向南，流经市域，汇入长江。水系的发达，使鄂东山脉水源充足，药物营养丰富。因此，鄂东不仅药材丰富，而且很多药材成为国内驰名的药品，如英山的茯苓、武穴的葛根、团风的芦根、红安的胡栀子、麻城的细梗、新洲的白前草等。另有蕲春的“四宝”（龟、蛇、艾、竹），更堪称“中药材宝库”。

鄂东水源充足，河流众多，使得交通畅达。在运输靠马车、牛车的年代，人们还可以选择水路。这有利于药材的交流。与其他地域相比，具有极大的优势。鄂东地区的药材，大批量地运出去；外地的药材，也能成批量地运进来，长期如此，医药文化互相交流密切，进而促进了医药的发展。

《素问·藏气法时论》载：“五谷为养，五果为助，五畜为益，五菜为充。气味合而服之，以补精益气。”①强调五谷用以充养五脏之气，五果帮助五谷以营养人体，五畜用以

---

① 张志聪. 黄帝内经集注. 中医古籍出版社，2015：130.

补益五脏，五菜用以充养脏腑。气味和合而服食，可以补益精气。中医认为，“药食同源”，当源于此。药物与食物，虽然分开言之，但二者皆从口入。

先民们在长期的饮食中，发现不少食物，不仅能够抵抗饥饿，而且还可以治疗疾病。于是药物学随着时间的推移，不断积累，慢慢成熟。《诗经》中记录的许多植物和动物，既是人类的食物，后来也成为药物。例如，《诗经·周南》里的《芣苢》，指的就是车前草。车前草可作食物，人们常采嫩苗食之。同时，它也是药物，味甘，性寒，归肝、肾、膀胱经，能清热、利尿、祛痰、凉血、解毒。再如《木瓜》，原本是一种水果，但随着人们的认识加深，发现木瓜能治胃痛、痢疾，二便不畅，风痹、心痛等病。

鄂东地区素以教育发达闻名于世。有文字记载，最早的书院始于唐朝，宋以后书院得以发展，至明清成为顶峰，形成规模。千百年来，民间百姓，以耕读诗书为乐事，敬爱贤者，尊师重道，如此形成了重教、乐学之风。教育的发达和民间的习俗，使得贫寒人家的子弟，亦有亲近诗书的机会。因此，接受教育的人口比例较高。鄂东医学的发达，与教育的发达密切相关。

鄂东文化也跟中国其他文化一样，经历了旧石器时代和新石器时代两大阶段。这两大阶段是文字发明以前的一个漫长时期。学者们把人类出现在距今约一万年前的漫长时期，称为旧石器时代。这一时期，人们学会了制作打石器，学会了用火，靠采集和渔猎为主要生活手段。鄂东地区的先民们跟其他地区的原始人类一样，经历了若干年的史前石器时代。这一时期，时间极为漫长，距今约四万年左右。

劳动使鄂东先民们学会了使用工具，在考古发现中，人们看到了各种石器，如石斧、石棒、石刀。人们推测，小石棒和小石刀，可能有治病疗伤的功用。这便是早期的治疗器械了。身体的病痛，可能因为小石棒、小石刀的敲击或按摩而得以缓解。这种经验，使得人们慢慢发现一种更利于治病的泗滨石。于是，将之打磨成各种式样的器具，专门用于疗病。这就是今天我们所说的砭石。

鄂东先民们在长期与大自然打交道的过程中，渐渐学会了使用火。火的使用，使人们学会了做熟食，也让人们学会了取暖。随着时间的积累和生活经验的丰富，人们发现，火不仅可以驱寒，而且还可以活血。有的植物燃烧后，还有别的功能，如艾灸。艾叶燃烧后，不仅气味清香，还有温经散寒、通络行气之功效。因而艾灸逐渐成为一种治病防病的方式。

第一节　砭石作用的发现

据史志鹏、张龙飞的《黄州简史》一书记载，鄂东地区最早的遗址，是位于古角河与黄梅县杉木乡小溪河的交汇之处①，也是旧石器时代遗址。在黄梅张山旧石器时代遗址上，有新旧石器时代和西周时代的文化堆积。其中，有石核、石片、尖状器和刮削器等石制品。这是旧石器时代的先

① 史智鹏，张龙飞．黄州简史．华中师范大学出版社，2010：2.

民们留下的作品。石料主要是石英岩、花岗石、石英等。考古学家认为，这些石器当为旧石器时代晚期的产物，距今约一万年至四万年之间，相当于中国山顶洞人的文化期①。

黄梅张山旧石器时代遗址的发现表明，至少在一万年前，鄂东地区就有原始先民生活。这些原始先民们，在长期的生活与劳动中，学会了打制石器，学会用石器工具获取食物、驱赶野兽，并可能进行初步的处理疾病或伤口。

据史志鹏、张龙飞研究，新石器时代，农业、畜牧业产生，先民们磨制石器、制作陶器，出现了纺织技术。鄂东地区进入新石器时代，以麻城后岗新石器时代文化遗址为标志②。鄂东地区发现的新石器时代文化遗址多达百余处。倒水河流域新石器时代遗址，主要有红安县的桐柏集镇张家河寨墩遗址等。举水流域新石器时代遗址，主要有麻城市龙池办事处松鹤村栗山岗遗址等。巴水流域新石器时代遗址，主要有麻城市的木子店镇丁家坳村丁家遗址、罗田县的僧塔寺镇的九资河村九资河遗址等。浠水流域新石器时代文化遗址，主要在英山县的西河子垅遗址等。蕲水流域新石器时代遗址，主要有蕲春县的檀林乡金盘架遗址等。华阳河水系在鄂东的新石器时代文化遗址，主要有龙感湖的陆墩遗址等。

遗址是先民群落聚集居住的地方。人们在这些地方繁衍生息，选择有水流之处，构木为巢，或垒土作室。他们不仅采集、狩猎，还有农业和畜牧业，生产力得到了较大发展。人们可以制作陶器，能够纺织衣物。

---

① 史智鹏，张龙飞. 黄州简史. 华中师范大学出版社，2010：2.

② 同①.

经过考古发现，人们发掘了大量的随葬品。其中有生产工具，如石刀、石凿。有装饰物如石环、玉环、陶环。还有大量的生活用品，如鼎、罐、甑、壶。这些生活用品，不仅可以烹饪食物，还可以为先民们煮水消毒，清洗伤口。

能够治疗疾病的石器，被人们称为砭石。《山海经》中就有“其上多玉，其下多箴石”的记载。晋人郭璞注释曰：“箴石，可以为砥（砭）针，治痈肿者。”马王堆出土的医书中，亦有制作大小砭石的记载。近年来，全国各地出土不少医用砭石。关于人类何时开始使用贬石治病，于开东先生认为，自从人们掌握了钻木取火技术之后，在跟石头打交道240万年之中，先民们也应该学会用石头消除一些病痛。这样，慢慢从无意识到有意识，从简单到复杂，先民们开始意识到石头之间的差别。于是，寻找到像泗滨浮石这样的“佳石”，也就成为可能。他认为，也许在60万年前，先民们还没有发现泗滨浮石制砭石。但是，在60万年前，人们很可能就开始“以石刺病”了。他还认为：“寻找对症治病的草药，也是伴随人类进化同步发展的。所以说中医药、砭疗是和中华民族的生存史、进步史同时进行的。”①

砭石何时开始使用于治病，目前，尚未见有文字明确记载。然而，于开东先生的推理，是值得我们关注的。砭石用于治病，最迟也应在有文字记载之前就已开始了。《黄帝内经·异法方宜论第十二》记载：“故东方之域，天地之所始

① 于开东. 砭石的历史有多久. 中国针灸学会贬石与刮痧专业委员会2008年全国学术交流大会论文汇编，第82页.

生也。……其治宜砭石，故砭石者，亦从东方来。”①砭石的使用机理，未必能很早地被人们所认识。但是，随着加热石头之后，摩擦或热敷病患之处、痛苦随之减轻的这种经验，使得先民们获得了最早的疗病经验。现代科学表明，砭石之所以能治病，除了可以刺激穴位与经络，促进血液循环之外，因与皮肤摩擦而产生的热效应，以及皮肤对砭石中所含的镁、钙、钾及微量元素的吸收，也起着相应的作用。例如，石膏石制作的石枕，可以对理性发烧行退热，也能下火。患者牙痛或头痛，都有一定的缓解作用，因而民间常用石膏石。磁石制作而成的砭石，能调节人们的生物磁场，从而让人体恢复健康。并且，一些砭石还含有微量放射性元素，如：锆石、绿柱石等，亦能起到刺激机体产生某些作用。

李时珍《本草纲目·砭石》条下述：“《禹贡》：荆州、梁州皆贡砮，即此石也。”贡砮，指的是一种可以用来做箭镞的石头。《禹贡》是古代的地理书，是《尚书》中的一篇。此书成书于周秦时期，记录了各地的山川河流、物产、各地交通及赋税和贡品等内容。《尚书·禹贡》记载，“荆及衡阳惟荆州”，从荆山到衡阳，中间仅隔荆州，而当时进贡的物品，即有砭石。我们可从中推知，当时的鄂东，当已使用砭石。

① 张志聪．黄帝内经集注．中医古籍出版社，2015：65-66.

第二节　古代文献中的药物

明王世贞于《艺苑卮言》中曾提出：“天地间无非史而已。三皇之世，若泯若没；五帝之世，若存若亡。噫！史其可以已耶？六经，史之言理者也。”①

清章学诚于《文史通义·内篇一·易教上》亦曰：“六经皆史也。”②今亦从此说。现先以《诗经》所载药物为例。《诗经》是中国最早的诗歌总集。共有305篇，7200余行。《诗经》反映先秦时期人民生活的各个方面。《诗经》产生的地域，除了陕西、山西、河南、河北、山东，还包括湖北。

一、《诗经》中的药物数量

据学者统计，《诗经》中的动植物名很多，全书共计338种。其中，植物名共有178种。这将近200种植物名中，有粮食、蔬菜、瓜果、染草等。另外，还有药物名称。现代学者陈维养，认为《诗经》中的药物名有100多种③。彭书典认为《诗经》中，“记载药物200种，其中植物药132种”④。

---

① 王世贞．艺苑卮言．陆洁栋，周明初批注．凤凰出版社，2009：13.

② 章学诚．文史通义．上海古籍出版社，2015：1.

③ 薛愚．中国药学史料．人民卫生出版社，1984：26.

④ 彭书典．本草学史和古代植物分类学史的分期及主要著作．安徽中医学院学报，1983（3）：50.

温长路认为有50多种。他认为《诗经》是我国最早记录药物的书，涉及的植物有132种，而其中能作为药物使用的有50多种。另外，书中还有80多种动物和10种矿物。这些动物与矿物中，也有可以作为药物使用的。他还认为，《诗经》中不仅记载了中草药，还对一些药物的生长环境、采集、产地和食用季节，也有记述。另外，《诗经》中还对酒的兴奋与提神的作用进行了描述，对情志和疾病的关联，亦有描述。他认为《诗经》经历的时代，是我国药物学和治疗学飞速发展并初具规模的时期，故而十分重要①。

《诗经》中，有药用价值的50多种植物，到底是哪些呢？甄志亚的《中国医学史》列出了50余种植物药名，可作为参考。

名单如下：

艾（苦艾）	芩（黄芩）
虻（贝母）	芍药
芣苢（车前）	荼（苦菜）
卷耳（苍耳）	白茅（白茅根）
蓷（益母草）	茹（茜草）
杞（枸杞子）	扭（女贞子）
荬（泽泻）	柽（西河柳）
茑（桑寄生）	椐（马鞭草）
女萝（菟丝子）	椒（秦椒、花椒）
萎（青蒿）	漆（漆叶）

① 温长路.《诗经》中的药物与治疗学思想. 江苏中医，1991（7）：38.

木瓜
葛（葛根）
薇（白薇）
苹（大的水苹）
藻（海藻）
蒹葭（初生的苇）
茨（蒺藜）
唐（菟丝子）
匏（苦叶）
谖（鹿葱花）
莞（白芷）
茨（荆葵）
苓（甘草）
唐（菟丝）
草（鹿葱花）
荷
兰（佩兰）

瓜（子）
苴（蘇子）
果蠃（栝蒌）
台（香附子）
兰（兰染草）
堇（乌头）
桃（桃仁）
桑（桑叶）
枣（大枣）
枸
柏（侧柏）
谷（楮实）
荇
蒌（蒌蒿）
谷（者实）
繁（一名游湖，北人称旁勒）
断壶（葫芦）①

很多药物本身，既是食物，也是药物。有些草木的名字，古今还存在着差别以及由此带来对于《诗经》中药物的认识存在着差别，也是其来有自，故而可以求同存异。综上各家认为，草本药物约 50 余种，加上动物药和矿物药，至少共有 60 余种。

① 甄志亚．中国医学史．人民卫生出版社，2008：49.

二、《诗经·周南》中的芣苢和卷耳

《诗经·周南》是《国风》中的作品。共有11首诗，一部分为东周作品，一部分为西周作品。程俊英的《诗经译注》中，《周南》题解下引朱熹之言云："周，国名；南，南方诸侯之国也。……南方之国，即今兴元府、京西、湖北等路诸州。"①《诗经·周南》中有《芣苢》和《卷耳》。如前所述，芣苢即车前草。卷耳即苍耳。两种药物，都是鄂东地区的常见药物，亦是民俗常用之药。

关于《芣苢》一诗的主题，《毛诗序》认为，这是歌颂后妃美德。妇女心态和平，那么妇女就容易得子。程俊英则认为，这首诗描写的是，一群妇女春来采集车前草时，随口歌唱的短小歌曲。车前草有清热利尿、祛痰、渗湿止泻等功用。另外，至夏秋时节，此草结子名车前子，人们认为有种子的功效。结合《毛诗序》可以看出，妇女们采集车前子，主要是使用车前子的种子功能。

再看《卷耳》一诗。《卷耳》这首诗，描写的是一位妇女，思念远走他乡的丈夫。同时，还在采集卷耳菜的情形。在她的想象中，丈夫登山喝酒，马困仆病、思念家乡。这时候的卷耳，对于先民来说，既是一种食物，也是一种药物。卷耳就是苍耳子，嫩苗可以吃。苍耳子亦是鄂东人民的民俗常用药。《神农本草经》云：苍耳子主治风头寒痛、风湿周痹、四肢痛、膝盖痛等病。《本草纲目》载，苍耳子，炒香

① 程俊英．诗经译注：上．上海古籍出版社，2006：3.

浸酒服用，能祛风补益。

三、马王堆帛书《五十二病方》药物收载的价值

马王堆帛书，是中国马王堆汉墓3号墓出土的帛书。1973年12月出土于湖南长沙马王堆3号汉墓，置于一涂漆木匣中。帛书有两种。一种写在整幅帛上，一种写在半幅帛上。其帛书字体有篆、隶之分。篆书抄于汉高祖十一年乙巳（公元前196年）前后。隶书约抄于汉文帝壬戌（公元前179年）初年。长沙马王堆3号墓出土帛书共28种，计12万余字。虽均破损严重，但都已整理出来，并装订各种版本印行。帛书内容，涉及从战国至西汉前期政治、军事、思想、文化及科学等诸方面。其历史价值，自出土之后，一直深为学界重视。帛书涉及医药类有：《五十二病方》（附佚书4篇）《胎产图》《养生图》《杂疗方》《导引图》（附佚书2篇）。这些古医书，极为珍贵。其中《五十二病方》，可谓是中国已发现最古老的医药书。

据当代学者严健民的收集与研究，发现此书具有前所未有的医药价值与历史意义。他对此书做了细心研究，并将成果撰成《五十二病方注补译》，于2006年由中医古籍出版社出版。湖南中医学院教授、原长沙马王堆医书研究会会长周贻谋（一谋），特为此书作序，给予了高度评价。从周序中得知，严健民“素业西医”，却“一直潜心于古代中医文献的研究”，并有著作问世，如《中国医学起源新论》《论原始中医学》。他“广泛收集古今有关文献，在全面、系统、深入进行钻研的基础上，对帛书《五十二病方》作了详细的

考证注释，补其残损与缺漏，并且一一加以语译。使这部古奥残损的医学著作能便于广大读者研阅，其功不可泯焉”。他对《五十二病方》所载药物名称，均逐一考订，以“药名录”形式，列表载于书后。并认为可释者有299味。其药名大致分为六类：矿物类31种、植物类136种、动物药类100种、器物类21种、泛称类4种、待考类若干。

书中还收载了同时代帛书（医书）研究者对《五十二病方》的研究成果。以附录形式，载于书后。如《从〈五十二病方〉探讨原始中医学药理思想的起源》（原载《中华医史杂志》1990年第20卷第二期118页）文中提出：其一，楚地先民已发现贝母与喘息、延胡索与胸痛、大黄与腹泻之间的关系。由于先民药物知识的不断积累，早期的药理思想，亦随之产生。其二，认为《五十二病方》，是先秦时期的方剂学，反映了原始中医学的用药思想。该书记载的药物情况，反映了楚地先民“由单味药的运用发展到多味药的配伍组方”（潘远根，1981年）。潘远根统计其中药物197味，方中用单味药78方，二味药以上者119方，证明先民已认识到药物的组合运用。这也充分说明秦汉时期，楚地医家们的用药组方思想，已逐步趋于成熟。其三，《五十二病方》中，记载了大量原始药物，如浮土、小童溺（童尿）、女子布、犬矢（屎）、羊矢（屎）、冻土等。同时，也有至今仍为临床良药，如甘草、百合、牛膝等。这表明楚地先民用药愈疾水平，已令人惊叹。

概之，《五十二病方》中的药学史料，比较真实地反映了秦汉时期原始中医学、中药学概貌。随着西汉时期原始十二经脉理论的完善，传统中医学的药学理论亦随之产生。对于鄂东先民而言,《五十二病方》书中所载药物,正好也反映了鄂东古代先民的医药认知水平。古代鄂东属于楚地。马王堆位于长沙市东郊长浏公路北侧,距市中心约4公里,据地方志载,为五代时期楚王马殷家族墓地。今位处鄂东南的阳新、大冶,距其地仅240余公里。今鄂东文化中心黄州与鄂州一江之隔。而鄂州距长沙,不足300公里之遥。所以,《五十二病方》的出土,不仅对中国古医药学具有极其重要的史学价值,对鄂东医药的发展,更是有力的见证,因而具有极其重要的历史意义。

四、吴晓松《鄂东考古发现与研究》的发现

据吴晓松主编《鄂东考古发现与研究》载:中国科学院考古研究所湖北发掘队《湖北黄冈螺蛳山遗址的探掘·四、西周文化遗物》记载:“西周文化遗物发现很少,主要是陶器残片。陶片表面几乎都是灰色和褐红色的,黑色的很少,前者大都是夹砂粗陶,而且掺有较多的蚌片碎末,后者则是泥质的。……此外还发现了相当多的蚌壳、兽骨、鱼骨和几片龟甲残片。”这些发现,说明鄂东先民以蚌、兽、鱼、龟为食,其营养价值,由此可知。而其药用价值,随着先民的不断认识,其积累也会不断丰富。对大自然的认识越来越深入,先民征服自然的能力变得越来越强大。先民经过漫长而又艰苦的摸索和努力,终于慢慢走出黑暗,迎来了曙光。这便是鄂东医学的启蒙时期。

第二章　孕育时期（魏晋至隋唐）

魏晋至隋唐时期，对于鄂东医药的情况，历史上少有记载。主要原因有以下几点。其一，当时都城在长安、洛阳等地，而鄂东远离政治中心，文化落后，几乎属于荆楚蛮荒之地（唐朝贬著名诗人杜牧至黄州，可见当时的落后情形）。其二，多次经历战火涤荡，民生恢复缓慢。秦时，楚国被灭，鄂东百姓所积累的文化典籍，也一并化作灰烬。汉代，鄂东是战火纷争之地。如《黄州简史》即载："位于今黄冈市区北郊禹王城办事处境内的邾城是秦国衡山郡郡治，是江淮大邑，所以楚汉相争时，西楚霸王项羽将邾城作为衡山王吴芮的国都。"①项羽曾火烧咸阳城，据说一把火烧了三个月。因此，作为当时的都城邾城而言，或许也历经了战火，典籍因战火而亡轶，应是大概率事件。

东汉末年赤壁大战，王叔和徙居新洲（当时居地，今属麻城），著有《脉经》，整理汉代名医张仲景的医学论著《伤寒杂病论》，为鄂东医学的传播与发展做出了巨大的贡献。其后至宋，庞安时著有《伤寒总病论》，至明，李时珍著有《濒湖脉诀》，后世鄂东历代医家多对脉学和伤寒病有

① 史智鹏，张龙飞. 黄州简史. 华中师范大学出版社，2010：17.

研究与论著，不能不说与王叔和的影响有直接关联。

东晋时期，道教理论家、炼丹家、医药学家葛洪曾徙任江南鄂州，虽时间短，史上记载少，但其医学思想于江南影响深远。鄂东亦有明显见证，如《鄂州市志》载，葛洪于东晋永嘉年间（307—312 年）“驻足武昌，结庐炼丹，养生修道”。武昌，即今湖北鄂城。《武昌志》亦有相关记载。

隋唐时，黄州距都城遥远，文化交流较少，文化较为落后。而朝代的更迭，往往以爆发战争的方式进行，老百姓命在旦夕之间，何谈保护文化典籍？例如，公元 873 年的黄巢起义，唐王朝政治黑暗，财政亏空巨大，加之黄河中下游遭受旱灾，农民处境悲惨。然而，政府徭役并未减轻，农民无法生存。于是，农民起义爆发。自项羽开始以火烧城之后，历代农民起义军皆好烧城，于是，农民军所到之处，火殃生民，生灵涂炭，文献典籍尽毁。

鄂东地区，人们依山傍水而居，因而药物众多，百姓常常出门即可采药。例如，车前草常长在门前屋下，取药方便。这使得民间百姓便于用药，亦善于用药，并以药物与食物混合做成各种美食。佛教的影响，也在饮食中有所体现，如佛耳草，又称作清明草。其性味甘、平，能祛痰、止咳、平喘、祛风湿。佛家施食，以佛耳草做成佛耳粑，以此解毒充饥。每年春天三月三日，鄂东各地有荠菜煮鸡蛋的风俗，至今仍沿袭民间。荠菜味甘、平，能和脾、利水、止血、明目，能治痢疾、水肿、淋病、乳糜尿、吐血、便血、血崩、月经过多、目赤疼痛等症，是民俗常用的药物。荠菜煮鸡蛋，既可清热，亦可补充营养。另外，还有马齿苋、车前草、车前子，可清热利尿、通便，调治热疾。数千年来，这些药物，为鄂东人们所日用。它们与食物和风俗一同发挥着作用，守护着生民的健康。

湖北各地的习俗，有端午节插艾叶避邪气、蒲剑消灾斩魔的风俗。鄂东数千年来，历朝历代均盛行于民间。艾叶味苦、辛，性温归肝、脾、肾经，芳香温散，可升可降，具有温经止血、散寒止痛、降湿杀虫的功效。蒲剑又名石菖蒲，内含抗水物质，能利湿，有化湿开胃之功。鄂东生民常于端午节时使用。这些，都是含有治病养生功能的鄂东风俗。而这，亦是鄂东生民对于医药学方面的积累。

第一节　魏晋至隋唐鄂东医药发展概况

秦始皇二十六年，即公元前 221 年，秦一统天下，将行政区和地方重新调整，废除封邑，推行郡县制度。整个秦朝的版图划为三十六郡，后来又增至四十八郡。其中，衡山郡围绕衡山而得名。衡山即南岳衡山，就是今天的安徽天柱山。今天鄂东大部分地域，归属于衡山郡。据史志鹏《黄州简史》记载，衡山郡设立后，邾城被设为衡山郡城。因此，邾城的政治地位随之上升，成为当时重要的大都城。其经济得到了发展，政治影响力较大。

《史记·秦始皇本纪》记载："始皇二十八年，乃西南渡淮水，之衡山，南郡。浮江，至湘山祠。"秦始皇东巡，当经过衡山郡城，即今黄州城郊的邾城。

两汉时期，鄂东有三级行政机构，分别是王侯国、郡、县。其中，郡先有衡山郡，后有庐山郡，再有江夏郡，另有蕲春郡。“县”这一级别，先有邾县，后有蕲春县、西陵县和寻阳县。

与前期相比较，秦汉时期鄂东经济得到了较好的发展。鄂东地区，农渔并重，主要经济作物是水稻。生民们还打猎、砍柴，以弥补农产品的不足。《史记·货殖列传》认为，楚越这些地方，地广而人烟稀少，人们基本可以自给自足，百姓不必外出贸易而可以得温饱。因此，“江淮以南，无冻饿之人，亦无千金之家”。

另外，鄂东人民广泛使用铁器。从出土的汉代遗址遗物中可以看出。这时的铁器，已进入百姓家庭。

三国、两晋、南北朝，从220年至589年，一共经历了369年。这期间社会变化很大，政局动荡，战火不断，地方治理混乱。《宋书·地理志》卷三十五记载，此时各地名称动辄改换，土地经常分割，郡县有时分成四五块。四五之中，也有分有合，因而千百回更改，导致“巧历不算，寻校推求，未易精悉”。据相关史籍记载，述其大概如下。

208年，时处汉末建安十三年，赤壁之战爆发，孙吴胜利，曹魏败北。曹魏兵败之后，退至大别山。此后孙吴分江夏郡，设立蕲春、邾县、寻阳等地，曹魏占西陵县。后来，曹魏又夺回蕲春、寻阳，并撤销蕲春郡。三国时期，鄂东处于吴国与魏国的交界处，因而或魏或吴，纷争不断。

280年（西晋太康元年庚子），撤掉了蕲春郡，将寻阳、邾县、蕲春改成武昌郡。281年（西晋太康二年辛丑），邾县、西陵、蕲春又被改作豫州弋阳郡。304年，又改。

329年，即东晋咸和四年，西阳王战败，身亡国灭。其地改称西阳郡，西陵、蕲春、邾县皆归于西阳郡。后又几经兴废，至东晋咸和到太元年间，中原豫州境内新蔡郡苞信、慎、宋三县流民，涌入大别山以南的黄梅、武穴一带。378年，即太元三年，侨置南新蔡郡和苞信、慎、宋三县之民，并将蕲春县改为蕲阳县。412 年，即东晋义熙八年，朝廷撤寻阳县，又并寻阳地域于蕲春县。此后，鄂东地区西阳郡和南新蔡郡两郡并治。

据《黄冈简史》所述，南朝刘宋王朝时期，鄂东境内仍然两郡并治。448 年，文帝元嘉二十五年，朝廷在西阳郡五水蛮居住之处，建立十八左县，包括鲁亭、南川、清石、直水、高坡、房田、西安、东邱、迁溪、东安（今罗田）、蕲水（今蕲春）、建昌（今红安）、希水（今浠水）、彭波（今麻城）、南安（今新洲）、长风、赤亭、阳城。后历经分合、安置流民。至 466 年（南朝刘宋泰始二年丙午），西阳郡辖西阳、建宁、阳城、西陵、蕲阳、东安、希水、蕲水、孝宁、义安十县。

南朝萧齐王朝时，鄂东郡级机构增加。至南朝萧梁王朝前期与北魏对峙，498 年（南齐永泰元年戊寅），即萧齐末年的建武五年，北魏军队进入举水流域，萧梁立国后，在鄂东地区与北魏长期战乱，更改建制，更为频繁。

北魏后期，北朝势力达到大别山，即今麻城、红安一带。其后，北魏分裂成东魏、西魏。北齐代替东魏，先同南梁对峙于鄂东地域，南陈立国后，再与南陈在鄂东争斗。559 年（南陈永定三年己卯），北齐占领鄂东地区，对鄂东行政区域进行了较大变更。在今麻城内，设立衡州，将蕲春改为齐昌，并设立齐昌郡。

北周之后，建制再变。西晋末年，战火兴起，中原沦丧，北方士族与民众大量南迁。鄂东地处江淮之间，大别山南麓，与豫州相邻。西晋末年，豫州士民躲避“八王之乱”“五胡乱华”之祸，大量南迁，鄂东成为士民的避难所。此时，豫州西阳郡、新蔡郡民众，大都迁往鄂东。一时鄂东人口数量剧增，并且打破了原来以五水蛮居民为主的格局。

三国两晋时期，与秦汉相比，经济上有一定进步。主要表现在大规模屯田、茶叶生产、租布赋役等方面。

茶叶的生产和饮用，这时已成为时代风尚。唐代，陆羽所撰《茶经》载有，《桐君录》中记：“……西阳、武昌……好茗……饮之宜人。”《〈桐君采药录〉辑校》称：“茗，西阳、武昌、晋陵皆出好茗，巴东别有真香茗，煎饮，令人不眠。”此书为东汉人作，或见当时人们已产茶叶，且好饮茶。

据《黄州简史》所载，581年（南陈太建十三年辛丑），北周权臣杨坚建隋朝，是为隋文帝。579年（南陈太建十一年己亥），蕲州和黄州未经战乱而和平变更为隋。三年后，即584年（隋开皇四年甲辰），在蕲州和黄州设立军政合一的蕲州总管府和黄州总管府。

588年（隋开皇八年戊申），隋文帝挥师灭陈，陈军大败。这次战争中，蕲州和黄州起到了重要的作用。隋灭南陈后，中国结束了自东晋以来270余年的南北分裂的局面，实现了国家统一。

581年至617年间，隋朝建国36年。这一期间，天下太平，百姓安居乐业，经济得到了较大发展。《隋书·地理志》载，隋朝大业年间，蕲春郡统领五县［蕲春、蕲水、希水、罗田、黄梅。据1981年1月浠水县人民政府编《浠水县简志·浠水县建置沿革表》载：“南北朝时期，宋文帝元嘉二十五年（448 年）建希水（即浠水）、蕲水等十八县，为希水建县之始。元嘉三十年改侨驮县为孝宁。齐仍置希水、孝宁。历梁、北齐、陈、北周隋，均置希水。唐武德四年（621 年）改希水为兰溪。天宝元年（742 年）改名浠水。历五代十国、宋、元、明、清，皆为蕲水。至民国二十二年（1933 年）改为浠水至今]，共有户数达 34690①。

617 年（隋大业十三年丁丑），唐高宗李渊在晋阳起兵。618 年（武德元年戊寅），李渊在长安称帝，建立唐朝。唐初改郡为州，对地方实行州县二级建制。九年之后（即 627 年，贞观元年丁亥），将全国分为十道，以道辖州，形成道、州、县三级制，并随时派官员进行巡视。

《旧唐书》载有："黄州下，隋永安郡。武德三年，改为黄州，置总管，管黄、蕲、亭、南四州。黄州领黄冈、木兰、麻城、黄陂四县。其年，省木兰县，分黄冈置堡城县，分麻城置阳城县。仍于麻城县置亭州，于黄陂县置南司州。七年，废南司州及亭州，县并属黄州。仍省堡城入黄冈。贞观元年，罢都督府。天宝元年，改为齐安郡。乾元元年复为黄州。旧领县三，户四千八百九十六，口二万二千六十。天宝，户一万五千五百一十二，口九万六千三百六十八。在京师东南二千一百四十八里，至东都一千四百七十里。"②即黄州在唐时，先管辖黄冈县、麻城县、黄陂县三地，后管辖领黄冈、木兰、麻城、黄陂四县四地。其地多处于大别山。此时土地

---

① 魏征．隋书：地理志·志第二十六．中华书局，1973：875.

② 刘昫．旧唐书·志第二十//文渊阁《四库全书》：第 269 册．上海古籍出版社，1987：100.

贫瘠，百姓贫困。旧、新《唐书》将之列为下等州。贞观时期（627—649 年），黄州人口 4896 户，22060 人。天宝年间（742—755 年），有 15512 户，96368 人。前后相较，人口增长近五倍。经历李希烈叛乱后，到元和时期（806—820 年），仅有 33457 人，人口锐减 6 万余人。唐代的黄州，主要物产有资布、白纻布、连翘、松萝、虻虫。连翘、松萝均是中药材。

《新唐书》载："蕲州蕲春郡，上。土贡：白纻、簟、鹿毛笔、茶、白花蛇、乌蛇脯。"[①]《元和郡县图志》记述人口相同。据《元和郡县图志》载，蕲州在开元年间有 51 个乡，管辖蕲春、广济、黄梅、蕲水四县。从贞观年间（627—649 年）到天宝年间（742—755 年），近百年间，人口增长近 5 倍，达到 186849 人。但在元和时期（806—820 年），李希烈叛乱之后，蕲州人口只有 108978 人，减少了近 8 万人[②]。蕲州此时有名的物产是蕲簟、铁、鹿毛笔、茶、白花蛇、乌蛇脯等。其中白花蛇和乌蛇脯，都是有名的中药材，茶叶也可药用。

据《元和郡县图志》卷二十七记载鄂州情况："鄂州，……开元户一万九千一百九十……元和户三万八千六百一十八。管（县）州六，鄂州、沔州、安州、黄州、蕲州、岳州，县二十五。"[③]从开元年间到元和年间，历经数十年后，鄂州人口增加一倍（《元和郡县图志》卷二十七）。

---

① 欧阳修. 新唐书 · 志第三十一//文渊阁《四库全书》：第 272 册. 上海古籍出版社，1987：601.

② 史智鹏，张龙飞. 黄州简史. 华中师范大学出版社，2010：60.

③ 李吉甫. 元和郡县图志. 贺次君点校. 中华书局，1983：643.

唐代实行科举制，教育有中央、地方和私学。资料记载，鄂东唐代科举进士有 12 人。此时，处于中国历史上少有的太平盛世。国家安定，经济方面得到长足发展，百姓安居乐业，渐趋富足。

876 年（乾符三年丙申）以后，唐末王仙芝、黄巢兴兵战于黄州。鄂东陷入战火之中，人民生命财产安全，均得不到保障。

第二节 魏晋名医王叔和

西周以后，中国哲学历史上出现阴阳、五行两个概念，将大自然和人类社会的许多事物加以联系和区分。而“阴”“阳”本是周人爻位之名，老子用之作为道家的概念。老子谓：“万物负阴而抱阳。”这是从自然中观察并得到的启示。中医医家从中得到启发，将表证与里证相结合，进行了辨证分析。五行一说首见于《尚书·洪范》。后来的医家，将这一理论用于医学，将零散的经验中医学，形成理论体系。

战国至魏晋时期，中医药学由经验积累阶段，进入理论总结阶段。中医药学的发展出现了质的变化。早期零散的经验，感性的而朴素的治疗手法，经过漫长的积累，渐渐形成规模。此时，中华医药四大经典（《黄帝内经》《黄帝八十一难经》《神农本草经》《伤寒杂病论》）诞生了。四部经典的产生，标志着中医药理论的形成和确立。《黄帝内经》（简称《内经》）是中国第一部医学总集。其内容丰富，从理论、病证、诊断、治疗到针灸等，都有详细记述。其中，尤以基本理论更为突出，反映中医学的整体观念和辨证论治两个基本特点。《黄帝八十一难经》（简称《难经》）内容简要，辨析精微，尤对脉学有详细、精辟的论述。在诊脉方法上有创新，且提出“奇经八脉”之说，并且，还系统论述“奇经八脉”循行路线、功能特点、病变情况，以及与十二正经的功能联系等。《伤寒杂病论》则初步确立中医临床辨证论治原则。书以六经论伤寒，以脏腑经络论杂病，提出了包括理、法、方、药在内的中医临床辨证论治范例，使中医学的基本理论与临床实践紧密结合，从而成为中医临床医学的基石，故被后世誉为“方书之祖”。

一、王叔和生平

东汉末年，天下大乱，战火连年，生民疾患丛生。许多医家，为诊治生民疾苦，自觉担起了救治生民的重任。医圣张仲景、脉学大家王叔和，便是这一时期杰出的医家代表。

在中国医学发展史上，脉学起源较早，先秦时期已有脉学史料记载。《史记·扁鹊仓公列传》载：“至今天下言脉者，由扁鹊也。”① 意为扁鹊是脉学的创立者，后人称之为“脉学之宗”。扁鹊，姓秦氏，名越人，是春秋战国时期的名医。扁鹊少年时代，向长桑君学医。他善于运用望、闻、问、切等诊断手法，尤其擅长以脉诊、望诊，诊断患者疾病。并且，他精于内、外、妇、儿、五官诸科。

---

① 司马迁. 史记·列传第四十五. 中华书局，2006：607.

《黄帝内经》《难经》《伤寒杂病论》诸文献中，有大量的脉学资料。《黄帝内经》一书，共述脉象30余种，还提出三部九候诊法与人迎气口脉诊法。另有《扁鹊脉法》《华佗脉法》所述脉学理论，也占有重要地位。《难经》一书，最早提出寸口脉法，并论述了脉学的基本理论，但并未形成脉学专论。

（一）王叔和简介

至两汉时期，脉诊普遍应用于临床。东汉著名医学家张仲景，是将脉法成功应用于临床的诊疗实践者。稍后，脉学大家王叔和，撰成《脉经》一书。其书选录《内经》《难经》有关内容，尚包含张仲景、华佗诸著名医家有关脉论精华。

王叔和，名熙，以字行于世。其生卒年诸文献有所不同。陈梦赉《中国历代名医传》记载，王叔和约生于170年（东汉建宁三年庚戌），卒于255年（魏正元二年乙亥）①。宋大仁通过考辨，认为王叔和与卫汛是同一时代名医，稍长于卫汛，但比皇甫谧年纪大许多，可能是皇甫谧的前辈，且又见过张仲景。基于这些考虑，宋大仁认为，王叔和的生活年代，当在“180年至270年间”②。姑从其说。

王叔和于《脉经·序》中，自云对于岐伯、华佗诸位论说经脉的文字，合为十卷，以疾病类型相分，对于声色与证候也全都记录下来。对于“王、阮、傅、戴、吴、葛、吕、

---

① 陈梦赉．中国历代名医传．科学普及出版社，1987：25.

② 宋大仁，徐春霖．伟大医学家王叔和的生平与遗迹的考察并论述其脉学成就．中医药学报，1980（4）：38.

张，所传之异同，咸悉载录”①。可见，王叔和吸收了先贤和当时各家已有的脉学成就，将他人成果与自己的临床实践，进行了全面整理与研究，成为脉学的集大成者，终于撰成中国医学史上的第一部脉学专著《脉经》。

《脉经》不仅在唐宋时期是医科学生的必读之书，也是历代学习中医的必读之书，在中医学史上有着重要的地位。

（二）王叔和为魏太医令

陈梦赉在《中国历代名医传》中认为，考察皇甫谧撰写《甲乙经》，开始的时间是魏甘露年间。因而，成书和作序可能在曹魏之末，最迟应该不超过晋初。序中说，王叔和为“近代太医令”，而不说是“今太医令”。由此可以推之，王叔和并不是晋代太医令。陈梦赉云：“晋太医令可考者为程据，自晋受魏禅起，以至被诛，都是程据一人担任，不可能为王叔和。”②陈梦赉又例举皇甫谧书中的“近世尚书何晏”，是指魏正始年间的尚书何晏。“近世”与“近代”同义。其义并非今世，而是与今世相近的前一代。因此，王叔和“应当为三国时魏人”。他并“非晋太医令，而为魏太医令”，今从其说③。

（三）王叔和与仲景弟子卫汛

正史之中，关于王叔和的生平没有明确记载。他出生的

---

① 王叔和．脉经．贾君，郭君双整理．人民卫生出版社，2007：13.

② 陈梦赉．中国历代名医传．科学普及出版社，1987：26.

③ 李家庚，李江峰，王明华，等．王叔和生平史迹考辨．河南中医，2014，34（8）：1445.

时代，战火不断，百姓生命安全得不到保障，人们朝不保夕，居无定所。王叔和历经战乱，颠沛流离。因战乱源自故里高平，叔和随同族王粲流徙洛阳，辗转荆州，再迁襄阳。赵璞珊在《中国古代医学》中，根据近人余嘉锡所著《四库提要辨证》一书，推论叔和在汉末或许到过荆州。而此时张仲景也在荆州。赵璞珊《中国古代医学》经过论证推之："叔和与仲景弟子卫汎有过交游，因此很可能受学于张仲景。"①宋代张杲《医说》载："卫沉，不知何郡人，仲景弟子。"卫沉、卫沈、卫汎，诸载虽不一，均言其为仲景弟子，叔和当与卫汎同时。

当代医史家范行准经过考证，他认为："粲与刘表既有同乡、师门、亲戚关系，仲景又曾为粲诊病，则叔和可能亦亲炙于仲景者。后荆州为孙吴所夺，吴或以叔和医术精湛被征为太医令，晋初当已年登大耄，人或仍以旧职称之。"（载《中国医学史略》之第四节《医经和经方的纂集》）。当代医学文献大家钱超尘撰有《中国医史人物考》巨著。著中也引用了余嘉锡的考证："余嘉锡《四库提要辨证》卷十二子部，在成无己《注解伤寒论》书名之下，写了一篇较长文字，提示清末有人曾获《张仲景药方》十五卷之书，今将此文全引如下。或者天不丧斯文，幸而有人存有此书，而告语天下，则生民之大幸也。""嘉锡案，以余考之，王叔和似是仲景亲受业弟子，故编定其师之书。皇甫谧《甲乙经·序》曰：'近代太医令王叔和撰次仲景遗论甚精，指事施用。'谧之言如此，则叔和之所撰次者，岂可轻诋乎？"二位大家皆

---

① 赵璞珊. 中国古代医学. 中华书局，1997：61-62.

通过史料证实，王叔和有可能曾师于张仲景。

至于叔和是否亲自见过仲景或师从仲景，现并无史料确证。叔和或与仲景弟子卫汛有交集，也无明确史料证明，此处存疑。尚待考证。

（四）王叔和墓葬地

关于王叔和墓葬地，史传中记载，有两处，一处是湖北襄阳，另一处是湖北麻城。

据李家庚记载，清《襄阳县志·地理志》卷一记载有，晋太医令王叔和，其墓在舰山。墓碑明隆庆元年（丁卯）立，即 1567 年。立碑者，是江西浮梁凤冈金尧谟，题碑者是范于野。卷六又载："王叔和高平人，晋乱寓居襄阳，本《黄帝素问》《越人八十一难经》暨仲景、元化之书。撰《脉经》九十七篇，又纂张仲景《伤寒论》三十六卷行世，卒葬舰山，有碑表其处。"①这是襄阳史志中，最早关于王叔和墓地的记录。其记录表明叔和墓为明朝金尧谟所立，而王叔和去世时间约在 280 年前后，距明有千余年。这千余年间，并无叔和墓的记载。

王叔和晚年流寓湖北，此应无疑。民国期间，《麻城县志》前编十五卷中《杂记·邱墓》载有，名医王叔和墓，在麻城县南三十多里的青龙区。相传，王叔和是本邑人。叔和为一代医宗，著有《脉经》传世，后人钦慕王叔和，改其

---

① 李家庚，李江峰，王明华，等. 王叔和生平史迹考辨. 河南中医，2014，34（8）：1445.

地名为药王冲。[①]县志称王叔和墓，在今之麻城县白果镇城南30里处（与武汉市新洲县、现新洲区相邻）。

麻城药王冲王氏后裔，所作《王氏族谱》载有，王叔和葬于老爷山，而“老爷山”就是现麻城市白果镇“药王冲”。由此推论，或许王叔和应当在湖北的襄阳、麻城这两个地方都曾行医、生活过。《王氏族谱》又记载，王叔和乃晋代神医，赐为“药王”。王叔和传自五代，从唐到五代，从宋至元、从明至清，有上千年的历史了。有专家访当地王氏后人，除珍藏历时150年来的族谱外，还珍藏有古线装本《脉经》，似可信。

据专家考察，认为襄阳的坟墓，当为王叔和的衣冠冢，而王叔和的坟址应在今麻城老爷山，后人称其坟为“药王坟”。人们倾慕其人，建有药王庙，附近的村庄名为药王冲[②][③]。关于药王坟的形态，有调查报告云：“墓前的建筑物已被拆毁，规模表面呈现不大，式样古老坚固，相传由皇家主持，厚礼安葬，分为前后两层，棺椁是铁炼（作者注：当为“链”，原文为“炼”）吊起的，里面还有殉葬的东西，墓前原有两块石碑，现在一块已破碎，另一块下落不明。现在墓的本身还剩有两个圹洞存在，洞深约七、八尺，高约

① 麻城县志前编·第十五卷·杂志·邱墓//中国方志丛书：第357号．成文出版社有限公司，民国六十四年（1975）：1365.

② 李家庚，李江峰，王明华，等．王叔和生平史迹考辨．河南中医，2014，34（8）：1146-1147

③ 宋大仁，徐春霖．伟大医学家王叔和的生平与遗迹的考察并论述其脉学成就．中医药学报，1980（4）：40.

四、五尺。洞底的石板平铺，周围的砖砌围墙，仍未损坏。”[①]由此可见，王叔和坟址应在麻城老爷山。

王叔和是否为张仲景受业弟子，虽无定论，然叔和与仲景生活年代相近，且他在继承和发扬仲景医学思想方面，与仲景在学脉上有渊源关系。这早为历代医家所公认。

二、王叔和功绩及其影响

（一）整理、编次张仲景《伤寒杂病论》

宋代仁宗朝之前，印刷术尚未发明。书籍主要依靠抄录流传，而手抄本至少有三大缺憾：一是容易错漏，导致抄本失其本来面目。二是人工耗费大、效率低下，书籍数量有限、导致流传范围受限。三是书本数量限制，致使遭战火或朝代更替而极易导致亡佚。

三国战乱，张仲景的医著便多有散佚。幸得王叔和搜集、整理、编次，才使张仲景医著得以传世。据范行准的《中国医学史略》载，王叔和“对我国经方学有巨大贡献的是：编次《张仲景方》三十六卷，并把仲景之学传至江东。”只因“他所辑的《张仲景方》，后因西晋八王之乱，及永嘉之乱等兵燹关系，迭有散亡。到了隋前，才又有人辑为《辨伤寒论》十卷，盖即今流传的本子（包括《伤寒论》《金匮要略》。作者注）。而在孙思邈前又为江南诸医师秘为

---

① 宋大仁，徐春霖．伟大医学家王叔和的生平与遗迹的考察并论述其脉学成就．中医药学报，1980（4）：40.

己有，故其书常在若存若亡之间。”（北京出版社，2016 年版）。

范行准所述，张仲景医著在流传过程中，不仅若存若亡，且书名亦几经更改。尤其值得我们重视的是，提供了流传区域的信息：“传至江东”“江南诸医师秘为己有”。《史记·项羽本纪》载：项籍者，字羽。“其季父项梁。梁父即楚将项燕……项氏世世为楚将，封于项，故姓项氏。”“且籍与江东子弟八千人渡江而西，今无一人还，纵江东父兄怜而王我，我何面目见之！”李清照亦有诗：“至今思项羽，不肯过江东。”据此，《史记》所指“江东”区域，楚地当属其间。而“鄂东”区域，向有“吴头楚尾”之称。其区域曾邻楚地无疑。张仲景医著流传鄂东地区，由此可以得知，应是理所当然了。

关于《张仲景方》一书的流传与演变，当代中医文献大家钱超尘进行了深入考证，并将他的考证成果，载于其巨著《中国医史人物考》中。兹录数段如下：

> 《张仲景方》（又称《张仲景药方》），十五卷，王叔和整理，始著录于《隋书·经籍志》，复著录于《旧唐书·经籍志》与《新唐书·艺文志》，至有唐一代皆存而未佚。至五代长兴三年（932 年）以后，《张仲景药方》离析为八种二十六卷，著录于《宋史·艺文志》。《崇文总目》可作离析证明，由于《崇文总目》原书已佚，《崇文总辑释》仅辑录其残文，著录凡五种十六卷，故较《宋史·艺文志》少三种十卷。

> 《新唐书·艺文志》著录仲景著作如下：王叔和《张仲景药方》十五卷。又《伤寒卒病论》十卷。

> 《旧唐志》无《张仲景辨伤寒》十卷，而《新唐志》著录《伤寒卒病论》十卷，是《辨伤寒》在唐代未曾失传。考《伤寒论》每篇皆以‘辨’字冠首，且两书卷数相同，故知《张仲景辨伤寒》十卷即张仲景《伤寒卒病论》十卷。

钱超尘从大量的历史文献著述中，查考了张仲景医著的流传与演变过程，认为《伤寒论》在唐代并未失传，只是书名有异。在其巨著中，他列举了大量史证。如："唐初孙思邈撰写《备急千金要方》时，为未睹《伤寒论》全书而仅见零散条文感慨不已，云：'江南诸师秘《仲景要方》不传。'今与《隋志》《旧唐志》《新唐志》参照考察，孙思邈说《仲景要方》乃指《张仲景方》。所以增加一'要'字者，以显示此书之重要。《隋志》'医方论七卷'下小注云：'《张仲景评病要方》一卷。'亦以'要方'称之。《备急千金要方》撰毕三十年后，孙氏撰成《千金翼方》三十卷，其卷九、卷十为《伤寒论》全文，章太炎《章太炎全集》《〈伤寒论〉单论本题辞》云：'孙氏所据为梁本。'所谓'梁本'，指梁代阮孝绪《七录》中之《辨伤寒》，亦即《新唐志》中的《伤寒卒病论》。""总之，《张仲景方》在考证仲景著作之流传演变上至关重要。仲景著作从王叔和整理之时起，至北宋治平二年（1065年）林亿、孙奇校定颁行之时止，凡八百余年，传本歧出，书名互异。考证仲景著作之流传，必须从《张仲景方》的流传演变入手。”“书名虽有小异，内容则完全相同。近代著名目录学家余嘉锡指出：‘王叔和所编次者，为《张仲景药方》十卷。’综上所述，张仲景遗著，经叔和整理，始著录于《隋书·经籍志》，复著录于《旧唐书·经籍志》与《新唐书·艺文志》，则《张仲景方》十五卷保留着《伤寒杂病论》的全部内容或主要内容。”

综而概之，张仲景《伤寒杂病论》经太医令王叔和整理，名为《张仲景方》十五卷，是仲景遗著最早传本，最近于仲景《伤寒杂病论》原貌。而《张仲景方》十五卷，据《宋史·艺文志》著录离析后的篇卷看，大抵分为两部分：一是《伤寒论》部分。离析后，大多单独流行，故著录于《宋史·艺文志》。二是《杂病》部分。据《宋史·艺文志》载，其中有张仲景《脉经》一卷、《五藏荣卫论》一卷、《五藏论》一卷、《金匮要略方》三卷、张仲景《疗黄经》一卷、《口齿论》一卷，计八卷。两部分合之为《张仲景方》。

后人提到张仲景著作，誉其为“医中之圣”“方书之祖”。时至今日，《伤寒论》《金匮要略》广传于世，并且是中医药学院学生学习中医的必读书目。而另有《伤寒杂病论》版本，亦同时流传于世。总之，张氏医著之所以得以流传，王叔和功不可没。

宋代林亿在《伤寒论序》中认为，张仲景的论著，言辞精当且深奥，方法简便而又详细，不是学问浅薄之人能够明白，又云：“自仲景于今八百余年，惟王叔和能学之。”①宋成无己、严器之评曰：“仲景《伤寒论》得显用于世，而不

① 钱超尘，郝万山．伤寒论．人民卫生出版社，2005：11.

堕于地者，叔和之力也。”[①]清代名医徐大椿则说：“不有叔和，焉有仲景?”[②]这些评价，可谓公允、科学。

值得一提的是，仲景之书源于他亲历其族二百余人，十年之间，死去的亲人，竟然多达140多人。其中，由于伤寒病而逝者竟有百余人。因此，张仲景“感往昔之沦丧，伤横夭之莫救，乃勤求古训，博采众方”，著成《伤寒杂病论》[③]。

王叔和却因身逢战火，四处避难，因此，对于仲景之书，多方搜集，终使此书不泯于世，实是“艰难困苦，玉汝于成”。王叔和整理、编次仲景《张仲景方》(后世流传曰《伤寒杂病论》，离析后为《伤寒论》《金匮要略》)，使古代医学经典得以流传，不至亡佚，在祖国医学史上的贡献是巨大的。他的奉献精神，堪为后世历代中医学子学习的楷模。

(二) 现存最早脉学专著《脉经》及流传

王叔和保存张仲景著作的功绩卓著，学界早有定论，而他对祖国医学的另一杰出贡献，是他系统总结前代诸医家有关脉学论述，结合毕生临证经验，著成《脉经》。

依陈梦赉所见，诊脉之学于叔和之前，是医家父子、师徒之间，秘传亲授，不曾公开。例如，仓公曾从公乘阳庆处学习脉书(《史记·扁鹊仓公列传》中认为是黄帝、扁鹊之

---

① 陈梦赉. 中国历代名医传. 科学普及出版社，1987：31.

② 同①.

③ 刘东山. 黄冈历代名医辈出原因试析——以黄冈五大名医为代表. 黄冈职业技术学院学报，2013 (6)：100.

脉书），程高传授涪公诊脉之法，《汉书·艺文志》均未录此类脉书，可见其书民间绝少流传，亦可见，医家视脉学为枕中秘籍①。而叔和则以拯救天下苍生性命为己任，大胆突破前人藩篱，唯恐脉学不传，故反复推敲，终成此书。

书成之后，最早为《隋书·经籍志》所著录："王叔和《脉经》十卷。"其后诸史志皆有著录，唯卷数时或有异。流传至今，全书共计 10 卷，有 98 篇。书中包括脉诊与脉形、脉象与脏腑关系、脉象如何分辨阴阳、脉象与人体机理的关系，还包括妇人脉、小儿脉如何辨识等相关内容。

《旧唐书·经籍志》著录有："脉经二卷。"未注明作者。对于二卷本的《脉经》，学者们持有两种不同的看法。

第一种，是清代姚振宗的《隋书·经籍志考证》。他认为，《晁氏读书志》录《脉经》为二卷，并云"黄帝论诊脉之要"，共录有二十一篇。

第二种观点认为，《旧唐志》仅记载有二卷之本。这是宋代林亿等所谓好事者幸存版本。因此，"五代高阳生《脉诀》得而托之。"②

薛清录在《中国中医古籍总目》列出《脉经》不同版本，提出现存的《脉经》影刻本以及复刻本多达 76 种③。这 76 种版本中，最为流行的是何大任本和龙兴本。何大任本是最早版本，系 1330 年（至顺元年庚午）的版本，为广勤堂刻本。而龙兴本，则是 1474 年（成化十年甲午）的版

① 陈梦赉．中国历代名医传．科学普及出版社，1987：26.

② 李茂如．历代史志书目著录医籍汇考．人民卫生出版社，1994：1017.

③ 薛清录．中国中医古籍总目．上海辞书出版社，2007：127-128.

本，为苏州毕玉刻本。影刻和复刻，使得此书流传较广，以便医学得以传承，而且为《脉经》一书的校勘，提供了版本基础。

（三）《脉经》特点及其临床指导意义

1064 年至 1067 年（宋治平年间），宋代孙奇、高保衡、林亿等重新校定此书。他们在进呈序文中说，他们观阅《脉经》，此书讲述阴阳表里，辨别三部九候，区分人迎、气口、神门等部位，又分十二经、二十四气和奇经八脉等，以治疗五脏六腑和三焦四时的各种疾病。如同有网在纲，有条不紊，论述清晰详尽，使人观察外在表现而知内部疾病，能判断生与死，极为详尽。医生可按书中所述内容治病，“以此参伍，决死生之分，故得十全无一失之谬，为果不疑。”①意为《脉经》将脉象与内脏疾病相应，观察脉之外象而分别内脏病况，十全无一失。可见评价极高。

此书主要特点有五个方面。

第一，首次确立脉象形状，并将之归纳为 24 种。

之前的古代医学典籍记载脉象有 30 多种。但问题有二：一是零散；二是这些典籍，不曾对各种脉象进行明确、详细地描述。王叔和首次确定了各种脉象的名称，并准确地描述了这些脉象在医家手指下的感觉。王叔和将脉象分类为 24 种，即：浮脉、芤脉、洪脉、滑脉、数脉、促脉、弦脉、紧脉、沉脉、伏脉、革脉、实脉、微脉、涩脉、细脉、软脉、弱脉、虚脉、散脉、缓脉、迟脉、结脉、代脉、

---

① 王叔和. 脉经. 贾君，郭君双，整理. 人民卫生出版社，2007：11.

动脉等。例如："数脉，去来促急。一曰一息六七至。一曰数者进之名"①。

与之相对，对迟脉的描述为："呼吸三至，云来极迟。"②两者相互对照，脉象特征清晰明了，即使初学者亦能把握。与此同时，《脉经》还对不同而相近的脉象进行了区分与鉴别。如沉脉与伏脉，二者相似。叔和云之为："沉脉，举之不足，按之有余。……伏脉，极重指按之，着骨乃得。"③同是沉伏在下，然其用力程度和指下感觉大不相同。这对后世医家断脉、辨脉有着深刻的意义。《脉经》初一创立，便成为中医脉学理论的经典。其书距今已近两千年，仍是医学生的必读书，不能不赞叹叔和功业之伟大。这不仅丰富了中医诊断学的内容，而且使脉学理论化和系统化。

第二，王叔和确立了三部脉法和相应的脏腑定位。早在《黄帝内经》中，就有全身动脉诊法，以及三部九候脉法，有取于"气口""寸口"和"脉口"的不同方法。而在《难经》中，首次提出，独取寸口。如《难经·一难》："一难曰：十二经中皆有动脉，独取寸口，以决五脏六腑死生吉凶之法，何谓也？……寸口者，脉之大会，手太阴之脉动也。……寸口者，五脏六腑之所终始，故取法于寸口也。"张仲景则主张人迎、寸口、趺阳全身三部诊法。如钱超尘（主编）、丰田省吾（著）、付中学（点校）《新校金匮要

---

① 《脉经》，第 1 页。

② 《脉经》，第 2 页。

③ 《脉经》，第 1-2 页。

略·中风历节病脉证并治第五》：“寸口脉沉而弱，沉即主骨，弱即主筋，沉即为肾，弱即为肝”“趺阳脉浮而滑，滑则谷气实，浮则汗自出”。《脉经》创造性吸收前人成果，提出寸、关、尺三部脉法，同时首次将寸、关、尺的位置，定于掌后拇指侧高骨及前后处。王叔和还提出寸、关、尺左手依次候小肠、肝胆、肾膀胱，右手依次候肺大肠、脾胃、肾膀胱。这使脉诊简便易行，至今临床仍广泛使用。其原因是寸口属肺太阴，其理论源于《素问·经脉别论》之“肺朝百脉”说。

第三，王叔和将脉诊与临床治疗相结合，把握脉象是为临床治疗服务。脉法是诊断疾病的重要方法。正确的诊断为治疗疾病提供良好的基础。首先，他将脉象对应的疾病进行了高度概括。他认为，脉就是血之府，脉长则气治，脉短则气病，脉搏过快则烦心，脉搏过大则病情加剧，脉搏上则气高，脉搏过下则气胀，脉代则气衰弱，脉搏过细则气少，脉搏涩则心痛。在解剖学尚未确立的时代，王叔和有如此认识，实在难得。其次，王叔和不仅论脉，还将病证、病机融入诊断之中，并根据自己的临床经验，拟定治疗方案。比如，他认为：关脉滑，说明胃中有热，而滑则为热实，由于气满所以不欲饮食，食后就会吐逆，当服用紫菀汤下，用大平胃丸和针胃管泻之。①

王叔和将脉学理论与临床治疗实践结合起来，使初学者易于把握。这样的例子，书中俯拾皆是。由此可见，此书具

---

① 王叔和．脉经．梁亚奇，校注．学苑出版社，2007：23.

有明确的临床指导意义①。

第四，《脉经》对针灸经络学的传承。《脉经》继承了《灵枢》的经络学说，并将脉诊与脏腑经络学说相结合，以脉论证，并提出针灸的治疗方法。例如《脉经》中云，如果关脉涩，则血气逆冷，脉涩则为血虚，因为中焦有微热。当服用干地黄汤以及内补散，针刺足太冲上。②既有中药治疗，又有针灸之法，可谓双管齐下。

《脉经》一书，论述了脏腑20个俞穴以及募穴的部位，还包括功能主治及针刺灸法，是现存最早论及针灸、俞募穴理论的文献。《脉经》卷二中的《平奇经八脉病》，对奇经八脉这一内容，进行了系统总结。明代医药大家李时珍著《奇经八脉考》一书，继承了王叔和《脉经》的全部"奇经八脉"相关内容。

第五，《脉经》保存了古代医学成就，对学习早期医学经典有重要参考作用。一方面，王叔和将古代多科脉学成就收集于书中。另一方面，因其整理张仲景《伤寒杂病论》故而受其影响，在《脉经》卷七至卷九中，引录了张仲景伤寒论的内容。后世《伤寒论》版本众多，常有脱文，与《脉经》相参，则能明晰其源流，较好地指导学习医学经典。

当然，《脉经》亦有其不足之处，诚如吴鸿洲所言，《脉经》强调切脉而忽视辨证病证，也未完全脱离《黄帝内经》的窠臼。清代徐大椿《医学源流论》中认为，读此书不能拘

---

① 傅维康，吴鸿洲. 中国医学史. 上海中医学院出版社，1990：109-110.

② 《脉经》，第24页。

泥“某病当见某脉，某脉当见某病”这种刻板的规定，而应当根据病情的不同，考察他们的差异与相同之处，辨别种种得与失，审查其真与伪，以期能“穷其变通，则自有心得”①。

（四）王叔和及其《脉经》影响

王叔和勤奋好学，谦且性格沉静。他酷爱中医学，对于古代医学典籍，无不进行深入钻研，终于精通诊脉治病的方法。他深入研究脉学，并将之运用于临床诊治，临床诊治又反过来促进其对脉学的理论探索。经过数十年反复推敲与学习，王叔和在吸收古代著名医学家，包括扁鹊、华佗、张仲景等的基础上，结合自己治病救人多年临床经验，著书立说。《脉经》作为中医必读书目及入门书目，则有着极其重要的意义。后世医家无不高度评价《脉经》，历代几乎将之与《黄帝内经》《神农本草经》《伤寒论》《针灸甲乙经》并列。

王叔和不但善于从实践中进行总结，把自己的医疗经验上升为理论的高度，而且，他还特别强调，要预防疾病。《太平御览》载有，高湛《养生论》云：王叔和系高平人氏，博好经方，且洞察养生之道。王叔和曾对人说，饮食不能太杂，太杂就可能有所犯。当时未必有病患，久而久之，可能导致疾病产生。到夏至秋分之时，少吃肥腻、饼臛之类。这些东西，与酒食瓜果相妨碍，当时未必立即生病，但入秋变节，阳气消减而阴气增加，寒气来临，会导致突然生

① 傅维康，吴鸿洲．中国医学史．上海中医学院出版社，1990：110.

病。而这，是由于夏季取冷太过而饮食不节的缘故，人们却不知道此病的由来，因夏日饮食不当所致。①高湛为东魏人。其书后出，或托叔和言之，但亦可见叔和作为医者注重饮食保健与疾病防治。

《脉经》一书，不仅推动了中国医学的发展，并且，对于世界医学的发展，也起到了非常重要的作用。早在隋唐时期，《脉经》就已经流传到朝鲜、日本诸国，后来，又传到中东阿拉伯。被称为10世纪末、11世纪初的“中东医圣”“阿拉伯医学王子”的著名医学家阿维森纳，在他编著的《医典》中，吸收了王叔和脉学的内容，如第521条云：“其中‘单脉’是：长脉、短脉、和中间脉；宽脉、细脉和中间脉；沉脉、浮脉和中间脉。”②几乎是对《脉经》的翻译与解释。

中国医学传入日本后，受到日本学人的广泛关注。701年，日本国颁布了《大宝律令》。《大宝律令》规定：“当时日本医学生，所用课本有《针灸甲乙经》《脉经》等。天平宝字元年（757年），孝谦天皇发布命令重申：医学生学习的教科书有《黄帝内经素问》《黄帝针经》《针灸甲乙经》《脉经》《本草》等。”③

由于朝鲜与中国山水相连，两国医药文化交流非常频繁。中国的经典医学著作如《黄帝内经》《伤寒论》《脉经》《新修本草》等，唐朝就已经传入朝鲜，对朝鲜医学有着重

① 李昉. 太平御览：第6卷：卷七百二十·方术部一·养生. 河北教育出版社，1994：607.

② 阿维纳森. 阿维纳森医典. 朱明，译. 人民卫生出版社，2010：132.

③ 李经纬. 中外医学交流史. 湖南教育出版社，1998：54.

要影响①。

拉什德·阿尔丁·阿尔哈姆丹尼②出生于13世纪中期波斯（今伊朗）。他是科学家兼政治家（曾任宰相一职）。拉什德·阿尔丁·阿尔哈姆丹尼曾主持编写波斯文的中医书——《唐苏克拉玛》。“苏克拉玛”的含义是“宝藏”。此书书名可意译为“宝书”。中国医史称这本书作《伊儿汗的中国科学宝藏》③。“伊儿汗的中国科学宝藏”，是拉什德为此书写的副标题。

《唐苏克拉玛》全书有519页。大部分已亡佚，仅存110页，主要有脉学相关内容。1938年，伊斯坦布尔大学学者苏海尔·恩弗尔，发现了此书的残本。残本现馆藏于土耳其伊斯坦布尔苏菲亚国立图书馆。残本第202页明确提到，此书第二部分是王叔和所著《脉诀》④，残本265页、317页两次提到王叔和的名字（WanShuKhu）。书后附有寸、关、尺脉部位图，然经过现代学者朱明等人的多方比对与研究，发现此书并不是王叔和《脉经》，而是后人假托王叔和所作

---

① 王颜. 唐代科技与世界文明——兼论唐代科技的世界地位. 陕西师范大学博士学位论文，2010：54.

② （波斯）拉什德·阿尔丁·阿尔哈姆丹尼，出生于1247年，卒于1318年，系波斯三朝宰相。拉什德本人还是著名学者，波斯国杰出的科学家和诗人，他为《唐苏克拉玛》撰写洋洋万言的序文。

③ 李经纬，李志东. 中国古代医学史略. 河北科学技术出版社，1990：108.

④ 《脉诀》非叔和所作，可参见李茂如等《历代史志书目著录医籍汇考》，人民卫生出版社，1994年，第1017-1018页。

《脉诀》①。该书成书于14世纪初，是迄今发现最早的中医译本。此书所传虽非叔和原书，但因叔和影响甚大，后人假托其名作浅俗之书，传至波斯时，波斯人不辨其书真伪。虽如此，仍可见王叔和脉学之影响。

李今庸《湖北医学史稿》中，载有医药著作400多种，仅鄂东就有150多种。其论及伤寒著作近40种，黄冈多达20种。脉学著作有30余种，鄂东有11种之多。明代李时珍著有《七经八脉考》《濒湖脉学》，而明李时珍《奇经八脉考》继承了王叔和《脉经》中关于“奇经八脉”的全部内容。李时珍《濒湖脉学》，引述《脉经》多达数十处，是在王叔和《脉学》基础上对脉诊的系统总结。李时珍在王叔和24种脉象之上另增加3种。千载之下，余音袅袅。鄂东生民，何其幸也。

第三节　炼丹医家葛洪

一、葛洪生平

葛洪是东晋道教理论家、医药学家、炼丹家、博物学家。据《湖北医学史稿》记载，晋朝一代名医葛洪，曾寓居

① 朱明．最早的中医西传波斯文译本《唐苏克拉玛》．北京中医药大学学报，2000，23（2）：8-10.

鄂州①。葛洪，字稚川，自号抱朴子。曾任司马睿谘议、参军，后屡辞官不就。因镇压石冰领导的农民起义有功，赐爵关内侯。葛洪后来师事鲍玄。鲍玄为南海太守上党。鲍玄信任葛洪，后将爱女鲍姑，许配葛洪。鲍姑从父学习，擅长艾灸之法。葛洪承传鲍玄内学，兼练医术。

（一）葛洪生平与性格

唐房玄龄的《晋书》卷七十二葛洪本传，记述葛洪生平经历：葛洪年少好学，家境贫寒，每日砍柴，换得纸笔，夜晚则读书学习，后来以深通儒学知名。性本寡欲，不贪玩耍，不知道棋局几道。他为人木讷，不羡慕荣利，闭门谢客，不爱交游。有时也曾寻书问义，不远数千里崎岖路途，以期必得。于是究览典籍，尤其爱好神仙导养之法。葛洪之祖玄，吴时学道得仙，人称为葛仙公。葛仙公炼丹秘术教授弟子郑隐。葛洪从郑隐学，尽得其传。后来又拜师南海太守上党鲍玄。鲍玄亦长于内学，能占卜将来，见葛洪有才，非常器重他，并将女儿嫁给葛洪。葛洪学会了鲍玄之业，并得其医术。②葛洪《抱朴子外篇》卷五十中，《自叙》自言其性格云，葛洪为人，质朴骙野，性迟钝而口木讷，外貌丑陋，

---

① 参见李今庸主编：《湖北医学史稿》，湖北科学技术出版社，1993年，第141页。《湖北医学史稿》资料源于皮明庥等《湖北历史人物辞典》（湖北人民出版社，1984版）、清光绪八年刻本《黄冈县志》。网载资料有："307—312年（东晋永嘉年间），葛洪驻足武昌（今鄂城），结庐炼丹，养生修道。葛山、洪港、葛店及神山乡、洪道乡因其得名。有葛山石洞、洗药池、琴床石、葛店斗牛观、白鹿矶等遗迹。"

② 方春阳. 中国历代名医碑传集. 人民卫生出版社，2009：29-34.

且以守常为期，不随世人而变化，语言率直真实，拒绝嬉戏笑闹，若没遇上言谈投机之人，则终日不言语；“邦人咸称之为抱朴之士，是以洪著书以自号焉”①。

这两段文字交待了葛洪的生平与性格。“抱”指的是保持、怀抱；“朴”指的是真实自然的状态。其意为，葛洪志于保持天真自然之状，不愿受外界干扰。他本为世家子弟，但父亲在他 13 岁时便离开人世，因而求学之路十分艰苦。作为世家子弟，他早年虽有志于仕，然目睹当时社会的种种弊端之后，远离政治中心，退而著书立说。诚如赵逵夫所言，葛洪《自叙》与司马迁《太史公自序》相似，言其既不能立功于世，则当立言、立德，以益于世人②。

（二）葛洪生卒年

其生卒年，诸书记载不一。方春阳《中国历代名医碑传集》对此有所记录③。医学史书类记载情况，例如：范行准《中国医学史略》载有 281—342 年，李今庸《湖北医学史稿》和吴鸿洲《中国医学史》记载为 284—364 年。另有辞书类记载，例如：《辞海》为 281?—341 年，《辞源》为 284—364 年，《中国大百科全书》为 283—363 年，李经纬《中医人物词典》为 283—343 年，李云《中医人名辞典》记为 281—341 年。可见目前主要有两种说法，一者认为葛洪 61 岁，一者认为 81 岁。

---

① 杨明照. 抱朴子外篇校笺：下. 中华书局出版，1997：662-663.

② 赵逵夫. 论葛洪的思想、著述及其价值. 复旦学报（社会科学版）. 2013（4）：94.

③ 方春阳. 中国历代名医碑传集. 人民卫生出版社，2009：34.

葛洪生年，据《抱朴子外篇·吴失》之“余生于晋世所不见”[①]，及《太平御览》《晋书》《建康实录》《资治通鉴》等书，可确定当为283年。

81岁说的依据，是《晋书》本传。61岁说的依据，是东晋袁宏《罗浮记》。敦煌文书P.2452号《灵宝威仪经诀上》[②]论及葛洪家族内部经典传授的情况可供参考。依葛玄先例，此时当为葛洪离世之时。没有其他资料出土之前，葛洪享年61岁较为可信[③]。这一结论与袁宏《罗浮记》所谓“六十一岁”说相吻合[④]。另，以唐房玄龄等人修《晋书》的时代，与东晋相去甚远。而袁宏《罗浮记》先出，当优先参照袁书。魏晋时期，社会动荡，科技不发达，政局不稳定，加之经济落后，年过六十，已属高寿。

（三）葛洪与鄂州

据《鄂州市志》载，葛洪于东晋永嘉年间（307—312年）“驻足武昌，结庐炼丹，养生修道”。武昌，即今湖北鄂城（与黄州隔江相望），现隶属鄂州市。其传道、炼丹、制药多年，以求长生不老，故一时学道求术者甚多。今天鄂州市的“葛字头”“洪字头”的地名，如葛店、葛山，洪港、

---

① 杨明照. 抱朴子外篇校笺：下. 中华书局，1997：142.

② 黄永武. 敦煌宝藏：第120册. 台北：新文丰出版公司，1986：513-515.

③ 孔令宏. 从葛洪在岭南的史实论其道术结合的思想. 广州大学学报（社会科学版）. 2006（2）：25.

④ 丁洪武. 葛洪年表. 宗教学研究，2011（1）：10.

洪道乡这些地名，都因为葛洪而得名①。据说，他炼丹之地，有葛山石洞和洗药池，另有琴床石和葛店斗牛观、白鹿矶等地。据说葛洪炼丹地有十三处，亦为葛洪遗迹。后携子侄至广州罗浮山，炼丹而卒。

二、葛洪著作及贡献

葛洪用功极勤，学问博洽，著作甚多。据《隋书》卷三十五《葛洪本传》记载：葛洪《抱朴子·内外篇》等八种其他著作②，以《抱朴子》最为有名。另有医药学著作《金匮药方》（亦作《玉函方》）和《肘后备急方》四卷。其他如《旧唐志》《七录》《正续道藏》载有其他书共58种，多有散佚。其中不少为其他方术之士托葛洪之名而作，或改编葛洪之书③，应以《隋书·葛洪传》为是。

（一）《金匮药方》与《肘后要急方》

葛洪父亲是儒士。他自幼受父亲影响，也有经时济世的怀抱。葛洪的妻子是古代著名女灸家。葛洪后来钻研道家炼金术，但并非不关心世事。虽然葛洪在道士郑隐那里学习，

---

① 李今庸．湖北医学史稿．湖北科学技术出版社，1993：141.

② 《晋书·本传》记载：葛洪著作有《抱朴子·内外篇》共一百一十六篇、《碑诔诗赋》一百卷、《移檄章表》三十卷、《神仙传》十卷、《良吏传》十卷、《隐逸传》十卷、《集异传》十卷、《抄五经史汉百家之言方技杂事》三百一十卷、《金匮药方》（《太平御览》作《玉函方》）一百卷、《肘后备急方》四卷。可参见陈梦赉《中国历代名医传》，科学普及出版社，1987年，第41-42页。

③ 陈梦赉．中国历代名医传．科学普及出版社，1987：44.

但诚如《抱朴子内篇·遐览》所言，郑隐本是儒士，晚年好道学，但教授学生的书籍主要是《礼记》与《尚书》。①可见，对于葛洪与郑隐而言，儒道互补，并行不悖。

葛洪撰有《金匮药方》（也称《金匮玉函药方》《玉函方》《玉函煎（药）方》）一百卷。此书除了《晋书》本传中有记录之外，其他史志目录皆不见载，或于唐后亡佚。

葛洪撰《肘后要急方》，亦称《肘后救卒方》《肘后备急方》（按现今习惯，后文统一称该书为《肘后备急方》），系从《金匮药方》中录出，以备平民百姓急用。

1.《肘后备急方》版本

6世纪，《肘后备急方》被梁人陶弘景（456—536年）整理成79篇，另用朱笔增加22篇。如陶序所言："或因葛一事，增构成篇；或补葛所遗，准文更撰。"全书仍分为三卷，即"上卷三十五首治内病，中卷三十五首治外病，下卷三十一首治为物所苦病"。陶弘景以佛教一百零一病说，凑足一百零一篇，名为《补阙肘后百一方》，惜后来版本未曾注意到此，将之混淆。

1144年（南宋绍兴十四年、金皇统四年甲子），金人杨用道于皇统四年再次增订，名为《附广肘后方》。书中，杨用道增补之处（加进唐慎微《证类本草》中的方子）以"附方"二字出现，未曾混淆。但葛洪与陶弘景各自所写部分，已无从分别。后世传本，均是在杨用道八卷本的基础上演变而来。除了杨氏本之外，另有道藏本系统与朝鲜传本，

① 葛洪.《抱朴子内篇》《肘后备急方》今译. 梅全喜，等编译. 中国中医药出版社，2015：175.

其祖本亦是杨氏刊本。

1575年（万历三年己亥），有陈霁岩本。此本是陈氏督学荆楚时，命其子携李栻本，回乡刊刻而成。明末清初，胡孟晋氏亦翻刻陈本。

1794年（乾隆五十九年甲寅），清人程永培编《六醴斋医书十种》，其中有《肘后方》。该本据考，当为陈霁岩本为底本翻刻而成，现存中国中医科学院。

1781年（乾隆四十六年辛丑），《四库全书》收录此书。现传本主要为四库本。清代和民国亦有多种刻本，多以六醴斋为底本。①②据《中国中医图书联合目录》记载，现存此书版本有28种之多。人民卫生出版社，1956年有影印本。1955年，商务印书馆有竖排版，是目前国内较早的版本。

《肘后备急方》一书中，葛洪自序云其在著书之余，研究天文历法、占卜、阴阳术数。因此，发现古代医家的近千卷医方，深感其考烦杂。于是，广泛收集珍本，精选汇集，分门别类，事分缓急，共为百卷，名为《玉函》。又想到贫穷人家，这些珍贵的药物怎置办得起？另有针灸穴位，平民亦不明究竟。于是，从中选其简要内容，编成《肘后备急方》。《肘后备急方》序中说，今采其中重要简约之方，以为《肘后救卒》三卷，大多是容易得到的药物。如果是要买的药，也都是廉价的草药，又兼之以艾灸。艾灸只言分寸距离，不谈穴位，使人一看，就能知道如何使用，“或不出乎

---

① 沈澍农．肘后备急方校注．人民卫生出版社，2015：7-9.

② 葛洪．《抱朴子内篇》《肘后备急方》今译．梅全喜，等编译．中国中医药出版社，2015：190-192.

垣篱之内，顾眄可具”①。言辞之间，充满着救民于水火的迫切之情。

2.《肘后备急方》特点

现存《肘后备急方》一书，有70多篇。此书主要论及急性病，包括各种传染性、发热疾病，也包括各种由物理、化学、生物等因素，所导致的急症。另外，对于常见且多发的慢性病，也非常重视。其特点如下。

其一，针对性极强，是急救之方书和临床医疗手册。医家对其评价为“简、验、便、廉”，极为恰当。

其二，治疗范围广泛，包括内、外、妇、儿、急救、传染病、精神科等各科的常见病，是古代医学临证的集大成之作。

其三，对狂犬病、脚气病、疟疾、恙虫病等的认识与治疗，均达到了当时的世界先进水平。

其四，治疗方法丰富灵活，如针法、灸法、推拿、蒸熨、竹板固定疗骨折、人工呼吸、腹穿放水、导尿术、食道异物取出法等等，不一而足。隔物灸法，也是葛洪首次提出。

（二）葛洪、屠呦呦与青蒿素

葛洪《肘后备急方》第三卷中，《治寒热诸疟第十六》记载有：“治疟病方……又方：青蒿一握，以水二升渍，绞

---

① 葛洪.《抱朴子内篇》《肘后备急方》今译. 梅全喜，等编译. 中国中医药出版社，2015：196.

取汁，尽服之。”①青蒿素治疟疾，刚开始时，按中药常用制剂煎服，但屡试屡败。后来屠呦呦从此书中获得灵感，想到可能是高温煎煮破坏了青蒿的药性，于是改为低温提取，终于使青蒿素研制成功。2011 年，因屠呦呦从葛氏医书中获得启迪，因而发现青蒿素治疟疾，获得了拉斯克临床医学研究奖。三年之后，即 2015 年，屠呦呦因此又获得诺贝尔生理、医学奖。

屠呦呦文中写道，青蒿素以及它的衍生物，解决了令人棘手的抗氯喹疟疾的治疗问题；而世界卫生组织首推青蒿素类抗疟药物，与其他药物联合治疗的方案，挽救了世界上数百万患者的性命。青蒿素的成功研发，对我们有很大的启发，即“中医药的原创思路与现代科技结合可以产生原创性成果，这是中医药现代化的途径之一。”②另一文章中，屠呦呦说，中国中医药与现代科学结合在一起，产生了青蒿素，而青蒿素的成功，是我中医药为世界人民健康事业奉送的一份礼物。葛洪《肘后备急方》记载，其内容非常简单，就是一把青蒿，用水研磨一下，然后把压出来的水，就此喝下去便可治疟。屠呦呦认为，用乙醚提取青蒿素，是因为乙醚沸点低，而提取的药物中，酸性的部分不仅无效，而且有毒，于是还须把酸性的部分去掉。这样，只剩下中性部分，才可以达到 100%的疗效。“青蒿素是一个全新结构的药物，而且它的优势是活性比较强、毒性比较低。”③跟西药相比，中医

---

① 沈澍农．肘后备急方校注．人民卫生出版社，2015：87.

② 屠呦呦．抗击疟疾：葛洪的启发，青蒿素的发现与应用．前进论坛，2016（10）：14.

③ 屠呦呦．我有一个希望．中国科技奖励，2015（10）：6-7.

药最大的好处，主要是从大自然中提取，很少产生耐药性。由于屠呦呦提取青蒿素受葛洪医书的启迪，人们称 1700 年前的《肘后备急方》是“具有穿越性的书”。

应该说，这是葛洪医书与现代科技相结合的最好的例证，也充分证明了毛泽东主席说的“中医药是一个伟大的宝库”这句话的正确性。中医药还有很多精华，值得我们进一步探索。

（三）李约瑟对葛洪的评价

英国科技史家李约瑟，在《中国科学技术史》（第一卷）中说：“四世纪早期，道家中产生了最伟大的博物家兼炼丹术士抱朴子（葛洪）。”[①]在《科学思想史》（第二卷）以及《化学与相关技术》（第五卷）的《炼丹术的发现与发明》中，对中国的炼丹家葛洪进行了介绍和评述。他说“从三国末期（约 270 年）到隋初（580 年）的整个历史时期中，炼丹术及其有关技术被培养到了此前梦想不到的地步。这是中国历史上最伟大的炼丹家葛洪（鼎盛于 325 年）的时期……”[②]。在研究过葛洪的成就后，李约瑟认为，葛洪与亚里士多德相似，他们的论点在科学上是健全的。不仅如此，葛洪的思想“有如亚里士多德的任何论点，在科学上却是健

① 李约瑟．中国科学技术史：第一卷　总论．科学出版社、上海古籍出版社，1990：122.

② 李约瑟．中国科学技术史：第二卷　科学思想史．科学出版社、上海古籍出版社，2018：466.

全的，而且大大高出于同时代的西方所能提出的任何东西。”①仔细考察过葛洪的科学观点后，李约瑟对葛洪的科学思想进行了评价。他认为，葛洪是比艾恩西德伦这位狂想实验家，还要早一千多年的、真正的帕拉采尔苏斯②。李约瑟还说，在葛洪的《抱朴子》的头几篇里，“包含着某些看来是高水平的科学思想”③。

不仅如此极力推崇葛洪的科学思想，李约瑟还认为，葛洪的辩证观点十分精辟。他在其书的注释中兴奋地表述，自己与佛尔克一样（Forke），对葛洪的评价完全相符，“佛尔克曾论及葛洪的伟大精辟的辩证观点”④。

与基督教和佛教相比，道教的超越意识最为浓烈。道教最为强调的是人的力量，而非神的力量。葛洪《抱朴子内篇·黄白卷十六》说：“我命在我不在天。”南朝道士陶弘景，又反复强调这句话，对后世影响很大。与其他宗教不同，道教把“天”视作自然，而不属人格化的神灵。因此，更强调发挥人的主观能动性。

概而言之，南北朝至隋唐时期，鄂东诸史志及诸文献资料中，虽不见有医家记载，但王叔和、葛洪的医学思想、著述及其在鄂东地区的传播，对鄂东医学的影响，是不可忽视的。

这是因为在此期间有多重因素制约着医药文化的发展。

---

① 李约瑟. 中国科学技术史：第二卷　科学思想史. 科学出版社、上海古籍出版社，2018：469.

② 帕拉采尔苏斯（Paracelsus）是中世纪欧洲天主教炼丹家。

③ 同①466.

④ 同①466，469.

第一，此时信息传递落后，导致各种信息的进入与传出受到制约。鄂东地区，虽有长江贯穿鄂东之西南数县，信息传递方便，然鄂东之西北多处山区，信息传递缓慢。第二，印刷业落后，也是制约医药文化信息传递的重要因素。自古以来，鄂东地区以教育闻名遐迩，但印刷业的落后，大大制约了文化的传递。第三，其间多次经历改朝换代的战火，以致资料典籍损毁。隋唐以科举取士，较重视儒家思想和诗赋文章，对医学医术并不重视，亦使人们不注重医学相关文献的整理与保存。

葛洪曾寓居鄂城，地处长江之南。其医药知识与医疗技术，其医事活动、医家思想，固然可惠及江南，然因传播途径不畅，导致信息传播缓慢。

而早于葛洪的王叔和，晚年寓居麻城。其脉学思想及伤寒学思想，无疑会随其医事活动，波及鄂东。这从后来鄂东医药文化的发展中可以看出来，但时间的延续却十分漫长。尽管如此，王、葛的医学思想，却惠及了鄂东大地的生民。这一点，同样是可以从鄂东宋元以后的发展中得到印证。如鄂东地域出现许多伤寒、脉学、药学著述，不是偶然的。史籍中可查的，最为著名的，如宋庞安常的《伤寒总病论》《本草补遗》（据陈梦赉考证），明万密斋《伤寒蠡测》（见《医籍考》）、《伤寒摘锦》（2 卷，见《医藏目录》）、《伤寒撮要》，李时珍《本草纲目》《濒湖脉学》，清邱翔《伤寒辨论》（20 余卷），清胥秉哲《诊法精微》，清朱庆甲《伤寒辨论》（10 卷），皆受其影响而使其医学思想得以延续，并推广发展。

第三章　成熟时期（宋元）

宋元时期，是鄂东医学的成熟时期。其医药成就，对于后世明清医药的发展，起着重要的奠基作用。鄂东宋元时期的医学，之所以得以发展成熟，有几个重要原因。

其一，自初唐以后，国家政治较为清明，经济文化繁荣，为医学的发展提供了有利条件。宋代加强了医事管理，改进了体制，“太常寺”下设“太医局”和“翰林医官院”“御药院”。“翰林医官院”掌管医事政令和医疗事务。“翰林医官”是选40岁以上经过各科专业考试合格后任用的官员，成绩最优者，留在翰林医官院。其他合格者，分配为医学博士或外州医学教授。官府通过这样的举措，推动了整个医药行业的发展。王安石变法后，学校和教学内容有所改进，大量培养士阶层的结果是，促进了科技的发展，部分文士进入医药队伍。因而大大提高了医药队伍的文化水平。这是宋金元医学成熟的原因之一。宋代政治家、文学家范仲淹曾说：“不为良相，当为良医。”这为宋代医家社会地位的提高，提供了支持。宋代王安石、沈括与苏轼皆通医学。正因如此，在这种氛围之下，我国医学取得了长足发展。鄂东医学亦不例外。金代与宋代医学制度相近，而元代沿袭金宋二朝。

其二，宋代前期社会稳定，经济有较大发展。人们大力开垦荒地，兴修水利，改进耕作方式，农业生产较为发达。手工业方面，丝织技术、造纸术、陶瓷、矿冶等也较为发达。金代农业也有进步，铸铁技术较宋代更为领先。元代农业虽发展缓慢，但手工业发展较为迅捷，陶瓷产量超过宋代。这些为医学的成熟，奠定了较好的基础与准备。

其三，宋代，淮南路蕲州蕲人毕昇（今英山）发明了活字印刷术，使得书籍印刷变得容易。因此，典籍较前代更为易得。印制术的先进，推进了医籍的流通，使医家们对医籍进行大力整理。因此，促进了医学文献的整理与发行。如973年至974年，刘翰、马志等人奉诏整理了唐代本草，定名为《开宝重定本草》。又如，982年至992年，由王怀隐、王佑等人编写《太平圣惠方》，全国颁行。

其四，医家与医药受自上而下各阶层人们的重视。国家富裕安定，人民追求健康与长寿。国家不仅设立御医院，而且还设有御药院。这也为医药的发展，提供较好的准备与基础。

其五，自苏轼贬至黄州之后，不仅在东坡耕种，而且在黄州建立雪堂。苏轼离黄之后，有识之士在东坡雪堂举办雪堂书院，开黄州讲学之先风。黄州后来成为鄂东文化的引领者，并成为鄂东地区的政治、文化、经济中心。所有这些，皆为明清时期医学顶峰的到来，奠定了厚实基础。

宋代，鄂东蕲水（今湖北浠水县）伤寒名家庞安时，史载双耳失聪，可谓历尽艰辛，著成《伤寒总病论》。他对王叔和整理的《伤寒论》有深入研究，且有新见解与发挥，是早期（晋至宋）研究伤寒学的八大家[①]之一。他曾说自己“用心三十余年，广寻诸书，反复参合”，后著为《伤寒总病论》。此书是他用心三十余年的心血，“发仲景未尽之意，补其未备之方”，成就极大。庞安时的成就及其著作，为中华医学伤寒派的形成，具有奠基作用。

晋代医家王叔和晚年曾在麻城生活与行医过，而庞安时出生于蕲水，因当时伤寒病的发作频繁，加之二人在地缘上的亲近，致使庞安时从医后，很快将目光投向了伤寒病的研究与诊治，并取得了巨大成绩。由此可见，王叔和医学思想对鄂东医学影响之一斑。王叔和著有《脉经》一书，也在鄂东流传并影响深远。例如，明代临证医家万全就著有《伤寒摘锦》《伤寒撮要》《伤寒蠡测》等书[②]，再如李时珍之父李言闻，有《医学八脉注》，李时珍有《奇经八脉考》《濒湖脉学》。除此之外，鄂东其他医家的伤寒类著作，多达十余部[③]，脉学著作亦多，如清代陈其殷的《脉法指掌》。这些例子，足以说明王叔和的医学思想，在鄂东地域的发展与继承。

① 据梁永宣主编《中国医学史》第2版（人民卫生出版社，2016年）载，依生年时序：魏晋王叔和（约170—255年）、隋唐孙思邈（581—682年）、宋韩祗和（约生活于1030—1100年）、庞安时（1042—1099年）、成无己（约1056—1156年）、朱肱（约1068—1125年）、许叔微（约1079—1154年）、郭雍（1104—1187年）。

② 李今庸. 湖北医学史稿. 湖北科学技术出版社，1993：225-226.

③ 同②225-250.

第一节 宋元鄂东医药发展概况

一、宋代鄂东医药发展概况

960 年，后周权臣赵匡胤，发动陈桥兵变，建立宋朝，蕲州、黄州随之归宋。两宋时期，鄂东地域为黄州、蕲州共治。

北宋时期，蕲州为望州。在罗州城（即蕲春漕河镇侧）设立州城。蕲州管理五县：蕲春、蕲水、罗田、广济、黄梅。而此时，黄州为下等州。黄州管理黄冈县、麻城县、黄陂县。其时的黄冈县为望县，而黄陂县是上等县，麻城县是中等县。南宋时期，蕲州、黄州，处在南宋与金、蒙对峙之中。因此，这时的蕲州是防御州，而黄州则属于军事州。二州长期受金、蒙威胁，屡次成为战场。

南宋时期，蕲州仍辖蕲春、蕲水、广济、黄梅、罗田五县。仍以罗州城为州城。1262 年，即宋末景定三年，因蒙古军队入侵，故迁州蕲州镇。广济县因兵乱被废为广济镇。战火熄灭，民生恢复后，又置广济县。罗田与广济相似，被废为镇，后复归于县制。1237 年，即嘉熙元年（丁酉），再度被废①。

南宋时期，黄州管辖黄冈、麻城、黄陂三县。金、蒙军

---

① 史智鹏，张龙飞. 黄州简史. 华中师范大学出版社，2010：78-79.

队的入侵，导致县城数次搬迁。1270 年，即咸淳六年（庚午），蕲水县并入英山县。

宋代户籍统计，将人口按照有无地产分为主户与客户。主户即有田产之户，客户则为无土地和无其他产业者。《元丰九域志》载，1078 年至 1085 年（北宋元丰年间），黄州主户为 32933 户，客户 49500 户①。北宋年间，社会安定，百姓安居乐业，人口增长较快。《黄州简史》引《宋史》云，1102 年至 1106 年，即崇宁年间，蕲州有 114097 户，计 193116 人，增长了近 3 倍。黄州有 88953 户，计 135916 人，也增长了两倍多②。而在南宋之后，鄂东地区先有金兵入侵，后有蒙军蹂躏，百姓生命朝不保夕，死伤无数，人口急剧下降。朝廷为改变现状，于 1133 年和 1173 年（分别为绍兴三年癸丑和乾道九年癸巳），两次实施有组织的大规模移民。这就是有名的"江西填湖广"的移民运动。

黄州的主要贡品有苎布、连翘。蕲州主要贡品有苎布、簟。

再看鄂州情况。996 年，即北宋至道二年（丙申），武昌县属鄂州江夏郡，归武昌军节度。据史志鹏《黄州简史》介绍，宋代鄂东风土民情，与江淮其他地域大致相同，但也有自身特色，鄂东民风质朴。苏东坡认为，黄州民风淳朴，士人"静而文，朴而不陋"。苏轼弟子秦少游，作有《谢蕲州表》，认为蕲州这个地方，百姓民风和平而狱讼稀少。鄂东地区平民百姓，乐学上进。苏轼在《书韩魏公黄州诗后》

---

① 王存. 元丰九域志. 王文楚，魏嵩山点校. 中华书局，1984：206.
② 史智鹏，张龙飞. 黄州简史. 华中师范大学出版社，2010：79.

中赞扬黄州百姓，曾说黄州这地方虽小，但是王禹偁（字元之，北宋诗人、散文家。北宋太平兴国八年进士。官任翰林学士。曾贬谪黄州）、韩魏公（韩琦，字稚圭，自号赣叟，仁宗末年拜相）曾来过，并因此向别人夸耀。王禹偁从黄州迁往蕲州，但世人称他为“黄州”，而黄州人也称“我们的元之”。韩魏公离黄州四十多年了，仍思之不忘，人们经常作诗记之。鄂东人们尊儒好学，也正是由于这种尊儒好学的民风，成就了鄂东以教育闻名于世的美誉。

民风质朴，向善好学，加之地理位置优越，使得鄂东医学在宋元时期，开始走向辉煌。中国医学发展到 11 世纪时，达到了成熟时期，积累了十分丰富的文献典籍。

唐末后期战乱，各种医书和其他典籍损失甚大。至宋而有所改变。据《宋史·艺文志》记载：“历代之书籍，莫厄于秦，莫富于隋、唐。隋嘉则殿书三十七万卷，而唐之藏书开元最盛，为卷八万有奇。其间唐人所自为书，几三万卷。则旧书之传者，至是盖亦鲜矣。……周显德中，始有经籍刻板，学者无笔札之劳，获睹古人全书。然乱离以来，编帙散佚，幸而存者百无二三。”① 另外，11 世纪以前，由于印刷技术落后，书籍的流传，主要靠手抄笔录。因而，既难以广泛流传，也容易导致讹误。

宋代十分重视各种文化典籍的校勘与出版，大量医药典籍，也因此得以流传。医学亦随之得到迅速发展。鄂东医药此时也不例外。不仅得到长足发展，并且在我国中医药史

① （元）脱脱等：《宋史》卷二百二，志第一百五十五，文渊阁《四库全书》本，上海古籍出版社，1987 年，第 283 册，第 689-690 页。

上，占有特殊地位。这一时期的代表医家，当推蕲水（今浠水县）名医庞安时。庞安时在医药史上的贡献是多方面的。他对后世的影响，主要体现在两个方面：一是对“伤寒学”的研究与发扬，二是对本草学的探索与发扬。

古代的伤寒病，给生民健康带来极大的危害。正如张仲景在《伤寒论·序》中所说：“余宗族素多，向余二百。建安纪年以来，犹未十稔，其死亡者，三分有二，伤寒十居其七。”①因此，从两汉到隋唐之研究伤寒病的医家，代不乏人。

据李濂《医史·张仲景补传》载：“华佗读而善之曰，此真活人书也。……实为千古医方之祖，自汉魏以迄于今，海内学者，家肆户习，诵读不暇，如士子之于六经。”②此书向来为世人重视。孙思邈至晚年见到，特置于《千金翼方》卷九、卷十中，使仲景著述，得以保存。仲景学说，得以继承和发扬。这是唐代对《伤寒论》研究的重要著述。然，据钱超尘所言，《伤寒论》在唐代并未丢失，而且保存完好，且是国家考试必读用书范围③。如钱超尘《中国医史人物考》载《祭仲景文》中，亦明确叙述：“先师讳机，字仲景，河南南阳人也。……建安十稔前，感往昔之沦丧，伤横夭之莫救，乃勤求古训，博采众方，著《伤寒杂病论》，一十六卷。为天地立心，为中医立极，为往圣继绝学，为万世开康平，诚大德以覆宇，与日月同辉，济元功于九有，固举

① 钱超尘，郝万山．伤寒论．人民卫生出版社，2005：13.

② 李濂．李濂医史．俞鼎芬，倪法冲，刘德荣校注．厦门大学出版社，1988：101.

③ 钱超尘．《伤寒论》在唐代失传了吗．河南中医，2008（3）：5.

世之所推。……（孙）思邈晚岁，得其遗篇，著于《翼方》，堪称宝卷。王焘《外台》，亦录遗篇。”①

文中所述《翼方》，即孙思邈晚年所著《千金翼方》。《外台》，即唐代医药文献家王焘所撰《外台秘要》，其中即载有张仲景《伤寒杂病论》。说明唐代除孙思邈《千金翼方》载有仲景遗文外，尚有王焘《外台秘要》，亦有转载。

二、元代鄂东医药发展概况

据《黄州简史》载，元代蕲黄之地为蕲州路、黄州路并治。蕲州路统辖蕲春、蕲水、广济、黄梅、罗田五县。1275年（至元十二年、南宋德祐元年乙亥）黄州归附，属淮南西路，两年后改为黄州路。四年后，即1281年（至元十八年辛巳），为黄蕲州宣慰司治。1286年（至元二十三年丙戌）废司，归属荆湖行省。1292年（至元二十九年壬辰），改属淮西道宣慰司。1293年（至元三十年癸巳）直属行省。1352年（至正十二年壬辰），改属淮南江北行省，并将德安府划属黄州路。黄州路管辖黄冈、黄陂、麻城三县。

元代，麻城县城和罗田县城分别迁址，对社会及后世影响较大。元初至元年间，麻城社会安定，县城从什子山，迁回唐宋时期麻城县城处，即今天麻城阎家河古城畈。到了元朝末期，麻城人姜铭等筑新县城，于是，将麻城县城从阎家河古城畈，迁至今麻城市区处。另外，1278年（至元十五

① 钱超尘．中国医史人物考．上海科学技术出版社，2016：25.

年戊寅），英山县筑土城，周三里，从而使英山县城形成规模[①]。

据《黄州简史》记载，1290年统计，蕲、黄共有54068户，286200人。蕲州有39190户，249321人。黄州有14878户，36879人。此时，鄂东在经济有较大发展，主要体现在棉花种植上[②]。

蕲、黄二路官府也有惠政。1280年（至元十七年庚辰），设立广济县武家穴水站驿传机构。1299年（成宗大德三年己亥），黄州始设惠民药局，公费购药，以济贫病军民。

1333年（至顺四年癸酉），黄州路总管府重修黄州竹楼。1336年七月（至元二年丙子），黄州发生蝗灾，"官督民捕，人日五斗"。

《元史》六十三卷中载，1290年（至元二十七年庚寅），武昌（含鄂州）有114632户，有617118人[③]。虽无鄂州具体数字，但从总数中可推断，经过一段时期休养生息，元代人口亦较多。

此时鄂东各州县，均设有州学或县学。学校的设立，使得教育成为可能，也成为人民满足基本物质需求后的头等大事，从而为鄂东的医药发展奠定了文化基础。

---

① 史智鹏，张龙飞．黄州简史．华中师范大学出版社，2010：115.

② 同①

③（明）宋濂：《元史》卷六十三，志第十五，文渊阁《四库全书》本，上海古籍出版社，1987年，第293册，第267页。

第二节　宋代名医庞安时

一、庞安时生平

庞安时（约 1042—1099 年），字安常，自号蕲水道人。蕲州蕲水（今浠水县）人。他载于史书，见于《宋史·方技下·庞安时传》。庞安时父亲是当地名医，名叫之庆。之庆亦承祖业，教授安时《脉诀》，安时不屑一顾，而将黄帝和扁鹊的书拿出来读。庞安时常发新意，而他人竟难以驳倒。庞父为其才而深感惊异。庞安时后患耳聋病，于是更加努力钻研《灵枢》《太素》《甲乙》以及其他各种医典，大凡经传百家，皆广泛涉猎，且无不通贯。

《宋史》载，庞氏为人治病，十愈八九，远近前来求治的病人极多。为使病人能够得到尽心诊治和护理，庞安时将自家房屋改成病房，尽力护理救治。因此，有学者研究认为，这是早期私人医院的雏形。凡来求诊的病人，不问贫富，为病人开方煎药，细心调理，病人痊愈之后才可离开。不能医治者，也据实相告。黄庭坚云其："爱老而慈幼，不以人之疾尝试其方，如疾痛在己也。盖其轻财如粪土，耐事如慈母而有常，似秦汉间任狭而不害人，似战国四公子而不争利，所以能动而得意，起人之疾，不可为数。"①病人痊愈

① 庞安时. 伤寒总病论. 王鹏，王振国整理. 人民卫生出版社，2007：11.

后，往往持重金酬谢，他亦不尽取。若遇贫穷病人，疾病痊愈后，则施以药物甚至财物，接济病人艰难。且“他日过之，未尝有德色”。如有远方重病之人，不能前来诊治，庞安时必定亲往诊治。

《宋史·庞安时传》还记载，庞安时至58岁时生病，门人请其视脉治疗，安时笑说：“今予胃气已绝，死矣。”于是，不再服药。几天后，陪客人聊天时，仙世。庞安时受道家影响较深，对于生死，十分洒脱，有庄周之遗风。

苏轼谪黄州，虽为贬官，但因博古通今，学识渊深，善诗文，亦精于养生之术，通医药之道。他交游甚广，且爱搜集医药验方。贬居黄州时，遇黄州流行瘟疫，苏轼曾得友人巢谷“圣散子方”，便以斯方施治黄州生民，救人无数。因此，苏轼深受黄州百姓敬慕。苏轼与蕲水名医庞安时友善，得知庞氏著《伤寒总病论》一书，于是将此方赠与庞氏，并特为斯方作《叙》（苏轼祖父名“序”，为避祖讳，故以“叙”字代之）记之。庞将此方列入《伤寒总病论·时行寒疫论》，并为作注曰：“此方苏子瞻尚书所传，有序文。”

二、庞安时成名之原因分析

庞安时是北宋名医。《宋史·方技下》载有《庞安时传》。他成名有多方面原因。

其一，庞安时自身的成就及特点。

庞安时作为一代名医，据《宋史·庞安时传》及黄庭坚、张耒文所记，他有几个明显的特点。

首先，他为世医子弟，聪明颖悟，过目不忘，于医学经典，读后无不贯通，属于天才型的医学家。其次，他医术高超，不志于利，怀仁爱之心，把病人的疾病，当成自己的疾病，还开办了类似于今天的私人医院，让病人住下养病。病人好转，才让病人离开。若是贫穷病人，还赠送财物。像这样的医德医术，病人自会口耳相传。如此庞安时声名鹊起，应是自然而然的。其医德医术，可谓冠绝古今。

他不仅对医学有研究，对于棋弈、音乐、书法都有相当的爱好与研究。这在黄庭坚序文“博弈音技，一工所难而兼能之”中，有清晰的记载。与苏轼交往时，将病人所送的书法换苏轼的书法作品亦可看出。庞安时是历史上少有的多才多艺的著名医家。

其二，庞安时与宋代名人们的交往。

庞安时与宋代名人的交往，也是庞安时成名的重要原因之一。庞安时的朋友圈中，最有名的是北宋大学士苏轼。苏轼不遗余力地宣传他、褒奖他、推荐他。少年成名的苏东坡，被贬黄州时虽是戴罪之身，但每一诗文仍牵动着社会关注的目光，苏轼的文章，对庞安时的成名有着重要作用。

作为一代名流苏东坡的朋友，庞安时自然会沾上名人晕圈效应的光，容易受人注目。苏轼诗文书信中关于庞安时的内容如下。

1.《游沙湖》(苏轼《东坡志林》卷一)

2.《与陈季常九首（之一)》(《苏东坡全集正文·尺牍七十九首》)

3.《参寥求医》（苏轼《东坡志林》卷三）

4.《书庞安时见遗廷珪墨》（苏轼《东坡题跋》卷之五）

5.《与庞安常书》（苏轼《东坡续集》卷四）

6.《寄庞安常圣散子》（苏轼《东坡集》卷二十四）

7.《答庞安常二首》（苏轼《东坡续集》卷六）

8.《与苏子容六首（之五）》（苏轼《苏东坡全集》）

苏轼以如此高的频次在其诗、文、信中大力褒扬庞安时，庞安时成名自然容易，更何况庞安时以其医术之精、医德之高，早就赢得了百姓口碑。除了苏轼之外，苏门学士亦为其撰写诗文传播其名。如书法家、诗人黄庭坚著有《庞安常伤寒论后序》①，文学家张耒著有《跋庞安常伤寒论》（《柯山集拾遗》卷六）《庞安时治狂》（《明道杂志》）。庞安时去世之后，张耒还为其作《庞安常墓志铭》（《张耒集》）。

其三，庞安时的家庭背景。

《宋史·庞安时传》载："父，世医也。"父亲为"世医"，及至安时，三代为医。数代积累的人脉与财富，使得庞安时家庭条件远胜于一般医家。正因为优渥的家庭条件，使得少年庞安时有些骄纵，黄庭坚序云："为气任侠，斗鸡

① 此序本应在庞安时书末，前序虚席以待苏轼作，然苏轼未写就，便离世，故后来的版本将黄庭坚序移置书前。

走狗，蹴鞠击球，少年豪纵事，无所不为。”可见他青少年时期曾不务正业。到中年时期，“乃屏绝戏弄，闭门读书”。家富，社会资源丰富，相较于家贫者，更利于人的发展与成材。黄庭坚序云：“家富多后房，不出户而所欲得。”这为庞安时开家庭医院提供了物质基础，也为其“不志于利”的行为，提供较好的物质基础。

另有宋人钱功《澹山杂识》，记载庞安时之事，云庞家极为富有，并因医术高明，故而四方请其医治的人特别多。由于家境富裕，所以，他不将名利放在心上，故而名声更高。钱功曾经过庞氏家乡，其父命他拜见庞安时。见庞安时随行之船有四五艘，一船载有声乐，一船载有辎重，一船是厨传，另一船各种技艺之人，无所不有。然而，正如宋人钱功在《澹山杂识》中评价庞氏：“然其人自适，不肯入京。医之妙，亦近世所无也。”

明代陈继儒《书蕉》卷下亦承钱功之说。此文虽不足全信，但从中可见，庞安时家庭条件优越。这样优越的家境，必然为庞安时的成名成功，提供了良好的条件。

其四，庞安时的弟子们。

据《歙县志》记载：张扩“少好医，从蕲水庞安时游，同学六十人，安时独喜扩。”关于庞安时的弟子，有三种说法。第一种是说庞安时有弟子六十余人。第二种认为庞安时弟子六十人。第三种认为庞安时弟子数十人。典籍中，载有其名的弟子有：王实、张扩、胡道士（胡洞微）、魏炳、李百全（李几道）、栾仲实之父等六人①。

① 毛德华. 庞安时弟子考证. 江苏中医，1991（1）：43-45.

七名弟子中，张扩，字子充，新安人（今安徽歙县人）。曾受业于庞安时。其后，他的异代再传弟子张杲，著有《医说》十卷，存于世，流传至今。从《医说》记载的很多方面（如脉法、禁忌、饮食）来看，庞安时对张氏家族的医学思想，影响极为深远。《慈云楼藏书志》称："读之足以扩充耳目，增长知识，诚医部中益人神智之书。"《四库全书总目提要》称"盖三世之医，渊源有自，固与道听途说者殊矣。"

王实，字仲弓，庞安常弟子。《宋史·艺文志》载有："《伤寒证治》三卷。"宋代晁公武《郡斋读书志》卷十五中，《医书类》记载曰："《伤寒证治》三卷。"元人马端临《文献通考》卷二百二十《经籍考》四十九亦载其书。今佚。但其他医书转录此书部分内容，例如：王好古《医垒元戎》、郭雍《伤寒补亡论》、汪琥《中寒论辩证广注》等书，都有多处引用王氏的论述。由此可见，王实之书，其对后世伤寒学的影响深远。

魏炳亦是庞安时弟子。《伤寒总病论》后，附有《修治药法》和《音训》各一卷，落款是："政和岁次癸巳门人布衣魏炳编。"①由此可见，魏炳是民间医生。他对制药和调剂较为擅长。他从庞安时那里学习了很多药学方面的知识。

有书载其门人六十，庞安时弟子可谓众也。且都能为百姓医病，其影响不可谓不大。其中一位嫡传弟子著有医书，

① 浠水县卫生局，湖北中医学院.《伤寒总病论》释评. 湖北科学技术出版社，1987：357.

另一位弟子的再传弟子，亦有医书传世。这对于提升庞安时当时及后世的影响力，自然功不可没。

其五，庞书中的“圣散子方”所带来的争议。

如前文所述，庞安时的《伤寒总病论》载有苏轼所赐圣散子方和序，时人为之侧目。然其书面世不久，用其方的效果是“杀人无数”①。南宋医家陈言亦对此加评语认为，这是治寒疫的药物。由于苏轼为之作序，因此名闻天下，1151 年（辛未年），永嘉发生温疫，被害的病人不可胜数，生命顷刻亡故。苏轼说它与“三建散”相似，不问寒凉。这就夸大了该方的药用效果。录于此以备治疗寒疫，当仔细审察。“不可不究其寒温二疫也。”晚清国学大师俞樾、当代学者钱远铭，对此作出了评价与警示②。

盖此方药组成，以温药为主，时行寒疫时，用之则可收效。如不问阴阳寒热，均能使用，则其危大矣。此方后人评价极多，批评之声不绝。由此而带来的争议，使得关注之人愈多，庞安时名气愈大。中医讲究辨证施治，苏、庞仁心，然结果不尽人意，不可不鉴矣。

综上，宋代名医庞安时的成名，原因是多方面的。名医之所以得享盛名，既有其自身的努力，也有社会传播及其他偶然因素。

---

① 叶梦德，避暑录话．田松青，徐时仪校点．上海古籍出版社，2012：109.

② 南东求，张学梅．圣散子方考．黄冈职业技术学院学报，2012（3）：85.

三、庞安时著作及其贡献

（一）庞安时在伤寒研治史上的地位

至宋金时期，研究《伤寒论》的风气逐渐兴起。严世芸主编《中医各家学说》，在任应秋研究的基础上，列有“宋金以前伤寒八家”条目，专门论述宋金以前伤寒病的研究成果。严世芸认为，张仲景《伤寒论》，一直为后世医家所重视，历代研治伤寒的医家为数众多。如王焘《外台秘要》，就汇集了唐以前21家的经验，共有305条。从晋到宋，研治伤寒病最有成就的，约有八大家。他们分别是：王叔和（约170—255年，陈梦赉载）、孙思邈（581—682年，陈梦赉载）、韩祗和（约1030—1100年）、朱肱（1050—1125年，甄志亚载）、庞安时（1042—1099年，甄志亚载）、许叔微（1079—1154年，甄志亚载）、郭雍（1091—1187年，甄志亚载）、成无己（约1063—1156年，甄志亚载）。以此八家为研究伤寒病的代表医家。其中，晋唐有王、孙二家，北宋有韩、朱、庞三家，南宋有许、郭两家，金有成无己一家。

宋金六位伤寒医家中，以其著述面世作为依据，据甄志亚主编（副主编傅维康）《中国医学史》（人民卫生出版社，1991年版）载，北宋的三家，庞安时撰《伤寒总病论》（1100年刊行）、韩祗和撰《伤寒微旨论》（1086年）、朱肱撰《伤寒类证活人书》（1107年）。

南宋两家是许叔微撰《注解伤寒百证歌》五卷（1132年）、郭雍撰《伤寒补亡论》（1181年）。金成无己著有《注解伤寒论》十卷（1144 年）。这是关于《伤寒论》一书现存最早全面注释的专著。

上述资料中可见，鄂东名医庞安时是宋金以前较早研究《伤寒论》的八大医家之一。在北宋三位医家中，他与韩祇和是最早的两位医家。庞安时闻名于江淮之间，是因他擅长治疗伤寒病。他著作的《伤寒总病论》，阐发广义伤寒病。冬天，伤于寒毒的杀厉之气，立即病者即为伤寒。没有立即病的人，寒毒藏于肌肤，到了春天，则发为温病。到了夏天，则发为暑病。到了长夏，则发为湿病。于八节，可为中风症。

（二）《伤寒总病论》主要内容

根据《伤寒总病论》所引用的医学文献，可以看出，庞安时的学术思想，主要源于《素问》《灵枢》《伤寒论》《脉经》《针灸甲乙经》《肘后备急方》《诸病源候论》《外台秘要》《备急千金要方》《千金翼方》《太平圣惠方》等。

《伤寒总病论》尊重先贤，但不泥于古人，重视实践，而有所突破。对伤寒未备的方证进行增补，对仲景未尽之意进行阐发。庞安时精于汗法，倡导辛凉解表，对妇儿伤寒证治进行了增补，且开创方论之肇始，成就斐然。

据《〈伤寒总病论〉释评》所载，其书共六卷。书末附《音训》一卷，《修治药法》一卷。卷一，包含六经诸证。卷二，主要是论及治法，包括“汗、吐、下、和、温”等。卷三，包括结胸证等各种症状及其疗法。卷四，论暑病及时行寒疫等证及其疗法。卷五，论及天行温病及变黄等证及其疗法。另外，还附有小儿伤寒的症状以及疗法。卷六，记载了伤寒杂方、妊娠杂方以及伤寒暑病通用刺法。另外，还包括伤寒死生候、天行瘥后的禁忌等内容。书末附有《音训》《修治药法》《不可作煮散方》各一卷。此书每证之下，有论有方，平脉辨证，随病治疗。并根据《内经》等书，引证各家说法，参照自己临证经验，补充仲景的《伤寒论》。此书辨证，依照仲景六经分证法，说明病证由五脏六腑传变的原因，注意地理气候和饮食起居与疾病的关系。综之，《伤寒总病论》一书，对伤寒病的各方面论述得极为详尽，对临床具有极强的指导意义。

（三）《伤寒总病论》的特点及成就

《伤寒总病论》的特点极为明显，且成就很高。

1. 明辨寒温之异，首开温病门户

宋代以前，温病归于伤寒范畴，治疗亦宗伤寒之法。庞安时有感于当时医家不能区别伤寒与温病，以及治疗上以伤寒方治温病的弊端，明确指出区分伤寒与温病的重要性。温病与伤寒即便脉象相类，但总体证治各异，不可混同。如风温证见脉阴阳俱浮，颈痛身热，汗出体重，乃先伤于风、后伤于热为病，与伤寒中风证汗出恶风、脉阴弱阳浮、因受风邪而致营卫不和之证不同。治疗时，当从厥阴风、少阴火入手。《伤寒总病论》第一次将温病，放在同伤寒病平等的地位上认识和辨治，不再从属于伤寒，对后世温病学科的形成、发展，产生了深远影响。

2. 阐发天行温病，重视未病先防

《伤寒总病论》从病因上将温病分为两类。一类是伏气温病。由冬时感受寒毒之气，伏藏于人体脏腑之间，至春夏阳气升发之时而引发。另一类是天行温病，由感受“异气”而发，具有流行性、传染性。这就是后世所谓的瘟疫、疫疠。作者从其丰富的临床实践中，观察到发生这类疾病的主要原因并非前人所说的“非其时而有其气”，而是感受了致病性很强的“异气”。庞氏认为，天行之病，可以是感受“异气”而即时发病，也可以在患伤寒病的基础上，再由感染“异气”所致。

3. 治温用凉，创表里同治法

《伤寒总病论》认为，治疗温病必须重用寒凉药物，提倡采用清热解毒的方法。书中治疗五脏温毒及四种温病等病证时，共选用方剂 16 首。其中用石膏者多达 13 方，少则一两，多至四两，或配知母、黄芩、大青叶，以增强清热解毒功能。或配芒硝、大黄，以攻下里热之积。或配淡竹叶、香豉，以清浮游之热。或配玄参、生地黄、葳蕤（玉竹），以滋阴护液。或佐以桂枝、生姜，以制其寒凉之性。同时，对温病兼有表证或属表里同病者，首倡以表里双解法治之。

4. 庞安时首次对煮散滥用原因进行剖析，强调宜辨证使用煮散①。认为天行温病，病重者，不宜用煮散；病轻者，可用煮散。为后世医家治疗温病奠定了重要基础。

5. 补充并发挥了张仲景伤寒证治理论体系

庞安时从临床治病的实效出发，对仲景《伤寒论》方证，做了进一步补充与发挥。书中引述其方证，均是临床使

---

① 煮散，是将药物制成细粉或粗粉，分装或用时称取，加入水或引药煎煮，连同药末一起或去渣服用的一种剂型。

用确有效者。如论桂枝汤："凡桂枝汤证，病者常自汗出，小便不数，手足温和，或手足指稍露之则微冷，覆之则温，浑身热，微烦而又憎寒，始可行之。"由此，可见庞安时对桂枝汤证自汗出恶风的症状描述之细微、准确。这源于实践经验之所得。并且，庞安时还强调使用桂枝汤时，要辨证准确，要因时、因地、因人，灵活加减。这类内容很多，均为补仲景之未发，至今仍能指导临床。

（四）历代学者对《伤寒总病论》的评价

庞安时对伤寒学的研究，在当时即受到高度评价。同时代的苏轼评说："精于伤寒，妙得长沙遗旨。"

苏轼《苏黄尺牍》中，回复庞安时书信时说："惠示《伤寒论》，真得古圣贤救人之意，岂独为传世不朽之资，盖已义贯幽明矣！"

苏轼《东坡志林》和张耒《跋庞安常伤寒论》中，对此书亦均有评述。黄庭坚对此书评价亦极高。元末明初医学家吕复说："庞安常医，能启扁鹊之所秘，法元化（华佗）之可法，使天假其年，其所成就，当不在古人下。"①

清代学者黄丕烈说："此书摘取张长沙之大要，辨论精妙。其有证而无方者，上溯《内经》，旁及他书，参以己见，为增损进退之法，实能发仲景未尽之意，而补其未备之方。"

当代医学史教材亦有评论。吴鸿洲《中国医学史》评价此书"也是研究《伤寒论》较早、并有相当影响的专著"（吴鸿洲《中国医学史》）。甄志亚《中国医学史》论及《伤

① 陈梦赉．中国历代名医传．科学普及出版社，1987：133.

寒论》研究时说："尤其庞著对小儿伤寒、妊娠伤寒、暑病、斑痘等的论述，是对张仲景学说的重要发展。"当然，受时代的影响，书中有不少封建迷信的内容，我们当以历史辩证的眼光对待。

（五）庞安时其他著作

《宋史·庞安时传》载有庞安时著《难经辨》数万言，《主对集》一卷，又作《本草补遗》。元马端临《文献通考》卷二百二十三载，庞安时还著有《庞氏家藏秘宝方》。《湖北通志》载其著《本草尔雅》。《医籍考》记有《验方》。乾隆《黄州府志》载其还著有《本草补遗》。1963 年影印嘉靖《蕲水县志》另载其著《脉法》。惜今皆不存于世。

庞安时在祖国医学史上，具有独特地位。其在伤寒学研究史上，则具有开创性意义。他的研究与贡献，不仅标志着鄂东医药史的发展进入了成熟期，同时，也对鄂东医药文化的发展起到了极大的推动和促进作用。作为一代名医，他医德高尚，且学养精深，为后世医家起着典范的作用。

第三节　宋代鄂东其他名医

一、蕲州谢与权

谢与权，宋代蕲州（今湖北蕲春县）人。世代以儒学为业，且于医理亦为擅长。至谢与权一代，尤其精于临证望诊，用药如神。有医案载：有患者杨惟忠，年六十余得病。面色红似火，请诸医治疗，皆无效。其婿陈栖非常担心，问胡倚然，胡倚然介绍谢与权。于是陈栖延请谢与权前来诊视。谢与权到后，仔细观察了很久，不把脉，对他们说，这是伏暑证，应用大黄、黄柏等药物治疗。而众医则以下部虚冷等症状，用“正阳丹”“白泽圆”加钟乳、附子治之。杨惟忠夫人滕氏，因其夫新纳妾，猜度为贪色伤身，遂从其他医生之议，并不听谢与权言。

谢与权退下后，对胡倚然说，你去听听众医生所议之言。胡倚然才到门口，听到众医生极口诋毁谢与权，云：“这是《千金方》中的一个治暑方，他用药七品，而我只记得有五品。这怎么能治好病人呢?”胡倚然转告谢与权。谢与权说，五药本是治暑，正担心太过，故加二药制之，而今杨公病已深，不能用五种药。如果真服用众医所开的“正阳丹”“白泽圆”，明日午时当躁渴，未时必死。吾来助诸公哭吊也。说完，悲伤离去。

胡倚然告诉其婿陈栖，而陈栖不敢跟众人说。第二天，杨惟忠果然躁渴而死，夫人滕氏悔恨莫及。《黄州府志》(光绪十年甲申刻本)、洪迈《夷坚甲志·谢与权医》《丛书集成》初编（上海商务印馆，民国二十六年丁丑）均有记载。此案可见，谢氏临证诊断之准，用药之精，于庸医之鉴，足可醒世。

概之，宋元鄂东医药的发展，当以庞安时为代表。庞氏医著的广泛流传，对鄂东医药文化的发展，显然起到了巨大的推动作用。明清时期，鄂东医药飞速发展，达到前所未有的境界，并获得辉煌成就，显然与宋代的成熟是分不开的。

二、苏轼

苏轼（1037—1101 年），字子瞻，一字和仲，号东坡居士。四川眉州眉山（今四川眉山）人。

1057 年（嘉祐二年丁酉），20 岁的苏轼参加礼部进士考试，名列第二，殿试中乙科，与弟苏辙一起由名不见经传的少年，成为名满天下的才子。

1079 年（元丰二年己未）八月，苏轼因“乌台诗案”遭陷害，逮捕下狱，十二月二十八日获释，迁黄州团练副使，但不能签署公文。苏轼从才子神坛下降为一名不得不忧每日柴米油盐的凡夫，开始于黄州东门外东坡种植田地，自号“东坡居士”。然苏轼虽贫，但仍关心民间疾苦。他到黄州后，发现此地有溺婴恶习，深为痛心，致函鄂州太守朱寿昌，提议禁止。并且，他亲自捐钱一千，在黄州首创育婴会。

苏轼谪居黄州期间，适值黄州瘟疫流行。苏轼曾从好友巢谷处得到圣散子方，以此买药后分给百姓，因而救人无数。苏轼臂痛，前往蕲水（今浠水县）名医庞安时处求医，后得知庞氏著《伤寒总病论》，遂将此方赠与庞氏，并特为斯方作《叙》以记之①。

苏轼英才天纵，于诗文、书法、绘画无不精通。同时，他因屡屡遭贬，亦常生病，故而对医药之事，也颇为留意。

---

① 此处参阅前文庞安时《圣方子散》。

他对医学的贡献，除了上文提到的圣散子方外，还有其诗词文集中关于医药杂说类的部门，被后人汇入沈括所集的《良方》之中。后经人反复传抄，转载刊行，汇成《苏沈良方》，至今仍流传。

《苏沈良方》虽非苏轼医学研究专著，亦非苏轼亲自编撰，但其中包含着苏轼的医学思想和他对医药的研究。因而，具有十分重要的意义，也激起了现代学者对其研究的兴趣。

（一）《苏沈良方》成书

《苏沈良方》又名《苏沈内翰良方》，是无名氏将沈括之书与苏轼收集的验方，合编而成的著名方书。内容包括内、外、妇、儿、五官、传染等多门类的处方，也包括中药诊断、中药采收、炮制等相关的医学健康知识。

其书在《宋史·艺文志》中有载。苏轼、沈括著为《苏沈良方》十五卷。元马端临《文献通考》与《宋史·艺文志》记载相同。

《四库全书总目提要》载，沈括《良方》十卷，又载《苏沈良方》十五卷，并介绍此书的成书过程。此书原来是分刊的两本书，所以，宋人分载二书。后来，苏轼之书附于沈括之后的版本流行。因此，分开的两书渐渐不为人们重视。《永乐大典》一书，录有《苏沈良方》原序，是沈括所作。这也是后人将此序附于其中、并将书名改掉的缘故。四库馆臣按照《永乐大典》的记录，将《苏沈良方》编排次序，定为八卷。史书中称，沈括对于医药占卜等，无所不通。而苏轼对于医理，也常常用心研究。由于方药医事，医家往往学习医技却不能明其所以，儒者往往明其道理却又未经过实践，而这本书“以经效之方而集于博通物理者之手，固宜非他方所能及矣。”①

《清史稿·艺文志》卷一百四十七志一百二十二载：“宋沈括《苏沈良方》八卷。”

可见，此书在宋时为十五卷，当为宋人合编而成。刚成书时，沈书与苏沈书并行，后苏沈之书更为流行，沈括《良方》式微。历经朝代变更，由十五卷，至清朝只剩下八卷。

关于其成书年代，胡道静在其论著中说，当为公元1151年（绍兴二十一年辛未）以前，而学者史华在胡氏基础之上，确定为成书于1089年到1095年之间②③。今从史华之说。

（二）《苏沈良方》中苏著部分

现代学者将苏轼集与《苏沈良方》进行文献比对、考证与研究，得出了《苏沈良方》中苏轼所著的部分，现以明代嘉靖刻本系统为例，综述如下。

卷一有《脉说》《苍耳说》等九篇④。

卷二有《论风病》《四神丹》《四味天麻煎方》《木香散》

---

① 纪昀．四库全书总目提要·子部十三（医家类一）．河北人民出版社，2000：2606.

② 胡道静．《苏沈内翰良方》楚蜀判——分析本书每个方、论所属的作者：“沈方”抑为“苏方”．社会科学战线，1980（3）：195

③ 史华．《苏沈良方》研究．华东师范大学硕士学位论文，2008：18.

④ 《脉说》《苍耳说》《记菊》《记海漆》《记益智花》《记食芋》《记王屋山异草》《记元修菜》《记苍术》，此为卷一，计九篇。

《服威灵仙法》《治诸风上攻头痛方》六篇。

卷三有《论圣散子》《圣散子启》《圣散子方》三篇。

卷四有《服茯苓说》《暴下方》《治泻痢方》《茶方》四篇。

卷五有《治消渴方》《龙胆丸》二篇。

卷六有《问养生》等十四篇。

卷七有《治眼齿》《治内障眼》《偏头痛方》《服松脂法》四篇。

卷八有《药歌》《治肠痔下血如注久不瘥者》二篇。

卷九有《治痈疽疡久不訇》《柞叶汤》二篇。

卷十有《麦煎散》，另《子瞻杂记》中有五篇，共六篇。

全书中，苏轼所作总计 48 篇，内容包括本草、药方、养生、炼丹、五官、内科，甚至还编有兽医部分，内容不可谓不丰富。

（三）苏轼医学思想及成就

宋代是一个科学技术发达的时代，医药学尤其受到重视。无论是宫廷帝王，还是民间医生，对医药学都有着浓厚的兴趣与热情。例如，宋太宗赵光义在登基之前，耗费多年辛苦收集医方，以至“藏有名方千余首，皆有验”。宋真宗不仅懂医药，还能为人开方治病。《梦溪笔谈 · 药议》记载，太尉王钦气弱多病，宋真宗为王钦赐苏合香酒，并为大臣们详细讲解此酒制法。可见，宋真宗对医药十分内行。宋神宗赵顼、宋徽宗赵佶医术也颇为高明。

苏轼作为深通儒、释、道三家思想且屡经患难的士大夫，所收集的药方与对养生的论述，自与一般医家有所不同。

第一，苏轼仕途虽不顺，但他胸怀天下，有普度众生的慈悲之心，因而常表现出忘我的超脱精神。

贬居黄州时，因家口众多，缺少经济来源，他节衣缩食、精打细算地生活，每月初一日取钱 4500 文，分为 30 股，挂于屋梁，每日以画叉挑下一份应用，但仍需节省，以待宾客或其他不时之需。但是，即便如此，见黄州溺婴旧俗，将自己本就拮据的生活费，从中取出一千钱来，筹备育婴会。

他从友人巢谷那里得来的世传秘方圣散子方，本已指江水为誓，绝不示人，但是黄州大疫，他便亲自按方买药，施于病人，因之救人无数。后见友人庞安时著医书，不仅将圣散子方赠与庞氏，且亲自写序，以广传此方。虽然，后来因此方之运用存在问题，然实非苏轼初衷。

《苏沈良方》卷二《论风病》认为：若“上天”使人病，则不可以治疗。那么，药就不应该有效。如果药物有效，那么，就不是“上天”降病于人。应该是这种病被这种药物所克，而借天之言来禁止人用罢了。子飞没注意到，被鬼所胁迫。如果是“我”，则不会这样，如果能使病者得愈，“我”愿意代受病家痛苦。家中有一个药方，可以敷在皮肤上，在黄州用过，效果不错，“今当常以施人”①。

由以上引文可见，苏轼哪怕自己代人受病，也要施方药

① 沈括，苏轼. 苏沈良方. 沈澍农点评. 中国医药科技出版社，2018：29.

于病人。这种无私无畏、慈悲忘我的精神，正为鄂东医家们所继承和发扬。

第二，实事求是、注重效用的科学精神。

《苏沈良方》卷一《记食芋》中，提到芋头有补气的功效。苏轼有亲身体验。苏轼在他家乡岷山，亲见百姓在凶年以芋头为粮，不仅可以充饥，而且还能补虚。苏轼被贬惠州时，发现当地人也吃芋头，但不能“免瘴”。后来与朋友吴远游讨论，发现惠州人吃芋头的方法不对，故无此功效。可见，他对药食服用的细节非常注意，并注重医方的效用。

再如，苏轼有一次目昏，用热水洗了多次。友人张文潜认为，眼睛忌点洗，牙齿适合洗漱。眼睛有病，要养着；牙齿有病，要使之劳动。两者是不一样的。管理眼睛要像管理百姓，不使其扰。管理牙齿，要像管理军队，常使其劳。管理百姓，要像曹参管理国家一样清静无为，管理军队要像商鞅管理秦国一样。“此有理，故退而录之”。①真可谓有趣、有理。

把眼睛和牙齿的保养对比来看，眼睛当休养，而牙齿则应该多动。这也被现代养生学所证明。我们现在常说“闭目养神”，养生家常提倡“齿当叩”，千百年来已被证实极有道理。可见，书中所述的目、齿保养观是科学的。

第二，苏轼的养生思想包含儒、释、道三家精华。

苏轼养生思想，包含了儒、释、道三家的精华。如第六卷《问养生》篇认为：心安，那么外物影响“我”的部分

---

① 沈括，苏轼. 苏沈良方. 沈澍农点评. 中国医药科技出版社，2018：105.

就会轻；和气，那么“我”应对外物就会顺遂，“外轻内顺，而生理备矣”。这里强调的“和”与儒家思想有关。“顺”“轻”，与道家思想“得者，时也；失者，顺也，安时而处顺，则哀乐不能入也”有关。《养生说》认为，运用佛家及道家言语，眼睛看着鼻端白，数出入的呼吸，一直数到几百而此心不动，此身兀然，同于虚空，不需要用力禁止，身心自然不动。这里明确受到了佛教与道教数息方法的影响。可见，苏轼深得儒、释、道养生之精华。而这，正是我们现代人所应学习的。

第四节　元代鄂东其他名医

宋代鄂东名医庞安时以善治伤寒而得名，元代医学接续宋代医学传统，医家亦对伤寒病有所研究，然因文字资料匮乏，所记录的医家较少。

一、黄冈县叶如庵

元代，鄂东史载名医者，黄冈县有叶如庵，撰有《伤寒大易览》一编，“为时所宗”①。

叶茹庵，一作如庵。元代黄冈人。儒医，诊视有方。1921年（民国十年辛酉）《湖北通志》卷八十二《艺文

① 黄冈市地方志编纂委员会办公室. 黄州府志：光绪中. 武汉大学出版社，2017：444.

志·子部四·医家类》载：叶茹庵撰有《伤寒大易览》一编。为时所宗。明《黄冈县志》卷十亦有记载①。李今庸《湖北医学史稿》亦列有专条记述②。经查阅相关史志及《四库全书》等，未见其书，或已亡佚。然其对伤寒的研究，起着历史传承的作用。

二、鄂州邹天贵

邹天贵，字义夫。生卒年不详。其先祖系江西新喻（今江西新余）人。元朝末期，天下战乱，天贵奉家父俊轩之命到鄂城避乱，即今天鄂州市金牛镇。后来在此地安家。天贵好学，留意经史。天贵以擅长医术闻名于世。他对子午流注针灸之法极为精通，能依据人体的腧穴，并结合天干地支、五行生克的道理，推出十二经脉中气血运行的盛衰、开阖情况，确定取穴部位，从而达到理想的治疗效果。天贵治病，力排“寒凉派”刘河间、“滋阴派”朱丹溪学说之弊。行医之时，活人无数。鄂东地区江南江北，无论富贵之人，还是贫寒之人，常常挤满邹家门庭。

当地医士李子善、戴志高等，曾先后向邹天贵请教《素问》《灵枢》等书中的疑难问题。邹天贵稍加点拨，即让两位医生都有所发明，各欣然得其旨趣而去。苏州陈绍先、长沙毛西埜（野）、荆南曾彦嘉等文人学士，都为其医术所折

---

① （明）《黄冈县志》，万历三十六年刻印本，长江出版社，团风县政协重刊，第229页。

② 李今庸. 湖北医学史稿. 湖北科学技术出版社，1993：141.

服，并深明天贵性情，各特为文以纪之。于是，天贵医名远播，京师常派人来聘请。然而，天贵皆不赴任，坚持在金牛镇治病。颜其堂曰："存心。"邹天贵著有诗集一本，新喻进士傅玉润，特为之撰序，刊行于世，后不见。1885 年（光绪十一年乙酉）《武昌县志》卷二十六《方伎》有其传[①]。

三、麻城樊子晋

樊子晋，系元代麻城（今麻城市）人。他善于读书，明晰医理，把脉精审。对病人的生死，常能预先料之。后来医家，多向其学习。然，惜无著述传世，仅《麻城县志》有简略记载。

① 鄂州中医志编纂委员会. 鄂州中医志. 湖北科学技术出版社，2006：71.

第四章　鼎盛时期（明清）

明清时期，鄂东医学成为顶峰，有着多方面的原因。

其一，从中国发展历史来看，明代出现资本主义萌芽，经济、文化、科技与前代相比而言，都有巨大的进步。例如，明代郑和的船队，七次下西洋。当时的造船术、航海术、天文学，都在世界遥遥领先。造纸术、印刷术在明代得到更大的发展。经济的繁荣，商品经济得到发展，大量书商涌现出来，为书籍的流传与推广做出了巨大的贡献。这些因素，是明清鄂东医学高峰形成的大环境。

其二，鄂东教育，在明清时期极为兴盛。宋代“二程”程颢和程颐，祖籍河南嵩县，但出生于湖北黄安县（今湖北省红安县二程镇）。他们的学说，也称为“洛学”，与同时代的张载所创的“关学”颇有渊源。二者的理学思想，对后世有较大影响。南宋朱熹继承和发展了他们的学说。“二程”的思想，对鄂东学者有广泛的影响。明代王阳明的弟子（泰州安丰场人，今江苏东台）王艮创立的泰州学派，“红安三耿”[耿定向（1524—1596 年）、耿定理（1534—1584 年）、耿定力（1541—1607 年）]即是泰州学派人物。他们研究、传播理学的同时，耿氏三兄弟以更为务实的作风，抑制了晚明士人空疏游谈之风，对明代的社会学术和文化教育的发展，起了推动作用，对于鄂东教育的发展亦起着重要作用。

明代鄂东文化世家众多，据《中国文化世家·荆楚卷》记载，明清鄂东文化世家多达十二家。罗田文化世家胡氏兄弟胡明庶、胡明通、胡明书和堂兄张明道（亦名张玉泉。胡明庶异姓兄弟。本为胡大洪遗腹子，大洪逝，其妻改嫁张某，生明道）四人，均是明朝嘉靖年间进士。三胡与张明道这些文化巨子，对于青少年时期的万全，有着深远的影响。而张明道则作为万全的老师，对万全的思想、人格的培育，起着重要的作用，而不仅是诗文等方面的文化传承了。蕲春文化世家顾问、顾阙、顾天锡、顾景星、顾昌，也是传承数代的理学家、文学家。他们才高而淡泊名利，多有著述留传后世，人品学问皆为世之楷模。而顾问则是李时珍的老师。李时珍后来所具有的学问基础以及人格精神，从顾问处获益良多。

明清时期，书院教育极为发达。鄂东明代书院有 40 余所，占湖北总数的 60%。其中，问津书院、定惠书院、东坡书院、阳明书院、王公书院、孙公书院较为有名。书院大开讲学之风，为众多学子营造了良好的学习环境与氛围。正所谓士者，进则为仕，退则为医。这为大医的孕育与成长，奠定了良好的基础。

其三，鄂东医家世代行医的情况很普遍。医学技术的家族代际间的传承，使得传载有方，师承有术，渊远流长。

在鄂东医学发展史上，可以看到很多医学大家出自家传，有的三代，有的甚至更多。例如，蕲春大医药学家李时珍，其父李言闻为第二代世医，祖父是行走民间的“铃医”。罗田万全（万密斋）也是出自世医之家，传至他时，亦是第三代。鄂州朱庆甲朱氏医学世代相传，至今已传承六代。黄州儒医李之泌，授徒传子。团风名医王汝兰，亦世代为医。其授徒二代、三代至今，皆为当地名医。

其四，鄂东特殊的地理优势，起着重要的作用。长江横穿鄂东地域，长达 180 多公里，举水、倒水、浠水、蕲水、巴水，连同华阳河六大水系，皆发源于大别山。水路陆路，四通八达。交通便利，使得商贾云集。大别山的特殊地形地貌使得药材丰富，道地药材丰富，因而临床疗效极好。这也为鄂东医学走向高峰，提供了良好的物质基础。

其五，官府对医药的认可与支持，也为鄂东医学的发展，提供了良好的人文环境。鄂东医家，用自己精湛的医术和高尚的医德，与各级官员建立了良好的社会关系，赢得了多方面支持。例如，万全被官员多次奖励、三次颁授“儒医”匾额。再如，李时珍为《本草纲目》一书的刊刻，请求王世贞作序。王世贞第一次不同意，第二次李时珍治好了王世贞的病后，王世贞欣然作序。

不仅如此，历代鄂东医家，在救治瘟疫和洪灾时，表现出无私无畏的大爱、毫不退缩的勇敢。他们舍生忘死、救治病人，为官员治理地方分担了很多责任。因此，官府对于医药家都极为敬重。

正是在这些因素的多方影响之下，鄂东医学形成医学发展史上的高峰。那么，明清鄂东医学高峰有哪些特点呢？现就这一问题进行分析。

第一，鄂东世医辈出。如前文所述，鄂东世代为医者众多，如蕲春李氏医药学，李时珍为集大成者。罗田万氏医学，以万氏妇、儿科最为闻名。万全为集大成者。鄂州朱氏医学，以朱庆甲为首，朱氏医学独创伏气学说。朱家六世行医，历久不衰。明代，还有麻城邹氏医学，邹橘泉、邹顺庵等等，不一而足。

第二，鄂东御医辈出。明代蕲春李时珍之父李月池为太医吏目。李时珍为楚王府奉祠正、皇家太医院判。明代蕲水易坤、明代黄冈万宁，均为太医。清代鄂州高子哲、清蕲水周廷楹与黄冈易洪周同征入朝为太医。众多杰出鄂东医家，入朝为医，为鄂东医学带来了良好的影响，使鄂东士子百姓认识到，并非唯有科举成功这条光宗耀祖之路，医术高超亦可得到官方的认可与人民的尊敬。这对于其他医家，亦有榜样的力量，使众医家努力追求卓越。

第三，鄂东儒医授徒成风，医学教育发达。明末黄冈李之泌授徒众多，有弟子易时泽、易时范兄弟，另有方洛、吕君调、黄念贻、何子康、欧斯万、许承生等人，皆精于医术。清代黄冈名医王汝兰，亲授门徒，有漆品朝、林小梅、罗雨花、杨遇春、王敬敷、黄仲宣等人，皆医术精良，人格高尚。他们的传人，又多为当地名医。鄂东名医医术精湛，且无私地将自己的医术倾囊相授，使得鄂东医学，不仅在家族内部传播，而且在社会上广泛流传，从而影响深远，流风所被，惠及百姓。

第四，明清以来，鄂东群医辈出。据鄂东各地方志记载，明代有杏林名家 29 人，著述有 7 部。清代群医有 194 人，著作计有 43 部。鄂东医家众多，名医亦多，名医与众医，如同繁星点缀在天空中，守护着鄂东人民的安康。

第五，鄂东医学理论精熟。鄂东医学理论著作众多，内外妇儿、脉学、药学、中医普及类书籍，均兼而备之。如万全的《万密斋全书》，包含儿科、妇科等多方面内容。脉学著作亦承王叔和之脉学，著述如雨后春笋，不断诞生，如：明代李言闻《医学八脉法》，明代李时珍《濒湖脉学》《奇经八脉考》《脉诀考证》，清代陈其殷《脉法指掌》。

药学著作则以李时珍的《本草纲目》为代表。杨际泰的《医学述要》可谓是中医普及全科教材。

明初开国伊始，蕲州、黄州合而为一，结束了两州分治近千年的格局。而此时鄂州属武昌县，由武昌府统辖。此后，鄂东进入全面崛起的阶段。首先经济方面黄州作为湖广的上等州府，经济发展迅速，全面开垦荒地，是湖广粮食主产地。“湖广熟，天下足”，这是当时经济发展的写照。教育方面，官学书院发达，各县均有优良传统的官学系统和优秀的教授。另外，江西填湖广和湖广填四川移民潮天下闻名。

湖北历史上有三个鼎盛时期，一是先秦以荆州为中心，二是两汉时期以荆州、襄樊为中心，三是明朝以黄州府为中心，学者称之为“楚风东渐”。明清时期，不仅学术灿烂、人才辈出，而且中医药学也迎来了空前之盛况。

第一节 明清鄂东医药发展概况

鄂东明清时期出现了人口的大幅增长，经济也取得了相应的发展，教育也随之有所进步。经济文化的全面兴盛，最终迎来了医学取得了巨大的成就。

一、明代鄂东历史概况

在元末群雄并起之时，蕲州和黄州，先在徐寿辉的统治之下，后被陈友谅政权所控制，1361 年（至正二十一年辛丑）八月，朱元璋与陈友谅决战江州。陈友谅兵败，朱元璋势力进入鄂东地区。朱元璋部将康茂才攻战蕲州城，大败陈友谅后，蕲州及其辖地蕲春、蕲水、罗田、广济、黄梅各县，尽收朱元璋麾下。《太祖实录》卷九载："（辛丑八月）丙午，蕲、黄、广济降。"这样，蕲、黄地域归朱元璋势力所有。

明王朝地方政区，是省（即承宣布政使司）、府、县三级制度。1361 年（至正年二十一年辛丑九月），即朱元璋部占领黄州的次月，明王朝设立黄州府，属湖广行中书省。左右司员外郎陶安为黄州府知府，来黄州招抚。黄州府知府是朱元璋在湖北境内最早任命的行政长官。

1364 年正月（至正二十四年甲辰），朱元璋在南京称王，改蕲州路为蕲州府，以原蕲州路守左安善任知府。明王朝建立后，蕲州、黄州，先属湖广布政使司。后来，又改属河南布政使司。1392 年（洪武二十五年壬申），再改回湖广。

1376 年（洪武九年丙辰）四月，朝廷对湖广地方行政机构进行改革。对鄂东的举措，是降蕲州府为蕲州，隶湖广行省，外领罗田、蕲水、广济四县，撤销蕲春县，以州领县事。改随州为随县，隶黄州府。一年后，随县又被并入应山县。鄂州属湖广布政使司武昌府。

1378年十月（洪武十一年戊午），明王朝将蕲州归属黄州府，原蕲州所辖之罗田、蕲春二县，随之归于黄州府。蕲州对广济、黄梅二县仍有管辖权。这就是著名的“蕲黄合一”。“蕲黄合一”标志着在经历东晋、南北朝、隋、唐、五代、宋、元诸朝近千年间，西阳郡和南新蔡郡、黄州与蕲州在行政区划上并存的局面宣告结束。黄州与蕲州，从此成为一个完整合一的统一体。这在鄂东历史上，是一个划时代的大事。

1368年（洪武元年戊申），英山县属庐州府。明朝时期并没有列入黄州府版图。三年后，归属临濠府。又三年，临濠府改名为凤阳府。十年后，又属庐州府。此后不再改变。

1563年（嘉靖四十二年癸亥），明王朝割麻城县太平、仙居两乡，黄陂县滠源乡，黄冈县上中和乡之地，建立新安县，后改称黄安县。

据史志鹏、张龙飞《黄州简史》记载，明初，黄州府有94952户，642160人。到1492年（弘治五年壬子），有73142户，788800人。百年间，黄州府人口增长146640人。官府办事，常出现照抄旧档，或略加增减，以应付上司，但因户口与税赋、里甲制度相关联，数据应该大致可信。1572年（隆庆六年壬申），共有75859户，871375人，与明初相比[①]，黄州人口增长了35%。明代鄂州属武昌县，由湖广布政使司武昌府管辖。

---

① 史智鹏，张龙飞. 黄州简史. 华中师范大学出版社，2010：124-125.

二、鄂东教育与鄂东医学

正如宋人胡瑗在《松滋县学记》中说："成天下之才者在教化。"而教化实与为师者有着密不可分的关系。明清时期，鄂东医学发展迅猛，鄂东教育功不可没。而鄂东素以教育闻名于世，然其源有自，现分述如下。

（一）名师与书院

儒学，是地方官学、府州县学的统称。其庙舍和学舍，合称为学宫，是招纳生员"习道求经"的场所。祭祀和科考的组织工作也由学宫负责。《黄冈市教育志》记载，鄂东地区最早的学宫是浠水（蕲水）县兰溪学宫，始建于621年（武德四年辛巳）。865年（咸通六年乙酉），黄州刺史韩通忠修建黄州文宣王庙。999年（北宋咸平二年己亥），王禹偁担任黄州知府，重新修葺文宣王庙。为此，他撰写了《黄州重修文宣王庙壁记》。诚如朱刚先生所言，宋代的"学"，随"庙"而复立①，修庙亦为兴学。

1165年至1173年间（南宋乾道年间），朱熹为黄州新建的二程先生祠作记，以弘扬二程理学。36年之后，黄州建有试院，也称贡院达五十楹，不再秋试依附他邦，为鄂东教育发展奠定了很好的基础。

---

① 朱刚．"修庙"与"立学"：北宋学记类文章的一个话题——从王安石《繁昌县学记》入手．华东师范大学学报（哲学社会科学版），2018（5）：104.

书院既有藏书，又可进行学术交流。同时，还是教与学的重要基地。鄂东书院最早应由苏东坡在黄州居住的东坡雪堂演化而来。1084 年（北宋元丰七年甲子），苏轼离开黄州，移汝州，东坡雪堂由黄州弟子潘大临接手管理。东坡在黄州时，潘大临时常与苏轼及苏门学士相酬唱。潘大临接手之后，将雪堂改造成讲经论书之地。其后，又与好友陈季常开设讲堂，建立雪堂书院，开书院教育之先河。宋末元初时，人们将之更名为“东坡书院”。

南宋时，朱熹修建白鹿书院，理学家争相倡导读书讲学，黄州官员争相效仿。1246 年（南宋淳祐六年丙午），黄州创办河东书院，确立了办学制度和办学模式，并选名儒硕彦，执教于此。宋末，河东书院和雪堂书院成为鄂东教育中心，全国闻名。

南宋末年，学者龙仁夫，字麟洲，号观复，出任湖广儒学提举，后为翰林学士，于黄州建立龙仁夫书院，亦名孔山书院。他任山长，亲自给学生授课，与董敬中、吴应澍等人开办讲坛。黄州讲学之风，由此兴起。

据统计，鄂东明代书院有 40 余所，占整个湖北省 60%以上。黄冈县有问津书院、东坡书院、王公书院、定惠书院、阳明书院、淋山书院、孙公书院。众多书院，为民间学子提供了就学场所与环境。

明代王守仁、彭好古、耿定向、耿定力于问津书院讲学。其间兵部尚书王守仁多次主讲，学子纷纷前往受教。其后，“陆王心学”，为问津书院讲学的最大门派。书院的建立与发展，使鄂东文脉历代相传，为鄂东地区读书讲学、好学上进，营造了良好的氛围，对鄂东人才的培养，起着重要的作用。

（二）文化世家蔚然成风

受益于鄂东地区千百年来重视教育、营造出好学乐学的官风民俗，文化世家也随之崛起。据《中国文化世家·荆楚卷》一书记载，鄂东有文化世家十四家①。

宋代黄冈潘鲠、潘大临、潘大观父子，三人以经学、文学闻名于世，与苏轼及苏门学士诗文酬唱，后来创办雪堂书院，开坛讲学。潘大临有诗集，名为《柯山集》，后佚。潘鲠之子潘大临、潘大观则以湖北人的身份，列于吕本中的《江西诗宗派图》。鲠逝后，张耒为之作有《潘议郎墓志铭》。

至明代，有黄安（今红安县）耿氏、黄州王家、罗田胡氏、广济张氏、蕲州四大家（冯家：冯天驭；顾家：顾问、顾阙；郝家：郝守正；李家：李时珍），皆成就非凡。耿氏，世称“黄安三耿”，指耿定向、耿定理、耿定力三兄弟。定向著述颇多，有《耿子庸言》二卷②等九种。王氏，世称“黄州二王”，指王廷陈、王廷瞻兄弟。其父王济，是弘治壬戌科进士，为一时名臣。两兄弟中，王廷陈是狂狷不羁的名士，其诗风雄俊。王廷瞻则是有利于国治民安的臣子，深受朝廷器重、百姓爱戴。

---

① 舒怀，罗逸群. 中国文化世家：荆楚卷. 湖北教育出版社，2004.

② 耿定向著作有：《耿子庸言》二卷、《小学衍义》二卷、《先进遗风》二卷、《二孝子传》一卷、《雅言》一卷、《新语》一卷、《教学相求》一卷。另著《耿天台文集》二十卷，《黄安初乘》二卷，共计九种之多。可参见《中国文化世家·荆楚卷》，第209页。

蕲春顾氏，即顾问、顾阙二兄弟。两位尊崇明代理学。顾阙之孙顾天锡，继承祖学，为著名天文学家、文史学家、医学家。曾孙顾景星，一生著述宏富，其中部分收入《四库全书》，有《白茅堂集》46 卷传世。其四世孙顾昌再振文坛。

罗田胡氏，指胡明庶、胡明通、胡明书叔伯三兄弟。明道与三胡是堂兄弟。四人均为进士。胡明通有《征边集》。兄弟为官，皆有作为。广济张氏，指张仁熙，好学，工诗。张仁熙著有《雪巅集》《藕湾全集》二十九卷、《雪堂墨品》一卷。其诗有杜诗遗风。张仁熙有四子，皆好学，次子佳晟为康熙甲子举人，后升安陆教授。

清代黄冈有曹氏、王氏、陈乐、靖氏、黄梅喻氏、浠水陈氏、罗田余氏、蕲春黄氏家族。

曹氏指曹本荣、曹宜溥父子。父子二人，勤奋好学，正直笃厚，且治学谨严，为官清正敬业，颇受时人敬爱与赞扬。曹本荣著有《五大儒论》《五大儒语要》《周张精义》《圣学疏略》《格物致知说》等，惜皆不存。其《易经通注》存于世，能反映其思想体系。

清代黄冈王氏，指王泽宏、王材任父子。二人为官耿直，有清名，并潜心作诗，为时人典范。王泽宏有六子。长子材升工诗，而材任则于 1679 年（康熙十八年己未）高中二甲第十七名，著有《望去集》《南沙集》《叠韵诗》等，统称《尊道堂诗钞》。

清黄冈陈氏，指兄陈大章、弟陈大华、侄陈师栻。二人以诗文出众而闻名于世。陈大华长于书法，有《书法绪言》。陈师栻著有诗集《敬义堂集》。

黄冈靖家，指靖乃勷、靖道谟父子。他们集教育家、方志学家、经学家于一身，成就斐然。

黄梅喻氏家族，以文学和宦迹著称于世。其六世绵延，出现一大批士人、散文家。而喻家前三世以文名与德行见称于世，四世五世则是其繁盛时期，第五世有元鸿、元泽、元准、元沆、元霈、元醇，六世有树俦、树琪等人中，有进士三人，举人四位，而秀才亦有四位。真可谓代代英才。

浠水陈家有陈光诏，乾隆四十四年举人。长子陈沆是当朝状元，著名诗人、辞赋家，著作甚丰，存于世。其弟陈澐，与其兄相似，少有文才。

罗田余家，指余三胜、余紫云、余叔岩三代梨园世家。其父三胜为京剧的形成，做出了巨大的贡献。儿子紫云，工唱青衣，是“同光十三绝”之一。其孙叔岩，创立“余派”，成为20世纪30年代京剧蜀生行里的顶梁柱。

蕲春黄氏家族，指黄侃以及黄侃侄子黄焯。章太炎是黄侃老师，因此被称为“章黄学派”。黄侃著有《字正初编》等①，另有《文心雕龙札记》。黄焯有《经典释文汇校》三十卷、《诗疏平议》十卷、《毛诗郑笺平议》十五卷。三书共110万言。此外，尚有《古今声类通转表》20万言，《诗说》六卷，9万言，另有其他遗作收入《黄焯文集》之中。

经统计发现，《中国文化世家·荆楚卷》中，包含湖北、

① 黄侃著作有：《字正初编》《说文笺识四种》《尔雅音训》《广韵校录》《文选评点》《文字声韵训诂笔记》，参见《中国文化世家·荆楚卷》639页。

湖南两省的文化世家共计 73 家。其中鄂东地区的文化世家有 14 家，仅鄂东就占 19.2%。其中绝大部分集中在明清之际。由此可见，明清时期，鄂东文化世家昌盛，形成代有传人的局面。鄂东文化世家，传承多达三世、四世，甚至五世、六世。文化世家的形成，不仅对其家族子弟有极好的垂范作用，而且对于当地百姓，也形成了良好的风俗，使得少年子弟们，有师长可咨询，有榜样可学习，从而形成良好的氛围。

三、明清医学制度的建立与完善

鄂东医药的发展，至明清两代，可谓达到了鼎盛时期。这表现在以下四个方面：一是临证各科医学发展，二是医学理论研究，三是中草药成就，四是医籍文献整理与刊刻。这四方面的成就，均达到了顶峰。其辉煌成就，不仅在鄂东医药史上，乃至全国及海内外，均达到了医药史上的奇峰至境。

据李今庸主编《湖北医学史稿》所载，涉及鄂东医药发展，分述如下。

明清因袭前朝制度，设有太医院。太医院设院使、院判等官职，下有御医、吏目、医生等职。鄂东即有不少医家，供职于太医院。如蕲州（今蕲春县）人袁宝，字士珍。明初，袁宝曾任太医院判。后来，因屡次建立功勋，死后被皇帝追赠为太医院使，谥襄敏公。明代黄冈名医万宁，字咸邦，因医术精湛，受湖北提学薛文宗上表极力荐举，赞为“善医国手，唯万氏一人而已”，得以入皇宫，晋为御医。黄冈人陈继谟，曾任八品吏目。蕲水（今浠水县）人易坤，曾补太医院医士。清代蕲水（今浠水）名医周廷楹、黄冈名医易洪周，二人于 1729 年（雍正七年己酉），同征入朝为御医。

（一）设行政机构与职官

考明清时期湖北各州县方志，普遍建立了医学与惠民药局。湖北各地，均按国家要求，设置了相应的机构和职官。

医药机构的官员，起初由朝廷统一选派，并有一定的考课制度。其考试录用，均依儒学之法。后因选派过程太过繁杂，且常有选派之后不称其职之人，便改由各州县自行选拔人才。地方上选拔出来的医官，由于在本乡、本土知晓其医术、道德根底，故而多为精通医术之人。

（二）建有医疗保健组织

早在南北朝时期，官方已设立“别坊”“别馆”等机构，即具官办医院之雏形。唐朝，开始置办“养病房”，有的寺庙也办有“悲田坊”，二者均收容贫民治病，后一概改为“养病院”。宋代，人们较重视赠医赠药，办有养济院、安济坊等医疗保健机构。崇宁初年（1102 年），宋代曾下诏全国各州县，兴办安济坊。明清时代，延用宋代机构。

明清时期，湖北各州县均普遍办有养济院、育婴堂等。1884 年（光绪十年甲申），《黄州府志》记载有：黄冈县，养济院在山川坛侧，1864 年（同治三年甲子）知县陈汝蕃，重修育婴堂在一字门。蕲水县，养济院在济民仓侧，育婴堂在县东道观。麻城县，养济院在东门内。黄安县，养济院、保赤堂在县治稍西。罗田县，养济院、育婴堂在凤山左巷。广济县设立新养济院，在县治南，阴阳学之左。黄梅县设立养济院在西关外，育婴堂在东关外。

四、明清时期医学理论研究兴起

（一）基础理论研究

明代医家在宋代医家的基础之上，较为重视基础理论研究，如医药学家李时珍，吸收了《黄帝内经》及《脉经》的相关理论，对奇经八脉和脉学理论，做了系统总结。

1621 年至 1627 年（明朝天启年间），蕲州学者顾天锡，出身于顾氏名门，世代书香，故不仅学问渊博，于医典研究亦深，著有《素问灵枢直解》，惜书失传。

另外，黄冈县肖麟长亦精研《黄帝内经》，著作有《内经知要》。黄安县王俊绂对《灵枢经》深有研究，著有《灵枢得要》。

（二）仲景学说研究

明清医家对仲景学说进行了广泛研究，鄂东医家为此做出了巨大贡献，著作甚多。经研究，大概可分三类。第一类，对《伤寒论》原文加以注释整理者，如《伤寒新编》等。第二类，提纲挈领、阐明仲景旨意者，如蕲水（今浠水）黄廉《伤寒摘锦》，黄安王崇道《伤寒秘诀》，黄梅陈文斌《伤寒纂要》，黄冈肖凤翥《伤寒纲领》，麻城彭文楷《伤寒述要》等。第三类，为探讨理论、辨别正误、补充新说之作，如黄州邱翔《伤寒辨论》，蕲水徐儒粲《伤寒正宗》，阳新陈思堂《伤寒辨正》等。

综上所述，众多医家运用不同方法，从各个角度探讨《伤寒杂病论》，对仲景学说研究水平逐步提高，起到了推动作用，亦可谓是对庞安时伤寒病研究的延伸与提高。

（三）妇产科和儿科研究

古代内科医家一般多兼治妇科病。鄂东地区尤以妇科、儿科闻名于世的明代大医学家，当推万密斋。

万密斋出身于世代名医之家。万密斋为万氏儿科第三代传人，尤其擅长儿科疾病诊治，同时，也精通妇科。

万密斋祖父杏坡，原籍江西，后因战乱移居罗田大河岸，遂安家于大河岸。万杏坡精于幼科，闻名于当时。父筐，继承家学，尤善治痘症。万筐剖析钱乙与陈文中治痘症之别，取各家之长，自成一体。万密斋自幼勤奋好学，承继祖、父辈家学渊源，而医术更精。他在总结祖、父辈及个人临证经验的基础之上，著有《万密斋医学全书》。其中，儿科部分有五种①。

由于小儿如初生之芽，气血不定，肠胃较弱，既易饱，又易饥。因此，万密斋总结出补泻原则，总结验方多达一百余首。万氏学说，无论在国内，还是在国外（尤其是朝鲜、日本），均影响很大。

---

① 万密斋五种儿科著作分别是：《幼科发挥》《育婴家秘》《片玉心书》《痘疹心法》《片玉痘疹》。

明代蕲阳（今蕲春县）县人陈治道，精于医术，尤其对妇产科病极为关注，后著成《保产万全书》。此书语言浅近易懂，深受读者喜爱。后来，杭州学者钱养庶，将《保产万全书》进行了增定，更其名为《绣阁保生书》。于1631年《绣阁保生书》刊行。现在，此书亦有重刊本。

明清时期，鄂东儿科以万氏儿科最为著名。不仅如此，鄂东儿科的著述、刻印，亦相当丰富，如麻城刘天和，即整理刻印了《幼科类萃》，对后世儿科的发展，亦产生深远影响。

五、临证医学的全面发展

医学是伴随人类生命过程，对疾病进行防治的应用科学。其内容主要包括对人体生理特点的认识和疾病的诊断与治疗等。因此，临证实践具有特别重要的意义。在明清时期，鄂东医家向来重视医疗实践活动，因而在这一时期，涌现出大批医术高超的医家，并总结了丰富的临证经验。这一时期，最具代表的临证医学家，明代当推罗田的万密斋。他是一位伟大的临证医学家。清代医家，当推广济的杨际泰，他是一位杰出的临证治毒医学家。同时，也是一位倾尽毕生之力、著书立说的中医科普专家。

（一）内科与外科

据方志及有关资料记载，擅长内科疾病治疗的医家数以百计。其著作有百余种。其中，以广济名医杨际泰最为著名。

杨际泰出身于世医之家。他在充分吸收前人学说的基础上，结合自己毕生临证经验，至晚年撰成《医学述要》36卷。《医学述要》一书，内容浩富，涉及中医各科，见地深刻，是一部医学全书，具有广泛的临床价值。书中有关治疗鸦片之毒的方药，尤其具有临床价值，且是我国治疗鸦片之毒的最早论述。

中医外科，亦具有独到之处。操作方法虽简单，却取得意想不到的效果。如黄安（今红安县）张元和、罗田刘作栋等人，都以精于外科而闻名于当地。

（二）针灸按摩

针灸与按摩，均是以经络系统为基础，是最富于中医特色的治疗方法。明代，麻城人彭长溪，好学深思，于医学极为精通。彭长溪最擅长针石。对于重症、危症、急症病人，以针刺之，往往能获奇效。彭长溪以平生所学，加之与自己临证经验相结合，著有《汇编歌诀》和《医见私会》等著作。后来的医家，受其影响非常大。

六、本草研究的巨大成就

明清时代，本草学的研究取得了空前成就。其中，有进行综合性研究者，有对单味药做深入考察者。

（一）综合性研究本草

综合性研究以蕲州人李时珍本草学的研究最为杰出。李时珍是鄂东本草学家中，最为杰出的药学代表。他的著作

《本草纲目》对我国药物进行了全面总结，是中国中药学的集大成之作。从 17 世纪后期，传到海外，影响深远。

《本草纲目》一书从 17 世纪后，陆续传播到亚洲和欧美各国。李时珍的名字和他的辉煌业绩，永存世界史册。

《本草纲目》的成就是巨大的，后面论及李时珍时将详细讲述。此书不仅在药物学上达到了顶峰，而且还保存了众多文化资料，如对我国古代历史、方言、文献等资料的收集与整理等。

其他综合研究本草方面，除李时珍外，尚有罗田万密斋，也有极高的造诣，并撰有《密斋药书》《本草拾珠》等本草专著。罗田胡泰勋，撰有《药性述要》等。

（二）单味研究本草者

明代李言闻（即李月池，李时珍之父）对人参、蕲艾的研究，著有《人参传》与《蕲艾传》。李时珍对白花蛇的研究，著有《白花蛇传》等等。虽所著篇幅短小，但论述全面透彻，为后世开展单味的研究提供了借鉴。

（三）养生学研究

罗田县万密斋著有《养生四要》。此书认为，人若想长生久视，当从寡欲、慎动、法时、却疾这四个方面来注意保养。

此书卷首认为：寡欲，是指要坚忍其性；慎动，是指要保定气血；法时，是指要和于阴阳；却疾，是指要慎于医药。坚忍其性，使根本不坏；保毓其气，使枝叶不疲；和于阴阳，使邪不犯正；慎于医药，使药毒不伤其身。“养生之要，何以加于此哉。”[①]此书还载录历代医家验方和万全常用药方。该书推荐的历代医家及其养生验方，对后世有一定影响。

（四）明代中医药校勘家刘天和对医学文献的突出贡献

刘天和，湖北麻城人，字养和，号松石。明正德三年（1508年）进士，曾任湖州知府、山西提学副使、工部右侍郎，官至兵部尚书，总管三边军务。刘天和虽然一生为官，平生却十分重视医药。宦游所至，常采录验方。公务之余，即研读医籍。其实，这本是中国旧时为官风尚。治政于职，施医于民，视民如赤子。这本是中国历朝历代为仕者必备的基本素质与技能。汉代名医张仲景即是。

史载张仲景曾任长沙太守，故名张长沙。其《伤寒杂病论》便是体恤民疾、救民于水火的著名医书，称为方书之祖。因其医德高尚、医术精湛，故被世人誉为医圣。宋代文学家苏轼，贬谪黄州为团练副使，在黄州期间时，恰遇瘟疫流行。他亲自施药救民。

清代医学家江涵暾，号笔花，是浙江归安（今浙江吴兴县）人。江涵暾于1808年（嘉庆十三年戊辰）中进士。曾在广东台山为官八年之久。任职期间，因亲眼目睹粤地病人迷信神鬼，以致许多病人延误，江氏心甚恸之。遂著《笔花医镜》以传之。他在《序》中说，自己中年才开始研究医学，来往于江浙之间，深知医学不易，但也不敢安于自拙。

---

① 万全. 养生四要. 中国医药科技出版社，2018：1.

到东粤任职后，虽岐黄学业渐渐荒芜，但当他看到东粤所谓医士，竟然理法不清，怎么可以治病救人呢？病人不曾讲求，以神鬼迷信为福，即便偶然请医治病、被医生耽误了，也不明白其中原因，“是诚不服药为良矣！可慨也夫！”其爱民之心可鉴，遂专心研究医术，积数年心血，撰著医书，印发民间，以解民生疾苦。

明代刘天和亦如是。他选取陶节庵《伤寒六法》，为其逐节作注。又因王銮著《幼科类萃经验良方》，简便易用，遂亲自编辑，命人翻刻。历经多年努力，他在《政和本草》《经效产宝》和《袖珍方》的基础上，结合个人见闻体验，编纂了《保寿堂经验方》一书。共录验方 140 余首，分为二十五门。书中许多验方，后来被李时珍引用于药学巨著《本草纲目》之中。刘氏功绩，世人不忘。其书今尚流传于鄂东民间。刘氏友人吕颛曾赞曰：“大司马松石刘公，以其世医之灵验者著为此编，然其意不欲私也，出而布于诸人，可以为厚矣。其老老幼幼之施，可以为博矣。”①刘天和为官亦颇有政绩，《明史》专为天和立传。

七、医籍文献的整理

中华医药是一座丰富的宝藏。构成这个宝藏的内核，是丰富的医籍文献。而这些文献的积累与保存，有赖于历代医家和无数文献劳作者的辛勤付出。明清之际，鄂东医家和有

① 李今庸．湖北医学史稿．湖北科学技术出版社，1993：46.

志于医药的学人，他们不但勤于总结经验，著书立说，且十分重视医籍文献的整理与刊刻。这在明清两代，显得尤为突出。《本草纲目》《万密斋医学全书》《保寿堂经验方》《医学述要》等大量医籍文献的面世，与众多医家和文献家对医学的热爱与辛勤付出，是密不可分的。这不仅促进了鄂东医药文化事业的发展，与此同时，对湖北乃至全国甚至全人类的医药科技文化的促进，其作用都不可估量。

（一）清代中医文献学家杨守敬对医学文献的整理与研究

杨守敬，字惺吾，号邻苏，清末湖北宜都人。杨守敬 19 岁时补诸生，同治元年（1862 年）考中举人。杨氏是一位著名的历史地理学家，著有《禹贡本义》《水经注疏》等著作。他还是一位造诣高深的版本目录学家、金石学家和藏书家。据载，其藏书多达数十万卷。1880 年（光绪六年庚辰），杨守敬成为中国驻日公使的随员，东渡扶桑。他在日本期间，倾力搜集中国古籍。其中有大量的医学典籍，包括《伤寒论》等 30 多种。这些典籍十分珍贵。1883 年（光绪九年癸未），据杨世灿编《杨守敬学术年谱》载："部选杨守敬为黄冈县教谕。驻日本黎庶昌公使以公文咨鄂督涂宗瀛告之杨守敬在日本有经手事情一时不能回国，教谕一职请委人代署。""是年，杨守敬仍经理刻书事。"其"经手事情"，即是"经理刻书事"。所刻之书，即是杨守敬在日本期间搜集的中华古籍。其中包括大量古代中医文献。这些古代中医典籍运回祖国，后来多再次整理出版，对祖国医学产生了较大影响。杨氏的功绩足以流芳百世。

1884年（光绪十年甲申），杨守敬回国，即赴任黄冈县教谕，不久晋为黄州府教授。杨守敬所藏之书，皆运至黄州。为保存藏书，杨守敬倾其家资，特另筑园藏之。杨守敬任职黄州期间，将在日本搜购和影钞的古籍书目提要手稿，整理成为《日本访书志》十六卷。同时，继续搜集整理古籍工作。之后，杨守敬又担任两湖书院地理教授，并担任存古学堂、勤成学堂总教长。1903年（光绪二十九年癸卯），开设经济特科，张之洞推举杨氏名列第一，后以内阁中书用，任京师礼部顾问官。

杨氏在黄州任职期间，所做的医籍整理工作，无疑对鄂东医药事业的发展，起到了极大的促进作用。

（二）清末中医训诂学家肖延平的突出贡献

肖延平，字北承。生于清末。黄陂人。早年习儒业，后有志于医。苦心研读医书数十年之久，后极有心得。他得知杨守敬从日本得来唐代卷子影抄《黄帝内经太素》，于是决定重新补校。

光绪末年，肖延平也仿照王冰、林亿注校之法，取《甲乙经》《素问》《灵枢》校订经文之异同，以《伤寒论》《巢氏病源论》《千金方》《外台秘要》《医心方》等书，参证注文之得失，对《太素》重新校正。他曾说："平生精力，尽在此书，故又必析其微，文必求其确，冀阐明轩岐奥旨，《内经》真诠，俾后之学者，有途辙之可寻。"肖氏之良苦用心，没有白费。他所补注的《黄帝内经太素》被公认为研读《内经》的最佳参考书。此外，他还校注了《小儿药证直诀》《小儿卫生总微论方》等书，总名为《兰陵堂校刊医书三种》，于 1920 年（民国九年庚申）刊印发行。其中《太素》曾多次再版，在社会上广为流传。

明清时期，由于历史的积淀，西方文化的渗入，教育的铺垫，程朱理学桎梏的解脱，哲学思想的解放，经济的冲击，科学技术的飞跃，政治的需要等，多重因素的制约与反激，促进中医药文化的飞速发展，使之达到了封建社会的科技顶峰。

第二节　明清鄂东医学巨擘

明清之际，鄂东人才呈“井喷式”涌现，鄂东医家更是层出不穷。声名远播于海内外者，有鄂东五大名医。其他载于方志及其他史籍的名医，则有数百位。正因为鄂东医学家的突出贡献，故而引起学人的一再关注。现就鄂东名医的产生与发展的相关问题进行探讨，他们成名成家背后的规律，或许于现代人亦有启发。

一、医籍校勘家刘天和

明代，不仅有像万密斋这样伟大的临证医学家、李时珍这样伟大的医药学家，还有像刘天和这样的医籍校勘家。正因为有多种医学人的共同努力，才形成了鄂东医学成就的大观景象。

（一）刘天和生平

刘天和，字养和，号松石。生于1479年（成化十五年己亥），卒于1545年（嘉靖二十四年乙巳）。湖广麻城（今湖北省麻城市）罗铺锁口河人。1508年（正德三年戊辰），刘天和考中进士，后为礼部主事，奉诏赴兰州。朝廷筹办御用食物，指示刘天和经办。

刘天和因兰州非其所部，辞而不往。廖堂奏刘天和抗命，皇帝下诏，逮捕回京。刘天和部下、陕西百姓闻之，前来哭送者竟达万人。后来吏部尚书营救了刘天和。数次立功之后，皇帝极为信任。刘天和的意见，皇帝大多听取。

后因“黄河南徙，其济、徐皆旁溢”，刘天和总理河道。他亲自考察后，疏通汴河，杀其下流；疏通山东七十二泉，浚其下流。所用役夫二万余人，不足三月就竣工。因其治河有功，升为工部右侍郎。

按照朝廷规定，河南八府人民要承担治河劳役。按规定，不能负役的人，须出白银三两。这对于灾民而言，真是雪上加霜。刘天和鉴于农民年荒，上书请求免除黄河两边人民的课税，远离黄河、没有受水灾侵害的地区支付一半课税。皇帝同意。由此可见，刘天和想百姓之所想、急百姓之所急，深受百姓爱戴，乃是自然而然之事。

1536年（嘉靖十五年丙申），刘天和改作兵部左侍郎，总理三边军务。原用的兵车都是双轮，用20人才能走动，遇阻便停，走得很慢，不适于作战。刘天和请求仿做只轮车，不仅行动方便，而且人数更少。另外放置随车小帐，使士兵不露宿。又制作毒弩矢，修边墙，作濠堑。皇帝皆采纳。

在刘天和总领三军之时，数次打败贺兰山、河西与黑水苑一带进犯之敌。后因屡次立有武功，因此一子荫千户，将刘天和升为太子太保，另奖银钱，又迁为南京户部尚书等。言官（可弹劾百官）认为，刘天和衰老，于是刘天和请求退休归家。回家居住三年后，即 1545 年（嘉靖二十四年乙巳），刘天和去世，享年 66 岁。逝后，朝廷追赠为少保，谥号“庄襄”①②。

（二）刘天和著作

1. 刘天和其他著作

刘天和著作甚多，有治理河水名著《问水集》。《四库全书总目提要》记其仅为五卷：“一卷末有《治河本末》一篇，为工部都水郎中郾城杨旦所作，以纪天和之绩。后四卷则皆其前后奏议之文也。”③而据卢勇介绍，此提要明显有误，认为可能是当时四库馆臣，看到明刻本的两个版本而混淆。现存此书共三个版本。其中一为《金声玉振集》本，另一为《四库全书存目丛书》本，再一为《中国水利珍本丛书》本。④

---

① 纪昀. 四库全书总目提要·史部十五（传记类存目一）. 河北人民出版社，2000：1613

② 余彦文. 鄂东著作人物荟萃. 湖北科学技术出版社，1990：334.

③ 《四库全书总目提要》卷七十五史部三十一（地理类存目四），1974-1975 页。

④ 刘天和. 问水集. 卢勇校注. 南京大学出版社，2016：1-3.

据《鄂东著作人物荟萃》一书，刘天和另有诗集《太安遗稿》，时论集《关陕奏议》，居官纪事《安夏录》，志书《惠湖大纪》，还有一书名《仲志》①。《仲志》一书，是总督河道时，记述济宁仲家先贤事略及仲子祠建置之由的。先名为《令名志》，后由仲家子孙增补旧本，更名为《仲志》。《四库全书存目提要》均载其书。

4. 刘天和医学著作

刘天和曾刻医学著作《陶节庵伤寒六法》《幼科类萃》《经念良方》三书②。

《湖北医学史稿》云刘天和，虽为官僚，却十分重视医学，“宦游所至，常采录验方”，公务之余，又研读医籍。他选取陶节庵《伤寒六法》为其逐节作注。又因王銮著《幼科类萃经验良方》简便适用，就亲自编辑，命人翻刻。经过多年努力，他在《政和本草》《经效产宝》和《袖珍方》的基础上，结合个人见闻体验，编纂了《刘松石保寿堂经验良方》一书。③

《刘松石保寿堂经验良方》版本，据载有一卷本、三卷本与四卷本。上海图书馆收藏《保寿堂经验良方》是明刻本，系足本四卷本。共有方剂 140 余种。其中，有的是从

---

① 余彦文. 鄂东著作人物荟萃. 湖北科学技术出版社，1990：335.

② 参见黄冈市地方志编纂委员会办公室汇纂：《黄州府志 · 清光绪（下）》卷之三十四《艺文志》，武汉大学出版社，2017 年版，第 228 页，其记录为“《注陶节庵伤寒六法》《幼科类萃》《经念良方》，麻城刘天和撰（县志）”。

③ 李今庸. 湖北医学史稿. 湖北科学技术出版社，1993：152.

《袖珍方》《经效产方》《政和本草》中辑录出来的，有的是刘天和在履职之余搜集而成。

李时珍对刘天和的《刘松石保寿堂经验良方》所载方剂，几乎无一遗漏地予以辑用。不仅如此，李时珍对《刘松石保寿堂经验良方》，除了辑选方剂，并用较大篇幅原引刘天和经验方剂的出处及诠释。

李时珍是一位伟大的医药学家，《本草纲目》几乎全部吸收了《保寿堂经验良方》的内容，足见《保寿堂经验良方》的价值。此书选方精当，实用性强。不仅李时珍采用，而且今人治病，亦常采用其方。

5. 刘天和医学成就及评价

清代名医陆以湉《冷庐医话·杂方》曾载，《保寿堂经验方》（即《刘松石保寿堂经验良方》）三卷，明代刘天和撰，选方十分精当。治疗泄泻不欲进饮食的方子，极为简妙。可以用糯米一升，用清水浸一晚，水沥干，小火炒到极热，磨细，筛过如飞面，将怀庆山药一两，碾末，放入米粉之内。每日清晨用半盏，再放入砂糖一茶匙，用胡椒末少量，用极滚的汤调食，味道极好，也不腻，大有滋补。长时间服用，“极寒不能成孕者亦孕，盖有山药在内故也，此是一秘方，勿轻视之。”①

刘天和作为百姓爱戴、屡建军功、善长治水的官员，一生可谓成就非凡。他为人耿直，光明磊落，深得朝廷信任，士官敬重。然在公务繁忙、戎马倥偬之际，仍细心察访民

① 陆以湉. 冷庐医话. 张暖点校. 人民军医出版社，2010：146-147.

情，深入了解百姓疾苦，并屡为百姓排忧解难。公务繁忙之余，他还校注医书，加以刻印，或编撰医书、收集方药编印成书，以解生民疾苦。他这种时刻不忘百姓、勤政爱民的思想，实令后人感动。与葛洪著医书相似，刘天和亦从百姓治病的实用角度出发，刘天和撰写《保寿堂经验良方》，选方精当。因此，几乎被李时珍全盘吸收，可见其价值之大。刘天和作为一代名臣，不仅政治成绩卓越，而且也在医学领域，立下了不朽之功。

二、临证医学大家万全

万全，生于湖北罗田县大河岸，是中国 15 世纪末到 16 世纪末与李时珍杏林齐名的临证医学大家。

他的生平经历与李时珍有数处相似。第一，出身相似。二人皆是世医子弟，传至万全，已是第三代。如前所述，李时珍也是第三代世医传人。良好的家学功底与三代人的医学实践，使得他们学医之路，一开始就站在巨人的肩膀之上，少走许多弯路。第二，青少年经历相似。二人皆是早年习儒多年。在父辈的影响下，希图在“修、齐、治、平”的儒家道路上，施展抱负，但均因科场不济，退而学医。多年攻读儒家经典，使二人学医之初，便有心怀天下、心系苍生的抱负与心胸，并且，长期而完整的文化教育，使他们具备很高的文化素养和写作功底。正因站位高、立身正，故而遭遇困难时，总会迎难而上、勇往直前，故而最终取得了卓越的成就。第三，处所的时代环境，也大体相同。万全虽略早于李时珍，但都是资本主义开始萌芽的明代，封建主义趋于解体。落后的、迷信的、腐朽的文化趋于瓦解。追求真理、向往科学的空气，开始在明代蔓延开来。这种风气，诚然是医药科学成长、成熟的最好沃土。第四，也是最为重要的一点，二人都有成功者必须具备的个人素质。比如，热爱医学、孜孜不倦的科学精神；刻苦钻研、九死不悔的求真精神；为了实现崇高目标，放弃个人利益的无私品质，等等。

正所谓“侠之大者，为国为民”，伟大的医家，或许也可化用这句话为——“医之大者，为国为民”。“大医精诚”，崇高的人格，站在祖辈肩上不倦努力，共同缔造了巨大的成就。这些内容，在后面的阐述中会详细论及。

（一）万全生平

万全是世医子弟。他出生之时，家道小康，因此有了求学的机会。但在学校里，虽然他学业很好，可由于种种原因，并没有在科场上赢得一席之地。后来，继承祖辈的衣钵，成为一名医生。

1. 世医子弟万全

万全，生于1499年（弘治十二年己未），卒于1582年（万历十年壬午）。万全，字全仁，号密斋，谱名事全，号通仙，又自称江湖逸叟。湖北罗田县大河岸人，明代著名临证医学家。

万全祖父，名杏坡，是豫章（今江西南昌进贤杨家山）人，以幼儿科闻名于世，英年早逝。父名筐，字恭叔，号菊轩，生于1447年（正统十二年丁卯），卒于1528年（嘉靖七年戊子）。万筐承父业。他结合自己平生经验，著有《痘疹心要》。

1480年（成化十六年庚子），万筐34岁时，客居罗田，娶蕲水（今浠水）陈氏为妻，并在罗田大河岸安家。万筐医术了得，传为“万氏小儿科二世”。万筐生万密斋时，已53岁。

其时，正处于明朝中后期，朝政宦官当权，内部诸臣形成朋党，王朝渐渐走向衰落。自郑和七下西洋之后，因所耗费巨大，厚往薄来，因而停止对外航海，将航行材料尽数销毁，并诏令全国实行海禁政策。由此，明王朝由盛而衰。明宪宗、孝宗统治期间，政局渐渐稳定，社会经济随之发展。万全开始进入学习阶段。

2. 万全成才之路

万全自幼聪明，深得家人喜爱。他生于儒医之家，受到了很好的家庭教育。自启蒙以来，万全进入学馆就读，小小年纪，便十分好学，且极为专心。在学馆学习了十三四年儒学之后，万全之父万菊轩，便将他送到罗田胡家求学。

胡家，即罗田有名的文化世家胡家三兄弟。张明道是“三胡”堂兄弟。他们四人都是明朝嘉靖年间进士，才学与德行，深受时人景仰。张明道，1513年（正德八年癸酉）乡试中举，张明道金榜名题，位列第六，1529年（嘉靖八年己丑）中进士[①]。

张明道教授万全时，常以爱才惜才之心待之。万全在张明道门下，学业进步，诗词歌赋，均得精进。[②]张明道少年家贫，然其箪食瓢饮，焚膏继晷，为官之时，勤政爱民。在

① 舒怀，罗逸群．中国文化世家：荆楚卷．湖北教育出版社，2004：282-283.

② 胡荣希．医圣万密斋传．华中科技大学出版社，2012：25.

任时期，再次察理滞狱案件数百起，昭雪冤屈，深得百姓爱戴。张明道的才情与人格，对青少年时期的万密斋有着深远的影响。张明道后为绍兴知府，郊游时，看到采棉花的人，有诗云：

采采西风雪满篮，人人赖得胜冬寒。世间多少名花草，无补民生空自闲。①

张明道这首诗，表达了他对棉花有用于世的赞美，从中亦可看到他愿有补于世、不愿“自闲”、爱国爱民的高尚情操。后来的万全从医之后，德高而术精，著作等身。其师张明道言传身教，对他有着直接的影响。

1517 年，19 岁的万全，成为秀才。而此时其父万菊轩已 71 岁。1526 年（嘉靖五年丙戌），万全 28 岁，为补廪。业师胡明庶，在万全 27 岁时中举。身边的榜样，对于万全而言，有着特殊的意义。与此同时，他读书亦有自己深入而独立的思考。1528 年（嘉靖七年戊子）冬月，万全之父菊轩翁辞世，而此时的万全已是两个孩子的父亲。同年，他参加科举考试，仍没考中。家父去世，万全须守孝三年，且家庭的重担落在肩上，他的读书生涯结束了。

万全放弃举学，亦有其隐忧。他在《痘疹格致要论序》中云：“先子菊轩翁，豫章人也。成化庚子（1480 年），客游于罗，以医鸣，小方脉为最。及生不肖，乃家焉。尝语全

① 舒怀，罗逸群. 中国文化世家：荆楚卷. 湖北教育出版社，2004：285.

曰：吾活人多矣，尔后必昌。时玉泉张（明道）子、柳溪胡（明庶）子，悉罗之巨儒，命全受业于二先生之门。业几成，成先子殁矣。孤弱不能自致，同辈又嗾而挤之。负吾先子之望，退而游艺授徒。自经书子史律历，以逮百家，各有著述。暇则取先子方脉，手教读之。”①②

1526 年（嘉靖五年丙戌），学业优秀的万全补廪，而被其他同学如胡元溪、蔡惟忠等妒忌坑害。万全医案中对此事有记载：“予次男邦孝，辛卯春，方四岁，发热卒惊而绝，其母大哭。……予时在制中，服满起复，同辈阻陷，乃赶崔宗师至枣阳诉辩，往返半月抵家，又出疹子完矣。”③④万全守孝期满后，本来准备继续进入县学，参加科举考试，但后来因他人妒忌、在孩子出痘之时，仍赶往枣阳诉辩，后不得不放弃诸生，转而业医。⑤⑥

万全 8 岁入学，33 岁放弃科举，则万全的儒业学习有 25 年。与李时珍相似，这 25 年功夫对于万全的业医而言，看似全不相关，但实际上，为他后来在医学之路上的探索，打下了坚实的国学基础。

其一，这种影响体现在他的人生境界上。儒家思想主张“老吾老以及人之老，幼吾幼以及人之幼”，万全浸润其中

---

① 胡荣希．医圣万密斋传．华中科技大学出版社，2012：29.

② 万全．万密斋医学全书．傅沛藩，姚昌绶，王晓萍，主编．中国中医药出版社，1999：679.

③ 同①30.

④ 同②774.

⑤ 毛德华．万全生平著述考．华中师范大学出版社，1997：29-35.

⑥ 同①29-31.

数十年之久，即便后来转而学医，仍以无私的心胸面对一切病人。例如前文提到，坑害过万全的同学胡元溪，婚后十几年无子，年近四十方得一子，父母珍爱如珠宝。孩子 4 岁时咳嗽，胡元溪先请张鹏医生诊治，但从春至夏，一直未见好转。后请万全徒弟甘大用诊治，而甘大用与张鹏用同样发表攻里的药方，服后，孩子口鼻出血，面青气促。正在危急之时，还是派人请万全前来诊治。

万全不计前嫌，欣然前往，开好药方，患儿服用后，咳嗽减轻，口鼻不再出血，渐渐下地玩耍。但胡元溪以小人之心揣测，怕万全不尽心治疗。孩子病情稍好，又请名叫万绍的医生来合同诊治。万全心里虽不满，但也并未计较，二人一同治疗。然而，使用药物之时，万绍用防风、百部等升发药；万全则认为此药会加重孩子病情。胡元溪不听万全之言，而用万绍之药。

服万绍药后，孩子口鼻再次出血，气逆咳嗽不止。妻儿哭诉，胡元溪后悔之余，再次延请万全。万全仍然来到胡家，为患儿全力诊治。为解除胡元溪之疑，他每日将药方登记在册，以助胡元溪考察。三日后，患儿病情大为好转。28 日后，患儿病痊愈。由这件小事可见，万全一生，正是用自己高尚磊落的人格，书写了何为“儒医”二字。

万全曾说：“医者，仁术也，博爱之心也，当以天地之心为心，视人之子犹己之子，勿以势利之心易之也。”①《痘疹心法》卷十二，论痘疮无病，则不可用药下，批评“今之

① 万全. 万密斋医学全书：育婴家秘. 傅沛藩，姚昌绶，王晓萍，主编. 中国中医药出版社，1999：469.

业医者，但思医不用药，何以为功而取利也，不论虚实，妄投药饵，幸而中病，则大言以彰其功，一有误焉，则掩饰其过，而推托于命矣。”①此言可见，万全对医者贪利之风，深恶痛绝。

其二，万全著述，其文字功力得益于儒学的训练。万全医书著作，往往先述医理，再录医案。医理清晰、准确，语言明白、晓畅、优美。医案则述其医事，撮其重点，描其形状，使读者读之，如读故事，引人入胜。此外，还往往以诗歌的形式，提炼治病要点，而这均与他二十余年的儒学修养，密不可分。如《片玉痘疹》卷一《痘疹碎金赋》载：“痘本胎毒，俗曰天疮。传染由于外感，轻重过于内伤。初起太阳，壬水克乎丙火；后归阳明，血水化为脓浆。所喜者，红活滋润；可畏者，黑陷干黄。势若烧眉，变如反掌。……疠气流行，不论郡邑乡党；恶毒传染，岂分黎庶侯王。……春夏为顺兮，乐其生长；秋冬为逆兮，恶其收藏。暴寒兮，恐邪毒之郁遏；暴热兮，虑腠理之开张。”②其歌云“未病先知是上工，能言轻重吉和凶，不离气色分清浊，脏腑精微阿睹中。”③枯燥乏味的医书，用诗赋写出，便于学习者记忆。而这，没有良好的文学功底是办不到的。万全著述文字优美、精确，也由此可见一斑。有学者云，万全的医案十分生动、具体、详细、可靠，因而不只具有医学价值，还具有宝贵的社会文化史的意义，而这些皆源自万全具有深厚

① 万全．万密斋医学全书．傅沛藩，姚昌绶，王晓萍，主编．中国中医药出版社，1999：767.

② 同①619.

③ 同①765.

的儒学修养。

另外，通过对四书、五经及其他典籍的学习，万全具备古代历史文化知识。这对于研究医学、阅读古代医药典籍极为必要。儒家典籍及其诠释的书籍中，本就包含各方面的知识。这些知识，对于学医有着重要的意义。例如，万全年少时，一日，治好了一位患痘症的孩子。其父惊问缘由，万全进行解释。父亲大喜说："汝以儒为医矣。"并跟夫人说："医出于儒，尔不信，吾有子矣！"可见，修习儒业，使得少年万全对于医书一点即透。此后，万全与父亲结合实际病例，共同研讨，更有一日千里之势。以致在学校求学阶段，万全就经常参与医疗活动，并且在当地小有名气。

正所谓"艰难困苦，玉汝于成"，古今中外，成大材者大多如是，万全亦不例外。

3. 万全与官员的交游

万密斋作为一位民间医生，其成功除了他出身于世医之家，自小耳闻目染，受儒家文化二十余年熏陶，以及自身的努力之外，他人的相助，亦有重要的意义。万密斋在其医案中记载了他与县大尹的交往。

> "本县大尹朱云阁公子病泻，十日不止。……名之曰养脾消食肥儿丸。服后精采顿异，饮食无伤。公益喜，录其方，常久用之，亲书'儒医'二字，作匾赐之。"①

---

① 万全. 万密斋医学全书. 傅沛藩，姚昌绶，王晓萍，主编. 中国中医药出版社，1999：591.

这两则医案，记载了万全为罗田县大尹朱云阁公子治病的事情。一次是腹泻，另一次是脾胃弱、伤食症。两次医治，均取得了令人满意的疗效。因此，朱云阁亲自书写“儒医”二字，做成匾额，赐给万全。这两则医案中，万全用药灵活多变，法古而不泥古，常能根据具体病情的特点施药。不仅如此，而且当万全被县丞所赏识，他的社会地位与知名度，亦随之提高。这对于万全来说，自然是极大的鼓舞。

嘉靖三十九年，朱云阁的儿子九岁，“庚申三月，发热呕吐，召全视之。全曰：痘也。……公惟一子，心甚忧惧”。万全说，此为顺痘，无忧。“期十三日安。后果然。”①朱云阁大喜，亲书“儒医”二字，立谢之。朱云阁两次为万全亲自书写“儒医”之匾，且推荐万全给同事、上司治病。显然这会大大提高万全的声望和社会地位。

万全精湛的医技，取得了很好的效果，又赢得了官员们的赏识，再如下例。

> “湖广右布政孙小姐，五月病泻，至七月犹未止。诸医治之皆不效，差人召余。……公大喜，给劄、付冠带、儒医匾、白金一十两。此万历元年九月初四日也，本县大尹唐百峰行之。”②

---

① 万全．万密斋医学全书．傅沛藩，姚昌绶，王晓萍，主编．中国中医药出版社，1999：772.

② 同①592.

孙应鳌（1527—1586 年），字山甫，号淮海，谥文恭，1546 年（嘉靖二十五年丙午）中举人第一名。1553 年（嘉靖三十二年癸丑）成癸丑科进士，选庶吉士，改户科给事中，出京为江西按察司佥事。他曾任湖广右布政司、郧阳抚院，在理学、哲学、文学方面均有成就。亦任陕西提学副使、四川右参政、佥都御史。官至工部尚书。晚年居如皋，卒后列孔庙乡贤祠。一生著述宏富。

万全尽心治好孙布政司（湖广右布政司，相当于今之省长一职）之女后，不仅赢得了声誉，而且提升了他的社会地位。孙应鳌请罗田县大尹（相当于县长）唐百峰为之颁布劄、冠带、“儒医”之匾。这对于万全而言，可谓是一件意义深远之事。一年之后，孙应鳌之女再病，从五月病痢，至七月未愈。他医治之，皆不效，遂差人延请万全。万全用黄芩芍药汤，“调其气则后重除，养其血而痢止之法”治之。此时孙应鳌云：“小女前年在湖广病泄，今年在此病痢，皆五六月间，幸遇汝之良而安。然小女之遇汝，尔之遇我，非偶然。余叩首谢。”可见，孙应鳌的知遇之恩对万全而言，极为难得。

《痘疹心法》卷十三记载，孙应鳌之女，七岁出痘。万全在侧调理，“予用保元汤以补中气，加羌活、防风、荆芥、柴胡发散表邪，木香、山楂驱逐里邪，调辰砂末以解毒。初九、初十、十一日连进三剂，十三日午时忽晕，目闭、口噤，神色俱变，公与夫人皆哭，全急告曰：‘此有冒汗来也，汗出痘亦随出，谓之冒痘。’须臾视之，果得大汗而痘尽出矣，复用钱氏异功散加黄芪、白芷调理而愈。公拱谢曰：

‘不负吾为尔梓痘疹书也。’”①

孙应鳌不仅赐金与名位于万全，还为之刻书，并以序载：“隆庆纪元，予辖楚藩。以女病诸医用药皆不效，闻罗田有万生疗小儿有神验，亟延至之。命之诊治，女病果愈。予政暇时时与万生卮谈，乃万生非如他医，但了一方一脉自售其术。其为业，自《素》《难》下级（当作“及”）近代医书，靡不究悉源委，剖别是非，又能溯诸六经性理，根于吾儒之道，信有本矣。盖万生少尝从事科举，以不得志，遂隐于医，宜其世之为医者不能望而及也。……得是书审察之，剂量调摄之，万生之术溥而大行，安谓其不得志耶。”②正所谓“居高声自远”，孙应鳌作为省级官员，对于本无地位的民间医生万全的肯定、感激与赞美，在《序》中溢于言表。并云其由科举之路的“不得志”，到“安谓其不得志耶”。这既是对万全的安慰，亦可谓其为知己之言。由是推之，万全与孙应鳌，虽地位悬殊，但实有知己之谊。这或许，正是晚年万全迎来著述高峰的重要动力。

另外，万全还有好友胡三溪。胡三溪曾从万全学医，胡三溪入国子监，后为县丞，亦常支持万全。

4. 万全与《万氏全书》

万全子嗣繁多。20 岁时，娶妻钱氏，因婚后数年不孕，其父菊轩翁已年届 75 岁，令娶甘氏为妾。后复娶妾王氏。万全生有十子一女。十子均随万全行医。万全门人有甘妾之

---

① 万全．万密斋医学全书．傅沛藩，姚昌绶，王晓萍，主编．中国中医药出版社，1999：771.

② 同①680.

兄甘大用、甘大文、卢半默、蔡朝宬，另有一张医之子①，皆以医为业，然医术平平。

万达，系万全五世孙，字通之。约生于明末，清顺治康熙年间在世。万达在 1654 年（顺治十一年甲午）到 1659 年（顺治十六年己亥）间刻印的《万氏全书》，共十种，计 108 卷。是万氏医书现存的最早版本，也是其后各书的祖本。万达所刻的书中，卷端都有“玄孙通之万达刻”字样。据《全国中医图书联合目录》，中国中医研究院藏有《片玉心书》《片玉痘疹》《幼科发挥》《育婴秘诀》四种万达刻本，即清顺治十一年甲午刻本。《全国中医联合目录》另载《保命歌括》“清万氏玄孙万达刻本”，《片玉痘疹》“玄孙通之万达刻本”，《片玉心书》“清顺治十一年甲午刻本”，即万达本现存有五种。罗田县卫生局、万密斋医院和私家收藏的万全著作，与以上存本合并，将万全著作凑全。

据《罗田县志》载，万全谢世近百年后，曾被清帝封为医圣，墓在大河岸西广家岗，距县城十三公里。1708 年（康熙四十七年戊子），罗田知县沈廷桢为他重建坟墓，撰文竖碑“国朝加封医圣”字样，至今字迹清晰可见。《万氏宗谱》亦载：“事全以医学术精，活人甚众，著有医书行世，藏入四库。国朝加封医圣。”据当地群众讲述，其墓穴用青砖砌拱，灵枢悬吊拱中，称为“京畿御葬”。1992 年 12 月，万密斋墓被列为湖北省文物保护单位。

① 毛德华. 万全生平著述考. 华中师范大学出版社，1997：68-73.

（二）万全医学著作

自1549年至1582年（嘉靖二十八年己酉至万历十年壬午），晚年的万全勤于著述。他集其三世之临证经验及平生临证心得、治病医案，分类著出。其书有《养生四要》5卷、《保命歌括》35卷、《痘疹心法》23卷、《广嗣纪要》16卷、《育婴家秘》4卷、《幼科发挥》2卷、《伤寒摘锦》2卷、《万氏女科》3卷、《片玉痘疹》13卷、《片玉心书》5卷。这十种书汇编为《万密斋医书十种》，也称《万密斋医学全书》，共108卷，32册。明清之际，《万密斋医学全书》反复刊印。《明史》云：明代曾刊印“万全《保命活诀》三十五卷”①。据《四部总录·医药编》等资料记载，明代隆庆、万历年间多次刻板印行过万全的《痘疹世医心法》《痘疹格致要论》。明代，《万密斋医学全书》就在社会广泛流传。

另外，万全有《痘疹碎金赋》2卷、《伤寒撮要》6卷、《痘疹格致要论》10卷、《本草拾珠》《万氏素问浅解》《万氏备急续方》各1卷、《痘疹全书》15卷、《密斋药书》18卷、《万氏妇科达生篇》4卷、《痘疹玉髓摘要》2卷、《万氏秘传外科心法》13卷、《妇科汇要》《内科要诀》《幼科指南秘传方》《伤寒蠡测》《痘疹启微》和《万氏家传点点经》4卷等。

万全著述浩富，世所罕见。他虽以儿妇科闻名于世，然据其著述所见，涉及领域甚广，包括内外诸科及养生学，而

① （清）张廷玉：《明史》卷九十八，志第七十四，文渊阁《四库全书》本，上海古籍出版社，1987年，第298册，第548页。

以酒疾论治专著，更为中医临证学所罕见。

万全医书著成，至今已有四百多年历史。其间虽经历过战火，却因其临证效验高，而并未衰绝。清初顺治年间，万全玄孙万达将万氏医书“存一帖，置墙壁中，赖以免”①。明嘉靖时，民间即有万氏医书手抄本流传。隆庆年间，孙应鳌首刊《痘疹心要》刻本后，万氏医书种类逐增，流传渐远，影响日盛。迄今为止，万全医书已流传日本、朝鲜、韩国，受到国外医家重视。

1979 年，罗田县卫生局组织专班，以“万达本”为基础，搜集整理校注出版《万密斋医学全书》，共有 13 种：《万氏家传保命歌括》《万氏家传幼科发挥》《万氏家藏育婴秘诀》（即《育婴家秘》）、《万氏秘传片玉心书》《万氏秘传片玉痘疹》《万氏秘传痘疹心法》《万氏妇人科》（亦名《万氏女科》《女科要言》）、《万氏家传广嗣纪要》《万氏家传伤寒摘锦》《万氏家传养生四要》《万氏家传幼科指南心法》《万氏秘传外科心法》《万氏家传点点经》。毛德华先生在《万全生平著作考》一书中，认为此套书的底本选择尚需完善②。

1981 年至 1986 年间，这十三种万全医书，由湖北人民出版社出版两本；其余由湖北科学技术出版社出版。这套书是单行本。《万氏妇人科》，湖北人民出版社和湖北科学技术出版社均有出版。这是目前收辑万全著作最全的第一套铅印本。

---

① 熊传海．鄂东四大名医．中医古籍出版社，1998：214.

② 毛德华．万全生平著作考．华中师范大学出版社，1998：267.

《万密斋医学全书》的校注、出版，在全国各地引起了强烈反响，国家相关部门给予高度评价。1990 年，《万密斋医学全书》参加国家中医药管理局在北京举办的“中国中医药文化博览会”，获得“神龙杯”铜奖①。

1999 年，中国中医药出版社编辑出版《明清名医全书大成》系列丛书，丛书集明清 30 位医学名家医学著作而成。《万密斋医学全书》即列入丛书 30 家之内。傅沛藩、姚昌绶、王晓萍为此全书主编。这套书以万达刻本为底本，共 10 种，108 卷，书尾有《万密斋医学学术思想研究》一文。此文对其生平、著述版本、学术思想等内容，都有深入研究。这是研究万密斋临证医学学术思想的成果，具有较高的学术价值。

（三）万全学术思想及医学成就

万全的医学思想主要表现于对《黄帝内经》的学习与吸收中，正因对《黄帝内经》的充分吸收，同时结合自己和祖、父辈百余年的临床经验，他对儿科、妇科有独特的研究与认识，现分述如下。

1. 对《黄帝内经》思想的全面吸收

万全十分注重对《黄帝内经》思想的吸收。在《养生四要》中，万全吸收《黄帝内经·上古天真论篇第一》中的思想：“虚邪贼风，避之有时，恬惔（通“憺”，安静。《庄子》：“憺而无为。”）虚无，真气从之，精神内守，病安从来？是以志闲而少欲，心安而不惧，形劳而不倦。气从以

① 熊传海．鄂东四大名医．中医古籍出版社，1998：248.

顺，各从其欲，皆得所愿。故美其食，任其服，乐其俗，高下不相慕，其民故曰朴。”在此基础上提出“寡欲”“慎动”“法时”“却疾”“养生”五个方面的养生原则。

万全《养生总论》说：“养生之道，只要不思声色，不思胜负，不思得失，不思荣辱，心无烦恼，形无劳倦，而兼之以导引，助之以服饵，未有不长生者也。”① 其思想来源于《黄帝内经》中的“恬惔虚无”这一原则。

在治疗方面，万全根据《黄帝内经》“以因天时，而调气血”的原则，在解释金元医学家李东垣提出的“春宜吐”“夏宜汗”“秋宜下”“冬宜秘”的治疗原则时，指出“春吐者，像草木之发生、气之升也；夏汗者，像草木之蕃秀、气立浮也；秋下者，像草木之零落、气之降也；冬周密者，像草木之闭藏、气之沉也。”

对《黄帝内经》医学理论的吸收与融贯，使万全在治疗疾病的时候，遵从其治疗法则，但又不泥古人之见，总是根据不同情况，采取不同治疗方案，如《幼科发挥》卷之下夫子自道：“……我之治病，敢作聪明？皆先人之旧方，顾用之不同耳……”②万全取法于《黄帝内经》，灵活运用其治疗原则的例子数不胜数，因而往往收效甚好。

2. 万全儿科成就

万氏医学以治疗儿科疾病闻名于世。万全对儿科疾病尤为擅长。他著有五部儿科著作：《育婴秘诀》《幼科发挥》

---

① 万全. 万密斋医学全书. 傅沛藩，姚昌绶，王晓萍，主编. 中国中医药出版社，1999：36.

② 同①592.

《片玉心书》《片玉痘疹》《痘疹心法》。万全对幼儿的各种疾病、生理与心理特点，都有独特而深刻的见解。

其一，注重先天，提倡优生优育。

万全从临床经验观察认为，父母的身体强弱，对于小儿影响极大。他说："小儿初生至周岁有疾者，皆为胎疾。……人之有生，受气于父，阳之变也，成形于母，阴之合也，阴阳变合而成其身。……有因父母禀受所生者，胎弱胎毒是也。……子之羸弱，皆父母精血之弱也。"[①] 他还说："夫男女之生，受气于父，成形于母。故父母强者，生子亦强；父母弱者，生子亦弱，所以肥瘦、长短、大小、妍媸，皆肖父母也。"[②]这与现代医学遗传学，不谋而合。

万氏把胎养内容归纳为六大方面，即："妇人受胎之后，所当戒者，曰房事，曰饮食，曰七情，曰起居，曰禁忌，曰医药。"[③]第一条即是戒房事。他说："古者妇人有孕，即居侧室，不与夫接。所以产育无难，生子多贤，亦少疾病。"[④]他批评社会上"不知禁忌，纵情恣欲"的人，常因触动胎气而致胎堕、难产，或导致生子多疾等。第二条节饮食。万氏认为"妇人受胎之后，最宜调饮食、淡滋味，避寒暑，常得清纯和平之气，以养其胎……"，如"喜啖辛酸煎炒肥甘生冷之物，不知禁口"，则"脾胃受伤，胎则易堕；寒热交杂，子亦多疾"。既指出了孕期调节饮食的重要性，

① 万全. 万密斋医学全书. 傅沛藩，姚昌绶，王晓萍，主编. 中国中医药出版社，1999：555.

② 同①556.

③ 同①368.

④ 同①368.

也指出了饮食不当的不良后果。四百多年过去了，万全对于优生优育的看法，与今人观念基本一致。

其二，重视小儿心理，治法灵活多变。

万全不囿于前人“小儿无七情之伤”之说，他十分注重小儿心理。《幼科发挥》卷之上说：“儿性执拗，凡平日亲爱之人，玩弄之物，不可失也。失则心思，思则伤脾，昏睡不食；求人不得则怒，怒则伤肝，啼哭不止。此忤其心也，谓客忤成病也，平日未亲爱之人，未见之物，不可使之见，见则惊，惊则伤心；凡未见之人，不可使之近，迫近则恐，恐则伤肾。”①一次，他的好友胡三溪于七月七日设乞巧酒会，请万全赴宴。正吃着饭，时值黄昏时分，三溪伯子大哭不止。一再看视，并无生理疾病。但见其子，“左右顾盼其当值之人，如有所失者”。万全便问孩子今天玩了什么？当值之人说，是“玉印子”。取来玉印子，“儿笑而止”②。

另有一次，一小儿仅半岁，忽然惨然不乐，昏睡不乳。万全一看，认为无外感之病，亦无内伤乳食之症。有或能因思而伤脾，致使不食乳。问其父母，父母说，有一小厮相伴，让他到别处做事，现已有三天了。乳母说，自小厮走后，小儿便不吃乳。“父急命呼之归，儿见其童嘻笑。父曰：非翁之妙术不能知也。”③另外，一儿一岁，亦啼哭不止。万全审察后，以为不是因疾病而起。其父母说：“无病，何以啼哭异常？”予乃问其乳母：“此儿平日戏玩者何物？”乳母

---

① 万全. 万密斋医学全书. 傅沛藩，姚昌绶，王晓萍，主编. 中国中医药出版社，1999：575.

② 同①.

③ 同①567.

说："马鞭子。"[①]马鞭子取来后，小儿一见，大笑击人，不再啼哭。

万全临床经验丰富，认为小儿虽口不能言，但也会因七情而伤。因其见解独特，且判断准确，治病往往一投即中。这种对小儿心理健康和情绪问题的关注，对今人尤有启发。

其三，创小儿五脏有余与不足新论。

万全之前的医家，对小儿五脏生理特点，概括为"肝常有余，脾常不足"。万全结合自己的临床经验，认为"肝常有余，脾常不足，心常有余，肺常不足"。他说"脾胃者也，沉重迟滞，莫甚于土。脾土者，至阴之属也，故病在于脾者，调之慢而属阴。肝常有余，有余则泻而损之；脾常不足，不足则补而益之"[②]。《育婴家秘》载："人皆曰：肝常有余，脾常不足。予亦曰：心常有余，肺常不足。有余为实，不足为虚。……盖肝之有余者，肝属木，旺于春。春乃少阳之气，万物之所以资以发生者也。儿之初生曰芽儿者，谓如草木之芽，受气初生，其气方盛，亦少阳之气，方长而未已，故曰肝有余。有余者，乃阳自然有余也。脾常不足者，脾司土气。儿之初生，所饮食乳耳，水谷未入，脾未用事，其气尚弱，故曰不足。……肺亦不足者，肺为娇脏，难调而易伤也。脾肺皆属太阴，天地之寒热伤人也，感则肺先受之，水谷之寒热伤人也，感则脾先受之，故曰脾肺皆不

① 万全．万密斋医学全书．傅沛藩，姚昌绶，王晓萍，主编．中国中医药出版社，1999：567.

② 同①562.

足。”①万全提出的“不足有余”新论，从小儿的生理特点出发，进一步确定钱乙（字仲阳，宋代东平人。钱氏为我国宋代著名儿科医学家）“易虚易实，易寒易热”的特征，丰富和完善了中医儿科的理论体系，对儿科保健、疾病防治，有重要的指导意义。

其四，五脏治疗，重在调理脾胃。

万全对于五脏的认识，充分吸收了钱乙五脏分证论治，并根据小儿五脏的病理特点与症状，进行辨证施治，治疗时，极其注重调理小儿脾胃。

《幼科发挥》卷下有《调理脾胃》一节载：“人以脾胃为本，所当调理。小儿脾常不足，尤不可不调理也。调理之法，不专在医，唯调乳母，节饮食，慎医药，使脾胃无伤，则根本常固矣。”②他还说：“方其幼也，有如水面之泡，草头之露，气血未定，易饥易饱。”③正因他对小儿脾胃的重视，万全治疗小儿之病，非常注重调理脾胃。若是久病之儿，他认为应当“只以补脾胃为主，补其正气，则病自愈，宜养脾丸，加所病之药一二味在内服之。”④若无病，他主张不可服药，谓其“古人所谓无病服药，如壁中安柱”。

《育婴家秘》亦有专节《调理脾胃》：“万物五行皆藉土，人身脾胃是根基，四时调理和为贵，胃气常存怕损亏。《内经》曰：胃者，五脏六腑之海也。……万物借土而生。

---

① 万全．万密斋医学全书．傅沛藩，姚昌绶，王晓萍，主编．中国中医药出版社，1999：475.

② 同①598.

③ 同①610.

④ 同①599.

故古人以调理脾胃为医中王道，厥有旨哉。……然脾喜温而恶寒，胃喜清而恶热，所以调理脾胃者，节其饮食，适其寒温，为中和之道也。……况小儿脾常不足，非大人可比。幼小无知，口腹是贪，父母娇爱，纵其所欲，是以脾胃之病，视大人犹多也。”[①]万全再三强调脾胃的重要性之余，还将万氏家族的秘方，尽录书中：“吾有家秘养脾丸，以和中进饮食之伤，肥儿丸以补脾胃之弱，又加黄芪调元汤，钱氏异功散、参苓白术散，皆调理脾胃之要药也。兹于其间，又取古方可用者，以补其未尽之法于下。”[②]万全孜孜不倦、反复强调脾胃，乃是因他积祖、父及自己行医经验，深知小儿脾胃尤易被伤，故仁心如此。今人不可不知其用心之良苦也。

其五，儿科号为哑科，注重望诊，治法独特。

由于小儿年幼，不能言语，或不能准确表达自己的病情，因此，人们常称为“哑科”。中医治病讲究望、闻、问、切，小儿脉寸口部位短小，脉法不同于成人。婴幼儿发育不全，不明事理，难于配合医生。故万全认为：“小儿方术，号曰哑科。口不能言，脉无所视，唯形色以为凭，竭心思而施治。故善养子者，似养龙以调护，不善养子者，如舐犊之爱惜，爱之愈深，害之愈切。乍头温而足冷，忽多啼而叫乱。”[③]因此，他提出了“唯形色以为凭”的治疗方法。没有长期的临证实践，是无法提出这样清晰而简要的治疗

① 万全．万密斋医学全书．傅沛藩，姚昌绶，王晓萍，主编．中国中医药出版社，1999：501-502.

② 同①502.

③ 同①612.

法则。

在《幼科发挥·附录》中，万全著有《入门审候歌》，系从冷热的部位来探察病情。他还著有《观面部五脏形歌》，系从头面部的不同部位颜色和冷热，判断小儿病在五脏中的哪个脏器。他另著有《观面部五色歌》，系从面部的颜色赤、青、黄、白、黑来判断病因及对应的脏器，清晰明了。他还著有《三关脉纹变见歌》，结合气关、命关的表现，来判断疾病的严重程度与脏器传变关系。正因万全对小儿疾病深入而细致的观察与研究，在临证之时，灵活运用不同的诊治方法，故治病屡建奇功。例如，《片玉心书·活幼指南赋》载："手如数物兮，惊风将发；面如涂朱兮，心火已炽。坐卧爱冷兮，烦热之攻；伸缩就暖兮，风寒之畏。肚大脚小，脾欲困而成疳，眼撑口张，势已危而必毙。"①万全据自己的临床经验，总结出望诊之法，对儿科诊断学做出了巨大贡献。

其六，创发病内因、外因、不内外因之三因说。

万全认为小儿疾病，不外乎三因：内因、外因、不内外因三种。《幼科发挥》卷之上载："急惊风有三因，有外因者，如感冒风寒、温湿之气而发热者……有内因者，如伤饮食发热者……有不内外因者，如有惊恐，或客忤中恶得之。"②万全不仅分析病因如此，而且，在临证时亦以此为治疗法则。尤其在分析小儿拗哭之时，看身体无生理疾病，便

---

① 万全．万密斋医学全书．傅沛藩，姚昌绶，王晓萍，主编．中国中医药出版社，1999：401.

② 同①562.

分析小儿因思某人或某物而致拗哭，往往精准无误，收效极快。

3. 万全妇科成就

万全著有《万氏女科》《广嗣纪要》二书。《万氏女科》从调经、崩漏、胎前、产后四个方面论妇科疾病。万全认为：月经不调之病有三因，一是脾虚，二是冲任损伤，三是脂痰凝塞。尤其脂痰凝塞之因，有人认为，这是万氏之首创①。万全认为："脂痰凝塞者，盖妇女之身，内而肠胃开通，无所阻塞，外而经隧流利，无所碍滞，则血气和畅，经水应期。惟彼肥硕者，膏脂充满，玄室之户不开，挟痰者痰涎壅滞，血海之波不流。故有过期而经始行，或数月而经一行，及为浊，为带，为经闭，为无子之病。"脂痰凝塞而致过期行经、或数月一行、或闭经等症。这在临证实践中十分常见，对于今人认识和治疗这一疾病，亦有重要意义。

万全在《广嗣纪要》中提出，男女受孕成胎的规律有五：一是修德，二是寡欲，三是择配，四是调元，五是协期。修德以求福，寡欲以养心，配需择良，药不忘饵，若加上交会应期，是为"有子之道"。

4. 万全养生学成就

万全吸收《黄帝内经》思想，撰写《养生四要》，对养生学研究有独特的见解。其书提出："寡欲"，谓坚忍其性也；"慎动"，谓保定其气也；"法时"者，谓和于阴阳也；"却疾"，谓慎于医药也。"坚忍其性，则不坏其根矣；保定

---

① 樊蓉. 万密斋先生妇科文献及学术思想研究. 湖北中医药大学，2015年博士学位论文.

其气，则不疲其枝矣；和于阴阳，则不犯其邪矣；慎于医药，则不遇其毒矣。”①《养生四要》内容丰富。其养生方法，包括情志养生、脏腑养生、形体养生、四时养生、房中养生、气法养生、饮食养生、药物养生等方面。

万全《养生四要》，总结了明以前古人养生经验与智慧。他结合自身养生经验和临证观察，关注到保健延年的要素，丰富了中医养生方法，形成了独特的理、法、方、药俱全的防病体系，从而发展了中医养生理论体系。

《养生四要》为今人优生学、保健学、老年医学，提供了极其重要的方法。书中，提出了用药原则：即用药应该调和阴阳、要用热远热、用寒远寒。用药组方的总原则是，应平和既济。另外，万全提出用药应因人、因病、因时制宜。《养生四要》一书中，包含的方药有妇科方、儿科方、老人养生方和男科养肾方等。其丰富性与实用性，使得其书以单行本方式，一版再版。可见此书，深得读者喜爱。

5. 万全对酒毒的认识

万全《养生四要》《保命歌括》中，对酒病有所论述。其内容主要集中于病酒、酒客病酒、饮酒呕吐、酒痰及解酒醒酒等内容。

《养生四要·寡欲第一》论及酒客病酒时说：“酒客病酒，酒停不散，清则成饮，浊则成痰。入于肺，则为喘，为咳。入于心，则为心痛，为怔忡，为噫。入于肝，则胁痛，为小腹满痛，为呕苦汁，为目昧不明。入于脾，为胀，为

---

① 万全. 万密斋医学全书. 傅沛藩，姚昌绶，王晓萍，主编. 中国中医药出版社，1999：1.

肿，为吞酸，为健忘。入于肾，为溺涩，赤白浊，为腰痛，为背恶寒。入于胃，为呕吐，为泄痢，为胃脘当心而痛。……以十枣汤主之。”①《保命歌括》卷五载：“病酒之人号曰酲，葛花能解醉中人，胁痛十枣真奇绝，水逆长沙用五苓。……夫酒者，夫酒者，大热有毒，气味阳，乃无形之物也。……乱性丧德，腐胁烂肠，酒之为害也大矣。……宜葛花解酲汤主之。”②《保命歌括》卷三十五载，平湖乡耆老病伤寒症请万全治疗，认为是酒伤寒。于是用葛花解酲汤一剂，后再服十枣汤，“只一服，利下清水而愈。”③可见，万全对酒毒认识十分深刻，且常用十枣汤和葛花解酲汤。

万全名下的《万氏家传点点经》，毛德华认为，此书来历可疑、与万全著述大异且荒诞不经、不着边际，因而认为，此书为伪托万全名下之书④。今从其说。然此书虽为伪书，从前面引述或可见，万全对于酒病有深入的见地与治疗方案。今人生活条件改善，酒为家庭常备之品，然其危害往往为人所忽视。因而，全面客观认识酒病之害，于今人有较大启发。

（四）万全其他著作情况

除了上述著作之外，万全还有其他著作，有的亡佚，有

---

① 万全. 万密斋医学全书. 傅沛藩，姚昌绶，王晓萍，主编. 中国中医药出版社，1999：10-11.

② 同①82-83.

③ 同①245.

④ 毛德华. 万全生平著述考. 华中师范大学出版社，1997：330-335.

的或为讹传[①]。

其一，《素问浅解》一书，万全《痘疹世医心法自序》[②] 有记载，《医籍考》著录，已佚。

其二，《本草拾珠》一书，万全《痘疹世医心法序》有记载，《医籍考》著录，已佚。

其三，《脉诀约旨》一书，万全《痘疹世医心法序》有记载，《医籍考》著录，已佚。

其四，《万氏秘传外科心法》十二卷，《湖北医学史稿》著录，罗田校注本《万密斋医学全书》十三种之一，底本为罗田当地收集的旧抄本。经毛德华考证，认为此书非万全所作。《万全备急续方》系王翃于康熙二十二年所撰《万全备急续方》（他于康熙十九年著有《万全备急方》）。

其五，《万氏秘传眼科》一书，虽有柯新桥《明代儿科医家万密斋小传》云《万氏家谱》中载有其书，然其书未见，或为讹传[③][④]。

（五）万全之影响

万全医学著作是中医学的宝贵财富。其临证医学得到了国内专家学者们的高度重视。明末，医家王肯堂、张景岳、武之望及清代医家沈金鳌在他们的著作中，摘引万全治疗法则与万全观点。清代医家陈复正充分吸收了万全治疗痘疹的

---

① 毛德华. 万全生平著述考. 华中师范大学出版社，1997：376-378.

② 万全. 万密斋医学全书：痘疹世医心法自序. 傅沛藩，姚昌绶，王晓萍，主编. 中国中医药出版社，1999：677.

③ 柯新桥. 明代儿科医家万密斋小传. 湖北中医杂志，1985（6）：7.

④ 同①378.

观点，并在其书中，引述了近三分之一的万全观点。陈复正说："痘科之书，如冯氏、翟氏、陈氏、万氏，又以万氏明显，可以济急。"西昌裘琅在《万氏妇人科》中说："虽穷乡僻壤，罕遇良医，但能别其句读，明其意义，按方剂药，亦可立起沉疴，真寿世之金科也。"①清朝人编类书时，对万全医书十分重视。其书均收入清代《古今图书集成》之中。

日本医家丹波元坚在其书《杂病广要》多次引述《保命歌括》相关内容，如"凡用针药，必于疟未发之前二时，或于疟退之后，其气和而治之，病易愈矣"②，再如"疟病宜分昼发夜发、寒热多少和解之。和解之方，以小柴胡汤、二陈汤二方相合为主"③。

日本医家丹波元胤《医籍考》一书，则对万全作了较全面的介绍，对《伤寒摘锦》《保命歌括》《育婴家秘》《广嗣纪要》等书，在1850年前后存世的情况做了介绍。万全名下的《本草拾珠》，则注明"未见"。丹波元胤还对《万全备急续方》一卷进行了考察，发现此书存，并录其《跋》说："予备急初编……去其雷同舛谬，更得名方四百余……平涜王翃谨跋。"④据毛德华考证，此书系王翃所作（参见上文）。

① 万全．万密斋医学全书．傅沛藩，姚昌绶，王晓萍，主编．中国中医药出版社，1999：355.

② 丹波元坚．杂病广要．张立平点校．学苑出版社，2009：81.

③ 同②82.

④ 丹波元胤．医籍考．郭秀梅，冈田研吉校释．学苑出版社，2007：504.

万全不仅著述丰富，而且他还留下了很多临证疗效极好的药方，如万氏家传琥珀抱龙丸，可治疗小儿痰热惊风。牛黄清心丸，能治疗温邪内陷心包、神昏谵语和中风窍闭及小儿惊厥等。养脾消积丸、健脾消积。肥儿丸，健脾消疳。“万氏牛黄清心丸”，至今仍为治疗小儿急惊风之良药。

万全被后人誉为“医圣”，救人以万计。万全著作博大精深，内外妇儿、养生学颇多创见。他治病不计荣利与恩怨，仁心仁术，承前启后，治法灵活多变，求真务实，堪称杏林之楷模。

三、医药大家李时珍

鄂东医家之中，就声誉、影响而言，首屈一指的当属医药大家李时珍。李时珍自青少年起，科场失利，便毅然继承父亲衣钵，成为一位潜心一志的年轻医生。在白日治病和夜间攻读医书之际，他发现古代药学书籍的诸多谬误之处，于是数十年间，为订正药书之谬误而努力奋斗，最终抵达了那个时代医药科学的最高峰。李时珍专心致志地完成了自己要做的事，是医之大者。然而，任何人的成功，都离不开时代的沃土。客观地说，李时珍所处的时代，也给了他成材的条件和诸多的滋养。

（一）李时珍生平

李时珍生于明代中期。有学者认为，明代是中国资本主义萌芽时期。这时杭州丝织业，已开始有了手工作坊。广东佛山锻铁冶铁工作方式，也出现了早期资本主义萌芽的特点。而此时，中国的四大发明均已完成。东汉时期发明的造纸术和宋代印刷术的发明，使得书籍变得廉价而易得。这为文化走向平民百姓，提供了技术和物质的支持。

1. 李时珍所处的时代

1436 年至 1620 年（正统元年丙辰至泰昌元年庚申），近两百年时光，被人们称之为明代中叶，其间有七朝皇帝。李时珍经历了正德、嘉靖、隆庆、万历四代王朝统治。1644 年（崇祯十七年甲申），他逝世后 51 年，明王朝灭亡。

1405 年至 1433 年（永乐三年乙酉至宣德八年癸丑），郑和率领庞大的舰队，先后七次下西洋。这一期间，中国科学技术全面发展，而与此同时的欧洲，正处于所谓的黑暗中世纪（476—1453 年）。诚如英国学者加文·孟席斯所言："我学得越多，我就越为惊叹那些古代的、充满知识的、使人难以置信的高度发展的文明的辉煌。在那个时代，他们的科学和技术以及对于周围世界的知识远远超过了同时代的欧洲，以至于要到 300 年、400 年后，有些方面甚至要到 500 年后，欧洲人的知识才能赶上中世纪的中国人。"①

明代的科技成就除了体现于航海技术的发达之外，还体现在建于 1530 年（嘉靖九年庚寅）的天坛回音壁的建构、乐律学中的"十二平均律"的发明、治理黄河工程的胜利等方面。

明代，中国开始出现资本主义萌芽，思想文化从宋代的理性思辨，进入到明代，王阳明的主观唯心主义心学开始兴起。这是明代统治者所认可的官方哲学。这一时期，民间文

---

① 孟席斯. 1421：中国发现世界. 师研群，译. 京华出版社，2005：8.

化也随之得到发展。他主张“颠倒千万世之是非”。李贽与李时珍，处在同一时代，且李贽在黄冈麻城县，居住了很长一段时间。他撰写了《藏书》和《焚书》。二书是向封建卫道士的挑战与宣言。思想上追求自由、个性上追求解放的时代风尚，为理性与科学的进步，创造了良好的社会环境。

明代的医药学成就，令人瞩目。印刷术在宋代相当成熟，刊刻书籍，较为流行。原来十分稀少而贵重的书，因此得以流行与传播。文化的昌盛，典籍的易得，使得李时珍撰写《本草纲目》时，参考七八百种典籍成为可能。书籍的丰富，为李时珍的著述，提供了资料上的方便，而这种方便，在明朝以前是不容易得到的。

金元时期，医学进入高速发展轨道。“金元四大家”各领风骚，各有其建树。“寒凉派”刘完素（河间居士），主张多用寒凉药物；“攻下派”张从正，主张驱邪；“补土派”李杲（东垣老人），主张补脾胃；“养阴派”朱震亨（丹溪翁），主张滋阴。这些医家的创新思想，为李时珍的著述，提供了有力的启发。

与他同时代的医家，更是成就非凡。薛己对内科的研究、正骨手法、外科方剂颇多创见，著有《内科摘要》《薛氏医案二十四种》。万全则以儿科贡献最大，著有《万密斋医书十种》。马莳著有《黄帝内经素问注证发微》，阐发对《内经》的创见。杨继洲则对针灸研究最为深入，著有《针灸大全》，为针灸之集大成者。王纶还著有《明医杂著》，综合“金元四大家”的治疗法则，是对四大家的总结与提高。

15 世纪的中国，大航海落下帷幕之后，明朝渐渐走上由盛转衰的历史进程。李时珍生活的时代，社会暗流涌动，各种不稳定的因素接踵而来。

首先，政治上的不稳定。李时珍生活的时代，自明英宗开始至武宗、世宗，几代君王耽于享乐，不问政事，宦官专权。宦官实行特务统治，用侦探手段来排除异己，坑害忠良。嘉靖时期，宦官势力受到抑制，由内阁大学士中的首辅当权。首辅炙手可热，官员为争首辅之位互相倾轧。皇帝忙于炼丹，朝臣、宦官忙于内斗，国家事务无人管理。

其次，经济问题极为突出。土地高度集中，权贵霸占土地，农民破产。皇家田庄，从弘治时期（1488—1505 年：弘治元年戊申至弘治十八年乙丑）的 18000 余顷，增加到正德时期（1506—1521 年：正德元年丙寅至正德十六年辛巳）的 37000 顷，15 年之间，增加了一倍多。《明史》卷二一零记载，奸相严嵩一家在京城有庄田多达 150 余所，且在南京、扬州等地置田地房产数十所。权贵们的巧取豪夺，使得真正种地的农民，沦为无业的佃户。而佃户所种土地所得，除了交租之外，自己并无所得，甚至还需借贷交租。高利贷乘机盘剥，有的利息，甚至高达四五倍。

《日知录集释·苏松二府田赋之重》记载，农民无奈，只得将土地卖出，而“产去税存”，仍得交税。贫困的农民，为了逃避税收和差役，只有离开家园，四处流浪。大量的农民流亡，在籍户口，因此大量减少。1403 年至 1424 年（永乐年间），全国户口一共有 2000 万，但是到 1491 年（弘治年间），人口竟然未经战乱，而减少了一半还多，仅有 900 多万户，真是“苛政猛于虎也”。

大量农民流亡，土地无人耕种，税收不能满足帝国的支出，造成财政赤字。嘉靖年间，国家收入不足全年支出的一半。于是政府巧立名目，向人民摊派。正所谓“水能载舟，亦能覆舟”，农民起义频繁爆发，明王朝命运，危在旦夕。有识之士张居正于1573年（万历元年癸酉）任首辅，于1591年（万历十九年辛卯）在全国推行“一条鞭”法，裁冗官、均赋税。在他的精心治理与改革之下，阶级矛盾有所缓和。而这时，李时珍已是年逾七十的老人了。

2. 李时珍生卒年

李时珍，字东璧，一字可观。晚年号濒湖山人。湖广蕲州（今湖北蕲春县蕲州镇）瓦硝坝人。其生卒年，诸载不一（有记其生于1515年，卒于1590年）。顾景星《白茅堂诗文集》第三十八卷《李时珍传》载：“时珍年七十六，预定死期。”可知李时珍年76而卒。1953年，李氏墓碑被发现，其碑立于明朝万历二十一年癸巳，即1593年，往上追溯76岁，则其生年当为1518年（武宗正德十三年戊寅），卒于1593年（神宗万历二十一年癸巳）①。

3. 李时珍的家世及生平

李时珍祖父，是一位行走“铃医”。史志未记其名。其父名言闻，字子郁，号月池，晚号藏六野人。

李言闻博通经史，青少年时热衷科举，未果，便转而以医为业。在父亲的指导之下，他颇精医理，并且很快医名远播。李月池在玄妙观设诊，普济乡人。其医德高尚，医术精

---

① 王吉民. 李时珍先生年谱. 中国药学杂志，1955（8）：342-346.

妙，乡人敬之。李言闻著有《医学八脉》《四诊发明》等著作①。从小目睹父亲治病救人、著书立说，这对于少年李时珍有着良好的影响。

李言闻有二子，长子李果珍，号邻湖，不知其生年，但学界于1981年发现其墓碑，知其卒于1581年（万历九年辛巳）。果珍无子，后来立时珍小儿子李建木为嗣子。李时珍有一姐姐，嫁于蕲州柳姓人家。李时珍为李言闻次子。他出生后，自幼多病，但求知若渴，李言闻十分珍爱。

李言闻希望次子李时珍走科举道路，获得功名，以期光宗耀祖。当时，蕲州为上等州，物产丰富。因李言闻医术高明，蕲州人对李家刮目相看。蕲州文化世家顾问，是李时珍的老师。少年李时珍被寄予希望的同时，也接受了当时最好的教育。

李时珍不负期望，14岁时，便考取秀才。然而，此后连续三次参加乡试，却没能成功。李时珍《本草纲目·黄芩》条记载，他20岁时，因患感冒咳嗽不止，且又犯戒，后病情转为骨蒸发热（相当于今天的结核病）。症见，皮肤如火燎，每天吐痰，共碗许。暑月又烦又渴，不能入睡，也不能吃饭，六脉浮洪，服遍了各种如柴胡、麦冬、荆沥等药，但是，不仅没好转，且病情加剧。家人均以为无法痊愈，十分悲伤。父月池翁反复思考，想起李东垣曾说“治热如火燎，烦躁引饮而昼盛者”是因为气分之热，可用一味黄芩汤，以泻肺经中气分之火。一念思及，李月池便依方，用

① 另外还有《月池人参传》两卷、《月池艾叶传》一卷、《痘诊证治》数种。

片芩一两，水煎顿服。第二天，李时珍身热尽退，痰咳渐愈。李时珍夸赞父亲的医术说，中药能切中关键，就如同一面鼓，被鼓槌敲打后，立刻发出响声，“医中之妙，有如此之神哉!”于是，从此以后，李时珍对中医产生了极大的兴趣。

屡试不中的李时珍，在23岁时说服父亲，告别科举，开始向父亲学医。李时珍的科举之路虽然宣告失败，但十几年寒窗苦读，为他打下了良好的文化基础和写作功底。蕲州名门顾家与郝家，均与李时珍交好。李时珍常去两家借来医书刻苦攻读。从23岁到33岁，李时珍“读书十年，不出户庭”。

白天随父行医，夜里刻苦学习，不久之后，李时珍的医术，便超越了普通医生水平。在行医过程中，他渐渐发现：一者，古代药学著作跟不上时代发展，许多正在使用的药物，古书未曾记载。二者，有的药物被误作数种、有的数种药物混而为一。行医者，若不能甄别这种药物记载的混乱情况，在临床中很容易出现医疗事故，危及病人。重修本草，在唐代，是朝廷出面主持的大事，而在明朝中叶，皇帝们忙着炼丹成仙，无暇顾及。李时珍心里，却渐渐滋生了这一念头。

正当青年李时珍刻苦奋发之时，1545年（嘉靖二十四年乙巳），蕲州大旱。旱后洪水泛滥，靠天吃饭的农民们，既无收成，又遇瘟疫流行。官设“惠民局”，并未施行惠民政策，百姓无钱医治疾病。李时珍时年28岁，正是年轻气盛、大有作为之时。他与父亲一起，全力治病治疫，“千里就药于门，立活，不取值”。这场瘟疫考验了李时珍。他与父亲一起，仔细研究各种病情，谨慎应对时疫。同时，他的医术，也随之得到迅速提高。

随着其临床经验的积累，李时珍撰写本草的念头，越来越强烈。他从1552年（嘉靖三十一年壬子）开始，到1578年（万历六年戊寅），共经历了27年，终于撰写完成了190万字的药学巨著——《本草纲目》。

这27年间，前16年，他主要做的工作是广泛收集材料，不远万里，跋山涉水，采方问药。李时珍带着儿子、徒弟，向老农、铃医、樵夫、渔夫请教，探访过大别山、太和山、茅山、伏牛山，走遍湖北、湖南、安徽、江西、江苏等地。他前后花了十五六年时间，积累了大量资料。这一时期，李时珍表现出了追求真理、不惧怕一切艰难的科学家精神。他从普通百姓身上踏实请教，不耻下问，充分占有第一手资料，谦虚而谨慎。另外，他精益求精，实地考察。李时珍遇到问题，从不放弃。这种坚韧不屈的意志，永远值得后人学习。

1568年到1578年（隆庆二年戊辰至万历六年戊寅）前后11年时间，李时珍的编写工作，进入了关键期。他反复比较，仔细思考其书的体系与分类。将《本草纲目》写成之后，又认真思考、总结，比对所引用的古籍文献之后，又进行了三次较大规模的修改。这一时期，李时珍大儿子李建中，参加科举考试成功。1571年（隆庆五年辛未），李建中任河南光山教谕，1575年升任四川莲溪知县。李建中的成功，一方面改变了李家门庭，另一方面，也为李时珍的家庭，提供了更好的社会地位和经济基础，为李时珍写作《本草纲目》提供了更好的条件。1574年，张居正进行系统改革之后，文坛领袖王世贞到湖广任职，对文化事业进行大力扶持。

《本草纲目》中，新增了370多种药物，加上旧本草中有1500多种，近1900多种药物，怎样进行科学分类?李时珍经过反复思考，确定了新的分类体系。他吸收了唐《证类本草》的先进分类方法，并进行深入思考和大胆创新，建立了中国中药学史上新的科学体系。他经过深入考察研究，把每一种药物的“主治”与“发明”，说明得清晰而又准确。对各种药物，以“释名、集解、正误、修治、气味、主治、发明、附方”，这八个方面进行解释与说明。为了使后学者对药物形状有清晰的了解，他对药物的形态，还进行了工笔描绘。绘图共计1100余幅。这使得图形与文字相配，按图找药，避免错误，有着重要的意义。1578年，五十二卷、近两百万字的《本草纲目》一书，终于大功告成。

从1578年到1590年（万历六年戊寅至万历十八年庚寅）这12年中，年过花甲的李时珍，为了出版《本草纲目》，四处奔波。1579年（万历七年己卯），皇帝害怕人们议论朝政，下令毁尽天下书院。著名思想家何心隐提出异议，后被杀头。这件事负面影响极大，使得当时的出版商们，不得不谨慎小心。李时珍辗转蕲州、黄州、武昌，书稿无法刻印，后来他又去了南京洽谈。

1580年（万历八年庚辰），李时珍前去拜访王世贞。王世贞此时退休回家，居住在江苏太仓。李时珍想请文坛领袖王世贞作序。这时，王世贞正迷恋道家养生成仙之术，对李时珍的托请，不屑一顾。

然而，1589 年（万历十七年己丑），王世贞又被明王朝任命为南京刑部尚书。上任后的王世贞，看到民间传抄的《本草纲目》的部分内容，结合自己服丹药致疾的情况有所反思，对《本草纲目》中所言内容，深感认同。于是，王世贞命人邀请李时珍为自己治病。李时珍来到王世贞家，很快治好了王世贞的病体。多年来，王世贞迷恋神仙之术、长年累月误服丹药，对身体造成了巨大伤害，幸得李时珍悉心诊治。此后，二人交谈十分投机。后来，李时珍再次请求王世贞为《本草纲目》作序，王世贞不仅没有拒绝，而是欣然接受。为感谢李时珍医好痼疾，王世贞还邀请李时珍在家中小住数日。

书商胡承龙，确定王世贞为《本草纲目》写《序》，并看到王序对《本草纲目》一书极力夸赞，于是决定出资刊刻此书。而这时，七十多岁的李时珍，身体状况越来越差，不便长途跋涉，于是派长子建中，前去南京与胡承龙商谈。由于全书 190 万字，篇幅巨大，胡承龙自 1590 年接到书稿直到 1593 年（万历二十一年癸巳），全书经历了四个寒暑，才完成了全部刻版工作。终于，直到 1596 年（万历二十四年丙申）这个伟大的时刻，《本草纲目》在南京出版印刷。此版，便是著名的金陵版《本草纲目》，也是众多《本草纲目》的祖本。而 1593 年，这位历经忧患、终于抵达科学顶峰的医药巨人，还没等到《本草纲目》的面世，便溘然长逝。

（二）李时珍医学成就

作为享有世界声誉的大医药家，他的成就无疑是巨大的。现在就其医学方面的成就作出探讨。

1. 保存了大量的古代文献

《本草纲目》记载了大量16世纪以前医学文献。许多难得的古代文献资料，例如《名医别录》《活人心统》等，因《本草纲目》的摘录传世而得以保存，为辑佚医学文献提供了可靠的依据。这对于中医文献的整理与考订，起到了不可估量的作用。

2. 发挥继承前辈的医学理论精微

张仲景《伤寒杂病论》，是医学理论与实践相结合的医书。其书以六经辨证论伤寒，以脏腑论杂病，创立了中医学辨证施治的基本法则。李时珍在吸取其精华的基础上，对未发之精微处，加以充实发挥。如《伤寒论》中的麻黄汤与桂枝汤，是治伤寒太阳病的两个主方，亦是祖方。李时珍在《本草纲目》"麻黄"条目下记述："麻黄乃肺经专药，故治肺病多用之。张仲景治伤寒无汗用麻黄，有汗用桂枝。……津液为汗，汗即血也，在营则为血，在卫则为汗。……盖皮毛外闭，则邪热内攻，而肺气膹郁。故用麻黄、甘草同桂枝，引出营分之邪，达之肌表，佐以杏仁泄肺而利气。汗后无大热而喘者，加以石膏。朱肱活人书，夏至后加石膏、知母，皆是泄肺火之药。是则麻黄汤虽太阳发汗重剂，实为发散肺经火郁之药也。……是则桂枝虽太阳解肌轻剂，实为理脾救肺之药也。此千古未发之秘旨，愚因表而出之。"①此段论述，涉及多方面内容：如脏腑、营卫、生理、病理、病

---

① 李时珍. 本草纲目：中册. 王育杰整理. 人民卫生出版社，1999：830-831.

因、病机等。李时珍主要解释了汗、血、津液性质与营血、卫气之关系，并第一次提出了太阳病是邪伤营卫的创见。①

3. 对临床医学的发挥

李时珍从医五十年。长期从事临床治病救人工作，积累了大量的医案。他曾编有《濒湖医案》一书，惜佚。《本草纲目》中保存的医案有十余则。每则医案都包含理、法、方、药的具体运用，从中可以了解李氏医学思想。如《延胡》下的条目“发明”记述，荆穆王妃胡氏，有一次吃了荞麦面后，身体不适，症见胃脘心痛，不可忍耐。医生用了吐下、化滞、行气之类的药物，但是，药入口即吐，并无效果，且，三日未能大便。请李时珍治疗，李时珍反复思考，突然，想起了雷公曾说的“心痛欲死，速觅延胡”。于是用延胡索末三钱，温酒送服，“少顷，大便行而痛遂止。”②同条目还记载另一病病案。一位病人华老先生，年纪五十多岁，腹痛、下痢，不能饮食，生命垂危，家人已备下棺木，以为凶多吉少。李时珍想起使用延胡索，三钱（约 11 克）米饮服之，痛即消除一半，调理之后不久，便痊愈。李时珍学识与经验都极为丰富。他在临床医学中的突出贡献，由以上医案，可见一斑。

4. 脉学上的贡献

李时珍著有《濒湖脉学》与《奇经八脉考》。《濒湖脉学》充实、发展了脉学理论体系。晋代王叔和著有《脉经》

---

① 熊传海．鄂东四大名医．中医古籍出版社，1998：149.

② 李时珍．本草纲目：中册．王育杰整理．人民卫生出版社，1999：655.

一书，系统整理了24种脉象，并对每种脉象进行了明确的解释，成为脉学经典。其后千百年之间，并无大的创新。直到李时珍父亲李闻言在《四诊发明》中，对宋代流传甚广的《脉诀》进行了批评。李时珍著《濒湖脉学》，针对《脉诀》流弊，著成新的脉学指南。在《濒湖脉学》中，李时珍认为：宋代有俗士，杜撰了《脉诀》，其文浅陋，谬误百出，学医之人常当作重要的书籍来读，而家父李月池著作了《四诊发明》八卷，常发精深奥妙之言。故此，李时珍取其精华，编写此书，以便于医家学习诵读，以为脉学指南。

同时，李时珍将脉象发展为27种。在《脉经》的基础上增加了“长、短、革”三种，另将24脉中的革脉，订为牢脉。李时珍还将相反相成的脉象，进行比邻排列，如“浮与沉、数与迟、滑与涩、虚与实”等，方便学习者区别与联系，以便更好地掌握脉象。

李时珍著《奇经八脉考》。这八脉指的是任、督、冲、带、阳跷、阴跷、阳维、阴维。奇经八脉散见于《黄帝内经》《黄帝八十一难经》等书。李时珍认为：关于奇经八脉的文字在众医书中相当简略，而医生不知这一内容，难探病机，神仙不知这一内容，难安炉鼎。时珍虽不敏，但参考众书将奇经八脉的相关内容萃集在一起，“以备学仙、医者，筌蹄之用云”①。不仅如此，他还担心文字描述有误，绘制《气口九道脉图》，“以泄千古之秘藏”。这两部脉学著作，是李时珍发展中医的另一大贡献。

---

① 李时珍. 奇经八脉考. 孙朝宗笺注. 人民卫生出版社，2013：3.

（三）李时珍药学成就

1．集中药学之大成，保存众多古代医学典籍

李时珍研究中医、药学，为祖国医学和药学的发展，做出了巨大的贡献。李氏三代行医。三代人积累了一百多年的医药实践，在医学与药学两方面都有独特的建树。正由于长期的医药学实践，他治病时，发现中药的错谬颇多，因而蒙发重修本草的志向。然而，中药经过几千年的积累，不仅种类繁多，而且功能、主治沿袭数千年，亦发生了演变。他经过艰苦卓绝的努力，撰成中药巨著《本草纲目》，成为可靠的药学蓝本，后世人称其为“明代药王”，的确名不虚传。

王世贞在《本草纲目·序》中言李时珍：“渔猎群书，搜罗百氏”“岁历三十稔，书考八百余家，稿凡三易”，诚非虚言。

为了《本草纲目》的撰写，李时珍广泛参阅药学、医学著作、经史百家、传奇等，下了何等功夫！李时珍深入研读的著作中，有本草类 41 种，如《神农本草经》《唐本草》《开宝本草》《蜀本草》《图经本草》《旧荒本草》《食物本草》又《证类本草》，等等，不一而足。凡能网罗到的书籍，他无不精心阅读，并详加考订，精益求精，以期为生民提供最好、最全的药学著作。

他参考的历代医学著作有数百种，如：《黄帝内经》《伤寒论》《金匮要略》《脉经》《医学发明》《医家大法》《格致余论》《医学启源》等。参考的经史著作有《春秋左氏传》《国语》《史记》《汉书》等。

熊传海《鄂东四大名医》记载，李时珍广泛引述的文献中，是以三百六十一种医家著作为例，从全中国各大图书馆的馆藏情况来看，现存的医著，仅有半数。熊传海认为，“11000多方能查到原始文献者，也只有四成左右”①。药学方面，如南朝雷敩《雷公炮制论》、梁代陶弘景《名医别录》、唐代陈藏器《本草拾遗》、后蜀韩保昇《蜀本草》、宋代日华子《日华子诸家本草》、苏颂《图经本草》，以及《吴普本草》和残缺的《新修本草》《食疗本草》等，都有赖于《本草纲目》保存其部分内容而传留于世。熊传海认为，“说《本草纲目》是珍贵的文献资料库毫不为过，对现代古籍文献校勘、辑佚、补残等整理研究工作是不可多得的重要参考文献。”②此言诚是。

《神农本草经》收集药物365种，而唐代《经史证类备急本草》达到1746种。李时珍著述《本草纲目》时，将明代以前出现的几乎所有本草著作，进行整理、分类，并补充完善。通过归并重复的药物（有的一药多名，故而重复），他将唐本草的1746种，合并为1470余种。另外，新发现的药物有374种，李时珍一一录入其中。通过艰苦卓绝的努力，李时珍《本草纲目》中，收录药物共达1892种之多，并详细述其异名、功效、组方等。400多年过去了，至今仍是医家案头必备之书。

2. 创立本草学新体系

《神农本草经》受当时评品人物的影响，将药物分为

---

① 熊传海. 鄂东四大名医. 中医古籍出版社，1998：171.

② 同①.

上、中、下三种，还有君、臣、佐、使之别。而这种方法，经历代医药家修正，直至明代，虽有不同改变，但仍存在较大的缺陷。李时珍经过仔细探索、反复研究，决定完全放弃三品分类法。

在仔细研究了梁代陶弘景《本草经集注》和唐苏恭《唐本草》，以及宋代《开宝本草》和宋代唐慎徽《经史证类备急本草》等书之后，李时珍决定，放弃前代的三品分类法，而以品类相分，纲举目张，将药物按照“水、火、土、金石、草、谷、菜、果、木、服器、虫、鳞、介、禽、兽、人”分为16部，并以此部为纲，下属60类目，纲举目张，条理清晰。每种药物，各依其性质归类，寻找查阅，方便快捷。因此，李时珍选用了“纲目”二字，以纲辖目，并以“纲目”作为书名，明其要旨。李时珍所创药物分类法，相较于瑞典植物学家林奈生物分类法，要早二百年。

另外，“标名为纲，列事为目”，李时珍将每种药物的相关内容，做出了科学论述。

李时珍的论述方法，有自己的基本结构：从解释药名（即药物名称的由来与多种名称，从而方便读者辨识清楚，以免发生错误），到采集和炮制药物的修治；再到气味、主治、集解、发明（阐发药物功能）、辨正（辨别前人的错讹之处），到最后附方（结合药物的主治范围，举其能收集到的全部方剂，使后学者治病有具体参考）。故而，郭沫若说，《本草纲目》是1892种药物的“详细说明书”。

这种结构，使《本草纲目》中所载之药，从名称到炮制，从性味到功能主治以及如何使用药物，都有了从浅入深的论说，给医生临床使用药物，提供了药物大辞典式的内容，为医家提供了方便，也为学习者、研究者提供了最好的药学资料库。

3. 纠正历代本草之偏误

李时珍纠正了以往本草中的偏误。例如，他把实为两种药物，而被混作一种药物的葳蕤，与女萎分别清楚，并画图示之。他还把一种药物、两种名称的南星与虎掌，进行了订正。将误作兰草的兰花、误作百合的卷丹，区分开来[①]。《本草纲目》全书“正误”共 70 条，主要阐发历代不同本草著作，对某种药物认识的偏差。例如，夏枯草条目下的“正误”说：“宗奭曰‘今谓之臭郁。自秋便生，经冬不悴，春开白花，夏结子。震亨曰‘臭郁草有臭味，即茺蔚是也；夏枯草无臭味，明是两物。俱生于春。’夏枯先枯而无子，郁臭后枯而结子。”[②]此处，李时珍首先引述二者相混淆的原文，然后，再引震亨对两种药物差异的区分，再加上李时珍自己对两种药物的观察，发现夏枯无子且早枯，郁臭有子而后枯，区别二药，极为清晰。

再如芫花，先说此药有小毒，然后，以“正误”条目论及，慎微曰《三国志》中说，魏初平中，有一位青牛先生，常服芫花，一百多岁的年纪看起来就像五六十岁的人一样。李时珍说，芫花是下品的毒药，哪能久服？这是“方外迂怪之言，不足信也”[③]。对于历史著述，李时珍秉承科学家的求实精神，进行辨析，毫不盲从，有着非常重要的科学

---

① 甄志亚，傅维康. 中国医学史. 上海科学技术出版社，2019：106.
② 李时珍. 本草纲目：中册. 王育杰整理. 人民卫生出版社，1999：787.
③ 同②999.

价值。

有的药物，虽无“正误”条目，但在“发明”条目中，进行了深入的辨析。例如，“水银”下面，“发明”曰，陶弘景云水银可以练为丹药，用酒和之，用日暴晒，服后可长生不老。最后辨析水银之性时，李时珍认为，水银是至阴之精，有沉着之性，得到火的锻炼之后，可以飞腾灵变。得到人气的熏蒸之后，会入骨钻筋，伤害大脑。阴毒之物，没有比它更厉害的，而《大明》说它无毒，《本经》说它久服成仙……六朝以下贪生怕死之人服食，导致死亡的，“不知若干人矣！方士固不足道，本草其可妄言哉？水银但不可服食尔，而其治病之功，不可掩也。”①炼丹之术，封建社会历代传之不止，上至帝王，下至方士，参与其中，害人多矣，而少有纠其谬者。李时珍作为大医药家，用极大的篇幅进行辨析，表现出科学家追求真理、勇于创新的精神。

4．增补旧本草未载之新药

李时珍对中药学巨大的贡献是，相较于唐代本草的1746种药物，他删除异名重复之药，发现并整理了374种新药，使本草总数量达到将近1900种。这374种药物中，很多药物是后世的常见药、特效药。对于这些药物，他甚至以“神农尝百草”的精神，亲自服用。例如，他亲自服用曼陀罗花后，发现“……予尝试之，饮须半酣，更令一人或笑或舞引之，乃验也”②。此外，还有三七、番木鳖、藏红花等，时

---

① 李时珍．本草纲目：上册．王育杰整理．人民卫生出版社，1999：416-417．

② 李时珍．本草纲目：中册．王育杰整理．人民卫生出版社，1999：995．

至今日，都是医家常用之药。

5. 全面总结中药学基础理论，阐发用药理论精微

中国本草学理论，源自《黄帝内经》《神农本草经》等。《黄帝内经》为药学发展奠定了基础，并总结了药物的四气五味等。《神农本草经》则对药物的产地、采收、真伪新陈、配伍、禁忌、服用之法，还有用药的原则等内容，做了说明。同时，还对药物的气、味、是否有毒，进行了论说。陶弘景对药物的配伍、畏恶反忌、用法剂量等，有新的发展。金元时期，关于药物的研究有创新，但载于医籍之中，使用不便。李时珍则在前人的基础上，进行了归纳总结。

《本草纲目》中关于药物的理论研究，主要体现在《序例》第一卷和第二卷。第二卷还载有李东垣、陈藏器、张子和三人用药凡例等内容。可见这一部分，结合临床治疗，系统地阐述了用药法则。除了在开篇前两卷，撰有中药基础理论之外，还将这些理论融入每一药物之中，其例不可胜数。

6. 奠定炮制、鉴定、制剂等学科之雏形，为明代中药学科发展奠定基础

李时珍十分注重中药炮制技术。《本草纲目》中列有“修治”条目，主要是关于药物炮制的记载，共计 330 种。这部分内容，不仅引述文献多达 140 余种，而且，还保存了有古代诸多典籍，记载了炮制药物的相关内容。

李时珍认为，药物升者或以引之以咸寒，那么，可以沉降达于下焦。而药物沉降之性的，可以引之以酒。那么，就能上浮到达颠顶——即药物通过炮制，可以改变药的升降沉浮的性能。据熊传海《鄂东四大名医》载：“经不完全统计,《本草纲目》采用的炮制制作方法如净制、敷料制、制

炭、煅制、制霜、发酵等有 150 种，分别应用于 728 种药物，极大地丰富了炮制方法。”①

中药材的产地、采集时间与药物的效能有关。因而，李时珍极为注重药物产地。《本草纲目》的药物，多有其产地之记载，如对蕲艾的记载。中药制剂剂型品类繁多，李时珍《本草纲目》中收集有 40 种，如汤、丸、膏、散、酒剂、浴剂、栓剂、茶剂、锭剂、喷雾剂等等。书中关于古代制剂的资料，蔚为大观。

（四）李时珍的其他成就及其影响

李时珍对植物学、动物学、矿物学、物理学、化学、气象学、文学、哲学、历史学、地理学等方面，也有着特殊贡献。《本草纲目》中植物药，共计有 1096 种，增加植物药 171 种。这些分类，是从低级到高级、从简单到复杂的分类原则，大多与自然界的发展相吻合。其纲目种属的分类体系，与现代植物分类学相接近。

《本草纲目》记载的动物药有 462 种。他将动物分为虫、鳞、介、禽、兽、人等 5 部，并在每一部下又设小类。他将动物，从低级到高级的发生、发展规律进行排列。这与动物界的进化历程基本一致。他将猩猩列在了兽中最高级的种类中，与现代科学将猩猩视为灵长类的动物一致。李时珍对很多动物都进行过深入研究，甚至进行了解剖，如“穿山甲”条目下载：“时珍曰‘……首如鼠而无牙，……曾剖其胃，

---

① 熊传海．鄂东四大名医．中医古籍出版社，1998：187.

约蚁升许也。”①《中国科学技术史·医学卷》载：“据考证，英国生物学家达尔文在进行人工选择原理的研究中，就引用了该书有关金鱼家化、乌骨鸡变异等记载。达尔文称此书为‘古代中国的百科全书’”②。

《本草纲目》收有265种矿物质，主要分布在其书金石部、石部、土部。其内容包括名称、品种、大小、形状、质地、用途、鉴别方法等，内容清晰明确。李时珍还在书中记录了开采石油的历史，以及矿物产地分布的特点和寻找矿物方法的生物地质资料。

李时珍用各种物理方法，如“沉水试验”“磁性试验”“涂甲实验”等物理方法来鉴别药物。用各种物理方法，炮制药物。他还记载化学方法提炼“轻粉”，记录了人工制作水银、硫化汞、氧化汞等物质，相较于欧洲，其时间更早。

李时珍叙述文字优美、简练，有很高的文学价值。受其明代理学思想的影响，他特别注意“格物穷理”，运用唯物主义方法发现、认识事物的规律。李时珍参考了大量的正史、野史、方志等，对民间习俗、神话传说、奇闻逸事等，亦有较多的记载。

李时珍书中使用地名约2000个，并介绍了其地理位置、自然条件、行政划分、古今地名等内容，具有丰富的地理学知识。

总之，作为一本百科全书式的医学典籍，自出版之后，便

---

① 李时珍. 本草纲目：下册. 王育杰整理. 人民卫生出版社，1999：1938-1939.

② 廖育群，傅芳，郑金生. 中国科学技术史：医学卷. 科学出版社，2016：401.

受到多方的评价。中国科学家竺可桢所撰的《物候学》中，高度评价了《本草纲目》中的物候学的知识。英国科技史家李约瑟进行《中国科学技术史》的写作中，充分利用了《本草纲目》中的有关资料，并称该书为“中国博物学中的无冕之王”。[①]李约瑟还说：“无疑的，明代最伟大的科学成就是李时珍的《本草纲目》。……李时珍在和伽利略——凡萨利乌斯的科学运动完全隔离的情况下能在科学上获得如此光辉的成就，这对任何人来说，都是难能可贵的。他的《本草纲目》共分五十二卷，详细叙述了约一千种植物和一千种动物，并说明它们在药用上的真实价值和可能具有的价值（其真实价值往往比轻率的现代批评家们所愿意承认的还要多）。”

《本草纲目》自 1596 年（万历二十四年丙申）第一版刊行后，仅版本系统就有 102 种[②]。其影响之深远，由此可见一斑。其书，很早便流传到日本、朝鲜，先后被译成日本、朝鲜、拉丁、英、德、法文。鲁迅对其十分推崇，誉其“含有丰富的宝藏”。郭沫若两次为李时珍题词，一次是在 1956 年，言李时珍，曾费 30 年之殚精，为生民造福，使多少老百姓延年活命，“伟哉夫子，将随民族生命永生！”另一次，在十年后的 1963 年，再次题词：“李时珍是伟大的自然科学家，他在药物学中尤其有突出的成就，他的本草纲目记载药物近两千种，具有总结性与创造性的特色，使中国医术得以推进，人民健康有所保障，他已被公认为世界第一流科

---

① 廖育群，傅芳，郑金生．中国科学技术史：医学卷．科学出版社，2016：401.

② 李载荣．《本草纲目》版本流传研究．北京中医药大学，2004 年##博士论文，第 20-23 页。

学家中一位显著的人物，当永远向他学习。”①诚哉斯言！

四、清代治毒专家杨际泰

杨际泰列为“鄂东五大名医”之一，不仅编撰了皇皇巨著《医学述要》，而且，他在清朝内忧外患之际，目睹鸦片对民间百姓的危害，于是主动投入了治毒研究之中。家人为了支持他的研究治疗，其妻毅然以身试毒。杨际泰最终研究出了防毒治毒的良方。杨际泰的成就是卓著的。他正是鲁迅所誉称的“中国的脊梁”。

（一）杨际泰生平

杨际泰（1780—1850 年），字平阶，谱名杨士英。清广济县（今湖北省黄冈武穴市）人。杨际泰是清中叶湖北蕲水、蕲春、广济、黄梅一带名医，亦为“鄂东五大名医”（魏晋王叔和、宋庞安时、明万密斋、李时珍）之一。杨际泰出生的时代，正是清代由盛转衰的时代。1840 年（道光二十年庚子），英国对中国发动了第一次鸦片战争。1840 年 6 月，英军舰船 47 艘、陆军 4000 人，在海军少将乔治·懿律、驻华商务监督查理·义律②率领下，陆续抵达广东珠江

---

① 张梁森．李时珍陵园．湖北文史资料，1997（3）：140.

② 海军上将查理·义律爵士，出身于英国贵族。1815 年入海军，1822 年升少校。1830—1834 年在英国殖民地圭亚那任高级官员，管理奴隶。1836 年升商务总监督。他长期在英国殖民地压迫和奴役当地人民。来到中国后，积极从事侵略活动，主张对中国采取强硬政策。因鸦片贸易问题，使得英国对清廷宣战，引发第一次鸦片战争，后于 1841 年 1 月 26 日派兵占领香港。

口外，封锁海口。鸦片战争由此爆发。中国以失败告终。两年后，中国历史上出现了第一个丧权辱国的不平等条约《南京条约》。中国开始向外国割地、赔款，中国主权受到严重危害。中国渐渐沦为半殖民地半封建社会，丧失独立自主的地位。

正是在这样的背景之下，杨际泰出生了。据《广济县志》记载，杨际泰的父亲杨少山是清代（1736—1850 年）名医。杨少山生有四子，杨际泰最小。际泰小时学习四书五经，记忆超群。所读之书，熟记于心。方圆百里，人们听其名者，无不敬重。

杨际泰 20 岁前，两次赴黄州应考，可惜榜上无名。20 岁时，家境贫困，于是四处筹集考资，不幸被一富家恶犬咬伤。伤口好时，考期已过。杨际泰深感家贫而考试费用太高，于是，决然放弃科考，继承父业。他成为医生之后，勤奋学习，每日随父亲出诊治病，仅九年时间，便医治患者无数，声名渐远。杨际泰少学儒术，自然常将“穷则独善，达则兼济”置于胸中。在行医过程中，他仍一直在临证中学习和总结，医术愈进。

1689 年（康熙二十八年己巳）以后，中国的生丝、陶瓷和茶叶出口到英国，形成贸易顺差，巨量的英国银圆流入中国。英国为了改变这种单向贸易，开始将印度出产的鸦片出口到中国。后来，如《大清帝国》一书所言：“由于将通过鸦片走私贸易获得的现银直接用于购买茶叶，所以在进入 19 世纪后，东印度公司已经不再需要向中国市场补充白银了。……1834 年废除对华贸易垄断的计划出台后，东印度公司更是将鸦片视为最后的获益渠道，其鸦片走私活动也就越发猖獗了。”[①]杨际泰出生之年（1780 年，即乾隆四十五年庚子），输入中国的鸦片为 4113 箱，到他 50 岁（1830 年，即道光十年庚寅）时，输入中国的鸦片为 19956 箱。50 年间增长了近五倍。而在他 59 岁（1839 年，即道光十九年己亥）时，输入中国的鸦片为 40200 箱。这 19 年又增长了近 2.5 倍。从 1799 年（嘉庆四年己未）至 1839 年（道光十九年己亥），60 年间，由 4113 箱增长到 40200 箱，输入中国的鸦片增长了约 10 倍[②]。杨际泰一生，亲眼目睹和见证鸦片的毒害，在中国愈演愈烈，鸦片越来越深地毒害着千家万户。身为一名有爱国爱民之心的医生，他内心的痛苦，可想而知。

为治鸦片之毒，在当时交通只能靠车马船只的情况下，杨际泰多次到武汉英国领事馆附近了解鸦片毒瘾患者吸毒工具、吸毒方法，并仔细察看毒瘾发作时的症状。为了治毒，他带着徒弟到广东、云南、福建各省访察吸食鸦片详情，寻求治疗方法。经过数年的不懈努力，他最终确定六个处方和因不同发作情况，配制加减辅助处方七个。不仅如此，他还采用针刺、灸、熏、按摩等方法，来缓解烟毒对人体的侵害。

在长期的临证治疗中，杨际泰对于鸦片毒性的研究与治疗，积累了丰富经验。他为病人提供了可靠的治疗方案与药方，从而开创了中医治毒、戒毒的先河。对于中医学来说，这是历史性贡献。因此，在民间流传着“北有杨际泰，南有

---

① 增井经夫. 大清帝国. 程文明，译. 社会科学文献出版社，2017：195.

② 同①197-198.

林则徐”的称誉。杨际泰为了让民众从英帝国主义的魔爪中脱离出来，他自费出资印刷《告乡民书》，宣讲鸦片之毒害，以期唤醒民众觉悟。

为研求解毒良方，他同弟子至汉口，买通一英租界守门印度人，高价索得一小册子，内容涉及鸦片的制作及使用鸦片。[①]在《告乡民书》中，言吸食鸦片有“四耗”：一是耗神，二是耗精，三是耗气，四是耗血，以此劝人戒吸鸦片。他还谈及吸鸦片有“十害”，分别为一损精神、二耗脂血、三废正气、四耗钱财、五伤性命、六增丑态、七坏名声、八犯列禁、九泄机密、十入膏肓。杨际泰于《告乡民书》中画一吸鸦片烟《丑态图》，图上注文：“匡床上卧一人，一灯一烟管，管就灯，口就管，床立两端各一鸠形鹄面恶鬼，作招手状。”并附打油诗：“鬼是当年人，人是娃眼鬼。若要勤吸烟，便是速求毙。死虽分上下，人鬼是一体。请你看此图，问汝悔不悔？”[②]

正因有感于当时的社会现状，杨际泰日夜忧心如焚，彻夜难眠。对丈夫事业十分理解和支持的三夫人陈氏，为了帮助杨际泰取得成功，趁杨际泰外出了解鸦片毒瘾患者情况时，在家里偷吸鸦片。之后，亲自服用杨际泰所拟药方，并作详细记录，以备杨际泰治疗参考。可惜，陈夫人后来终因中毒，未能得到及时治疗而身亡。

杨际泰在这种情况之下，痛定思痛，下定决心要研究出

---

① 蔡新职，南东求，刘东山．黄冈教育名人传录．世界图书出版广东有限公司，2013：31.

② 同①31-32.

戒毒、治毒的良方。在不懈的努力和反复实践之下，他研制出了六种戒毒和脱瘾的方法，分别是吃生烟、华佗撤瘾丸、金樱粟壳汤（服五剂自然脱瘾）、雷牛桂朴汤、烟姜丸、罂粟烟膏丹①。

此外，他针对不同症状，研制了不同治疗方药。如“血热妄行”时，会出现大便黑色、气血虚寒以及脾肺虚寒等症状，用“碳砂驱邪散”定心镇邪，凉血攻毒。如出现“大便黑色”症状，是因鸦片烟热毒熏蒸五脏所致，所以，关键是用“滋阴攻毒散”，以达到清心补血、滋阴去毒、益智养精的疗效。如果出现“血虚”的情况，有寒有热，需用“丹皮黑糖丹”“当归红糖丹”两药，服用十剂之后，就自然不会再想抽鸦片。如果不能断根，按之前分量再加十倍，制成丸药，药瘾发作时，用热水吞服三四钱。如果服药后有腹泻、精神不济，亦应坚持，一定要排掉体内的毒性，以免烟瘾再次发作。

除了这三种情况之外，还有“气血虚寒”和“脾肺虚寒”这两种情况。“气血虚寒”时，不管烟瘾大小，服用“参桂胆星丹”。烟瘾发作剧烈时，服 15 颗参桂胆星丹药，临证根据烟瘾的大小，随症加减调整。如晚上睡不着，每天服用“参地安神丹”，过一段时间慢慢就能睡着。如“脾肺虚寒”，气急、有痰、喘咳，服用“生脉烟膏丹”，随症加减以至痊愈。之后再服“桂附烟膏丹”，依据烟瘾发作症状，轻就减、重就加。待脱瘾治疗成功之后，日减一颗，慢慢减

① 此处方药、治法均出自《医学述要》，清道光己亥年刊本，第十二卷（第六本），第 118-120 页。

少，直至完全停药。除此之外，还可服用“参智枣膏丹”，疗效甚好。

这些戒毒、治毒的药方，为鸦片烟瘾患者解除了极大的痛苦，不仅戒烟效果好，而且针对不同病症，有很好的疗效。由于临证经验丰富，实践多年，其药物配伍严谨，并且服用药物之后，不容易重复发作。当时很多人从华中、华南和华东地区，远道而来，寻求药方。杨际泰治愈病人无数，他救病民于水火之中，其功可谓巨矣。

杨际泰虽为名医，其生平事迹在湖北蕲春、广济、黄梅一带流传甚广，但方志史籍中，记载甚少。从仅存资料及墓志碑文中得知，杨际泰娶妻三房，原配周氏，年 30 未孕，无子。后娶张氏，生一女，名凤先，两岁不幸病夭。再娶陈氏，本意继承杨氏家嗣，但亦未生子。

然而，正所谓“火中生莲花”，杨际泰生于罹难之中，亲眼目睹国家山河破碎，百姓生命健康受到威胁，他以普通民间医生的身份，一肩扛起营救天下苍生的重任，辗转数省，历尽艰辛，殚精竭虑，最终为百姓带来福音，为世人所敬仰、感动。

（二）杨际泰著作《医学述要》及其特点

杨际泰经历与李时珍、万全有相似之处，本来属意科举，自小苦读经书，科举失利后，随父步入杏林。后以毕生之精力悬壶济世，终成一代名医。杨际泰教授弟子之余，著有《医学述要》一书。

《医学述要》一书，为杨际泰晚年所撰。他把自己一生对祖国医学的学习、实践与总结，按照中医临证特点，分门别类，择其要者，整理成书，谓之“医学述要”。全部著作约80万字，含内、外、妇、儿各科中医知识与治疗方药、治病心得。全书共20部36卷，共计3406证，除药物疗法外共321法，记载2100多种药方。这些药方中，含有丸剂、散剂、汤剂、膏剂和丹剂等。

《医学述要·自叙》中说：“先君少山业医五十余年，至老仍手不释卷。”①杨际泰不仅从父亲这里耳闻目睹家父治病的点点滴滴，得到医术嫡传，而且深受父亲影响，对各种医书，几乎无所不窥，且进行了深入研读。而诚如《医学述要·序》中所说：“邑生杨平阶精于医，日览群书而披阅之。……然平阶之乐，乐于济世活人，非乐于著述也。”② 杨际泰作为一代名医，最令人关注的是他的医术与医德。正是因为这种家学渊源以及他个人的素养，他治病时，精益求精，对于各种治疗方法，常常思考再三，进行反复实践。据《医学述要·序》所说：“道途之间，遇有疾病见请，便往尽心而治之。”③杨际泰治病不为谋利，遇有他人所求，无不欣然应诺。这种精神，实是“医者仁心”的体现。在今天这种医患关系紧张的社会之中，尤其具有借鉴意义。

《医学述要》一书，涵盖的内容极广。古代中医的传承，多是家族内部秘传，人们往往传男不传女，传长不传幼。其他人要想获得医术真传，殊为不易。诚如《医学述要·序》

---

① 《医学述要》，第一本，第32页。
② 《医学述要》，第一本，第4页。
③ 《医学述要》，第一本，第12页。

所言，其书所载许多方药与宫中禁方相同，“而君不自秘也，以数十年所读之书，证之于数十年所理之证，集为一编，名曰‘述要’”①。可见，杨际泰将传承祖国医学的责任，自觉地放在了自己的肩上。作为传承中医学的教材、祖国医学的入门之书，《医学述要》具有系统性、实用性和通俗性三大特点。

此书于1839年（道光十九年己亥）付梓刊行。因此书卷帙浩繁，且由“亲友助资新镌”，其印数甚少，据传仅镌九套，故影响范围，极其有限。

《医学述要》卷首，即述“医门四诊”，强调四诊合参极为重要，指出四诊之中，“望而知之谓之神，是以目察五色也；闻而知之谓之圣，是以识五音也；问而知之谓之工，是以言察五病也；切而知之谓之巧，是以指别五脉也。四者缺一不可”。②四诊各有所专，亦各有所长。

第三卷中，逐一论述“医门八法”，即“汗法论、和法论、下法论、吐法论、消法论、清法论、温法论、补法论”③。他提出：“论病之源，以内伤外感四字括之。论病之情，则以寒热虚实、表里阴阳八字统之。论病之要，以望、闻、问、切四字贯之。治病之方，则以汗和下消、吐清温补八法尽之。盖一法之中，八法备焉；八法之中，百法备焉。病变虽多，法归于一。”④

《医学述要》因刻本极少，故未引起广泛影响，然其显

---

① 《医学述要》，第一本，第17页。
② 《医学述要》，第二本，第1–2页。
③ 《医学述要》，第三本，第1–58页。
④ 《医学述要》，第三本，第1页。

著特点，尤需引人关注。

第一，其书涉及内科、外科、妇科、儿科、五官科等各方面内容，另有伤寒、瘟疫等。杨际泰与其父少山两代人终生为医，父子二人积累了丰富的临证经验，因而方药众多，治疗方法灵活多变，极具实用性。

第二，其书善于吸收众家所长。如对于瘟疫病，不仅吸收了其他医家所长，而且吸收了清代温病家杨栗山学说之精华。而栗山则源自刘完素、吴又可等人。可见杨氏善于吸取众家之长。《医学述要》多次引述《黄帝内经》《黄帝八十一难经》《脉经》等内容。大家风范，卓然可见。如《医学述要》卷二十六言及“男女盛衰”时，直接引述《黄帝内经》中“女子七岁，肾气盛，齿更发长。二七而天癸至，任脉通，太冲脉盛，月事以时下，故有子”①。由此，可见一斑。

第三，其书所载，治法丰富，灵活多变，保存大量民间单方、验法，为后人提供了参考与借鉴。例如，痈疽疮疡一病，杨际泰总结治法，先言治病总则，后论及治法，有内消法、炙法、照法、针法、砭法、围敷法、洗涤法、去腐法、开口除脓法、生肌收口法十种。可因病情不同，选取不同的治疗方法。

第四，其书所述，注重健脾补肾、提倡精神养生。例如，其书卷三云：“经曰：‘安谷则昌，绝谷则危。’又曰：‘粥浆入胃则虚者活。’古人诊脉，必曰胃气，制方则曰补中，又曰归脾健脾者，良有以也。夫饮食入胃，分布五脏，

---

① 杨际泰. 杨际泰妇儿科. 杨瑰瑰，点校；南东求，审订. 凤凰出版社，2019：1.

灌溉周身，如兵家之粮饷，民间之烟火。一有不继，兵民离散矣，然而因饿致病者固多，而因伤致病者亦复不少。过嗜肥耳则痰生，过嗜醇酸则饮积，瓜果乳酥，湿从内受，发为肿满泻痢，五味偏啖，久而增气，皆令夭殃，可不慎哉！是知脾肾两脏皆为根本，不可偏废，古人或谓补脾不如补肾者，以命门之火可生脾土也，或谓补肾不如补脾，以饮食之精自能下注于肾也。须知脾弱而肾不虚者，则补脾为亟，肾弱而脾不虚者，则补肾为先，若脾肾两虚则并补之，药既补矣，更加摄养有方，斯为善道。谚有曰：'药补不如食补。'我则曰：'食补不如精补，精补不如神补，节饮食，惜精神，用药得宜，病有不痊焉者寡矣。'"①可见，杨际泰对于脾肾二脏的论述，既吸收了前代医家所见，亦有自身独特的见解。他提出"精补""神补"，对于今人多发性疾病和心理性疾病，有着极其重要的启示。

五、中医文献家杨守敬

杨守敬是清代著名学者。众所周知，他是一位历史地理学家、金石文字学家、目录版本学家、方志学家、书法艺术家、泉币学家、藏书家。他一生著述多达 83 种（人们通常认为是 83 种，而据郗志群研究，认为有 91 种。现从 83 种说）被誉为"晚清民初学者第一人"，他的代表作是《水经注疏》。

《水经注疏》是郦学史上的一座丰碑。然而，杨守敬有

① 《医学述要》，第三本，第 67-68 页。

一段日本访书的特殊经历。这一期间，他寻访、并不惜重金购回众多国内绝迹的珍贵版本。回国之后，他又帮助并组织人们，不断出版国内早已失传的中医文献。因此，作为中医文献家，他为中医古籍的保护和传承，做出了巨大的贡献。

（一）杨守敬生平

杨守敬出身于小商业之家。幼年丧父，童年进入私塾学习，后因家贫而辍学。数年之后，再次进入学习阶段。因家贫，经常白日经商谋生，夜里读书至深夜，并刻苦练习书法。举业虽未大成，但长期勤学，中年学问大进。后得机会去日本，将金石、书法作品以及筹措银钱换回中国许多珍贵古籍。回国后，曾居黄州，历任黄冈县教谕、黄州府教授，为中医学的传承付出了巨大的努力。

1. 杨守敬青少年时代

杨守敬（1839—1915 年），湖北荆州府宜都县陆城（今湖北宜都市陆城镇）人。谱名开科、榜名恺，更名守敬，字鹏云，号惺吾、星吾、心物，自号邻苏老人。

守敬祖父杨惟一，字诚斋，生于 1786 年（乾隆五十一年丙午），卒于 1868 年（同治七年戊辰），享年 82 岁。祖母万氏。父亲杨有纯，字粹然。杨有纯原娶王氏，因青年丧妻，再配黎氏。与黎氏婚后，夫妻恩爱，经商持家。

杨守敬出生后（按当地习惯，孙名祖取），祖父取名杨开科。寄托孙子有朝一日，科名进取，光宗耀祖。守敬 4 岁时，其父杨有纯因病而猝逝，年仅 27 岁。5 岁时，杨守敬由母亲启蒙，教字习诗。7 岁时，与弟弟杨先三在家读私塾，师从覃先生。10 岁时，师从谢先生。几年后，谢先生离世，杨守敬借用“阅古宗文举，临风怀谢公”，书联敬挽。杨守敬 10 岁，因家贫辍学，学习经商。他白天站柜台，晚自学至深夜。1852 年，守敬 14 岁，其母与祖母一起说通祖父，送守敬拜朱凤池为师，后参加县考，得第 13 名。

1855 年（咸丰五年乙卯），杨守敬 17 岁，祖父令与李氏完婚，结为伉俪。岳父李宗元（一载李宗允），为岁贡生。1857 年（咸丰七年丁巳），杨守敬 19 岁，岳父在其祖父面前力劝，请其祖父扶持杨守敬上学。祖父允其复学，并拜朱景云为师。杨守敬得朱景云严教，六年如一日，临帖习书，常以苦楝纸、古墓砖练字①。杨守敬常学至深夜，而朱先生教学生“每夜必鸡鸣始就寝，……且每当就枕时，必出一题，口占半篇始眠，故学业有成，每当考试，他人未脱稿，杨守敬已交卷，快速作文已成习惯”。②五月参加县试，初覆第一名，终覆第二名。参加七月府试，五场皆第一名。1862 年（同治元年壬戌）乡试，名列第 80 名举人，时年 24 岁。

2. 杨守敬访书日本

从 1862 年至 1886 年间（同治元年壬戌至光绪十二年丙戌），先后七次赴京会试，但因时运不济，并未中榜。48 岁时，杨守敬“自是绝意科名，专心著述”。1865 年，即同治四年（乙丑），守敬年 27 岁，考取（北京）景山官学，为汉文教习。1866 年，即同治五年丙寅，杨守敬钻研金石之学。次年，著《激素飞清阁评碑记》四卷，品评先秦至唐代

---

① 杨世灿. 杨守敬学术年谱. 湖北人民出版社，2004：24.

② 同①.

碑刻285种。其自序云："金石之学，以考证文字为上，玩其书法次之。顾淹雅之士，未暇论及点画，而染翰之家，又或专注集帖，不复上窥汉魏。"①可见，其研究之精深。1874年（同治十三年甲戌），杨守敬考取国史馆誊录。

1879年（光绪五年己卯），据杨世灿《杨守敬学术年谱》载："是年除夕日，杨守敬收到清廷出使日本大臣何子峨钦使信，聘杨守敬为清驻日随员。杨守敬当即复信待明年会试后赴之。"②1880年（光绪六年庚辰），三月会试，杨守敬试卷，时艺名家坚持要看，见后大加激赏，曰："名下无虚士，不意时文亦精能如此！"③

1881年（光绪七年辛巳），杨守敬到日本，听从使馆参赞黄公度（黄遵宪，字公度，别署人境庐主人。清爱国诗人、外交家、教育家、史学家）之言，留意搜集中国珍本古籍。于同年二月，杨守敬写成《日本访书缘起条例》，凡二十二条，公使黎庶昌见后大为感动，后立有刊刻《古逸丛书》出版的大志。

1883年（光绪九年癸未），45岁的杨守敬常到日本书店中，寻访中国古籍。他从国内带到日本的汉、魏、六朝碑版拓本有13000余册，另带有汉印60多方，古钱无数。后以碑刻、汉印、古钱，换回中国古籍甚多。因为黎庶昌有刻书的打算，杨守敬便日日出门物色。后得日本学者森立之的《经籍访古志》。他多次登门购书、借书，并与森立之探讨版

① 杨世灿．杨守敬学术年谱．湖北人民出版社，2004：50.

② 同①74.

③ 同①76.

本学。森立之将自己和杨守敬会面的部分资料写成一部资料，名为《清客笔话》[①]。《清客笔话》中，杨守敬以学者救书之心，孜孜以求，而森立之则以商人之心，求之以重利，二人形象跃然纸上。如下文：

森：过日已决不卖，纵令以千金不可。前会已如此。至于今日不可变。

杨：仆以极珍古刀布钱赠公，公勿辞。《御览》之约，总期公曲从。不然仆无以回复友朋黄君也。乞怜之。

森：珍书日亡月失，与日本国内失金银同日谈也。金银以纸代之亦可，珍书一失，不复返哉。噫！

杨：贵邦原本宋刻尚有二部存，不第此一部也。公好古之情与仆同，然仆得之欲再校之也，非为谋利也，公谅之。且仆非有力也，借他人之力而购之，以校之也。

森：此论自始知之。虽然，至今日决不卖之。复断然如石，是吾之一癖也。先生幸恕之。且宋板原本二部虽在日本，非吾有也。犹邻家之货，无益于我耳。

杨：《御览》必百元，数日内筹金以来取书。

森：至来月则不沽。百元约定（森氏旁注：三

① 杨世灿．杨守敬学术年谱：《清客笔话》整理注释．湖北人民出版社，2004：293.

十元），则本月（森氏旁注：三十元）内半额，来月某日半额亦可也。①

杨守敬寻求古善本，以校刻书的殷切之心，在上文的交谈之中，清晰可见。他不遗余力、倾囊相购，甚至发动朋友帮助的情状，历历在目。

杨守敬驻日时，正值日本明治维新之际。此时，日本提倡新学，摒弃旧学，古典汉籍，被视作落后象征，随意抛掷。日本人将古医书贱价售卖，书店对于旧书并不珍重。正因此，杨守敬见到许多善本秘籍，皆国内早已不见之文物，遂尽全力购之。

杨守敬在《日本访书缘起条例》云："余之初来也，书肆于旧板尚不甚珍重，及余购求不已，其国之好事者，遂往往出重值而争之。于是旧本日稀，书估得一嘉靖本，亦视为秘籍，而余力竭矣。然以余一人好尚之笃，使彼国已弃之肉，复登于俎，自今以往，谅不至拉杂而摧烧之矣；则彼视之为奇货，固余所厚望也（近日则闻什袭藏之，不以售外人矣）。"②

此间，杨守敬从森立之处得到善本书影，受到启发。无法购买的书，补之以在日本访得的宋元秘本样张，随后刻版行世，名曰《留真谱》。此举，实开古籍版本学书影之先河。森立之又送杨守敬《经籍访古志》抄本。杨守敬依此《访古志》，按目索求，其能购者，不惜重金。书目中之书，十

① 杨世灿．杨守敬学术年谱．湖北人民出版社，2004：314-315.

② 同①82.

得其八九。《访古志》中的医书类为最多，小学类次之。

杨守敬也与日本藏书家，例如，向山黄村、岛田重礼等人结交。因此，杨守敬能见到更多古书，并尽力收购。他还从其他藏书家手中，借到不少秘籍加以影抄，有的详记版本模式。凡经亲购之古书，皆以“考其原委别纸记之”。有的书籍，只能借阅，无法购买，便印成《留真谱》，为后人留下搜求原书的线索。一年之间，购得古书近两万卷①。1882年到1884年（光绪八年壬午至十年甲申），杨守敬协助黎庶昌刻成《古逸丛书》，收书26种，计200卷。多为国内久佚的宋刊本及日本旧钞卷子本。其影刻精良，不亚于宋本。《古逸丛书》在中国有较大的影响。其书印成后，督印百部，“黎庶昌公使以赠当时显者，皆惊为精绝”。

3．杨守敬任黄冈教谕

1884年（光绪十年甲申），黎庶昌推荐杨守敬去黄冈任职。其奏曰：“该员学问优长，与东土人士交接，甚有声誉。请以知县遇缺即选，并加五品衔。”②杨守敬由黄冈县教谕，后升为黄州府教授，充任两湖书院地理教习及勤成学堂、存古学堂总教长。1885年（光绪十一年乙酉），受聘纂《湖北通志》。1886年（光绪十二年丙戌），最后一次进京会试，不中。于是，绝意科举，专心著述。1887年（光绪十三年丁亥），与熊会贞自检《隋书地理志考证》。

1888年（光绪十四年戊子），杨守敬在湖北黄州东坡赤

① 此数字系《日本访书志》《日本访书志补》《日本方书志续补》三书所载总数之和，约为19450～19600卷，因有的书只记残卷，未言卷数。

② 杨世灿．杨守敬学术年谱．湖北人民出版社，2004：107．

壁附近，筑园藏书，由是自号“邻苏老人”，另又租屋10数间。由于他与当年东坡赤壁相邻，遂将藏书楼特命名为“邻苏园”。汪辟疆著《杨守敬传》，即有记载，称杨守敬“官舍与东坡雪堂邻，自号邻苏。”①

1889年（光绪十五年己丑），杨守敬在黄冈增订《隋书地理志考证》。1890年（光绪十六年庚寅），杨寿昌任黄冈县知县，委杨守敬遴选苏轼法帖，请石工刘宝臣手摹上石，刻成碑石126块于县署西侧辟“景苏园”，意为景仰苏轼，将苏书石刻镶嵌于四壁，名为《景苏园帖》。今镶于东坡赤壁碑阁四壁。

任黄州教谕期间，杨守敬将在日本搜购、影钞古籍书目的提要手稿，整理成《日本访书志》十六卷。同时，继续搜集整理古籍。

1899年（光绪二十五年己亥），杨守敬受湖广总督张之洞之聘，任两湖书院②地理教习。

1900年（光绪二十六年庚子），杨守敬与熊会贞刻《汉书地理志补校》及《晦明轩稿》。同年，为柯逢时刻《大纲本草》。《大观本草》又称《经史证类大观本草》，计三十二卷，宋唐慎微撰。

1901年（光绪二十七年辛丑），杨守敬妻李氏病故。同年刻《日本访书志》。

1902年（光绪二十八年壬寅），杨守敬调任勤成学堂总教长。

---

① 杨世灿. 杨守敬学术年谱. 湖北人民出版社，2004：110.
② 两湖指湖北、湖南。院址在今湖北武昌。

1903 年（光绪二十九年癸卯），朝廷开经济特科，总督张之洞、巡抚端方于九月二十六日保举经济特科人员 16 名，二人保奏杨守敬名列第一。合词称杨守敬“老成夙望，博览群书，致力舆地学数十年，于列朝沿革、险要洽熟精详。著书满家，卓然可传于世”①。同年，杨守敬刻成《壬癸金石跋》。后于武昌菊湾修成观海堂书楼，遂移黄州所藏书至武昌，自称藏书数十万卷。

1905 年（光绪三十一年乙巳），67 岁的杨守敬修定《集帖目录》，后刻成《水经注图》和《水经注疏要删》。

1906 年 5 月（光绪三十二年丙午），选授安徽霍山县知县。张之洞劝杨守敬暂赴任，杨守敬以“年老不耐簿书”辞之。1907 年（光绪三十三年丁未），礼部侍郎陈宝琛咨举杨守敬任礼部顾问官。任此官衔湖北有二人：一为柯逢时，一为杨守敬。1910 年（宣统二年庚戌），杨守敬撰《补汉书古今人表》，受聘为湖北通志局纂修。1911 年（宣统三年辛亥），辛亥革命爆发，杨守敬避居上海虹口。然因其藏书数十万卷，海内孤本亦逾万卷，藏于武汉。日本寺西秀武（寺西秀武为日本人）请于黎元洪都督，命人在门道上粘贴告示：“兹查有杨绅守敬藏古书数十万卷，凡我同胞均应尽力保护，如有敢意图损毁及盗窃者，一经查觉，立即拿问治罪。杨绅系笃学老成之士，同胞咸当爱敬，共尽保护之责，以存古籍而重乡贤。”②

1912 年，民国成立，杨守敬仍居上海。《水经注疏》虽

① 杨世灿．杨守敬学术年谱．湖北人民出版社，2004：157.

② 同①256.

已成书稿，尚需校订，须参考诸书，嘱家人返武昌取稿，并嘱咐将所藏书籍，一切运往上海。据熊会贞记载：杨守敬“每一卷成，犹恐有误，当夜静置灯榻畔，在床执卷，再三审订，或通宵不寐”。①

1914年（民国三年甲寅），杨守敬受袁世凯雅重，再三致书请他至京为“参政”，守敬以著书为念，并将上海藏书运往北京。同年，刊成《丛书举要》，并聘为清史馆名誉纂修，且推荐门人熊会贞襄助清史馆名誉协修。是年十二月，门人熊会贞至京，与杨守敬相依。1915年1月9日（民国四年十一月二十四日），杨守敬居京无疾而逝，享年76岁。

（二）杨守敬医学贡献

杨守敬是著名的历史地理学家，与其门人熊会贞合著《水经注疏》，达两百多万字，是郦学史上的重要作品。他不只是藏书家，还是书法家，也是金石文字学家、版本目录学家、方志学家、泉币学家等。杨守敬的成就可谓多矣。杨守敬勤奋治学、博闻强记，著述浩富。

杨守敬学问博洽，与王念孙、段玉裁之朴学、李善兰之算学并肩，罗振玉称为当朝“三大绝学”。一生著述多达83种之多，誉为“晚清民初学者第一人”。杨守敬平生虽未从事医学研究，但他在出使日本期间，购回大量古中医书，且多为珍本、善本。有的国内早已失传。杨守敬“苦心搜访佚书，为流传祖国古籍历尽艰辛，至被时人目为‘杨疯子’，

① 杨世灿．杨守敬学术年谱．湖北人民出版社，2004：261.

而其功则不可没也"①。斯言诚是。杨守敬于医学贡献如下。

其一，倾其财帛，竭力抢救古籍，使许多中国古珍本、善本得以保存。

杨守敬于中医书籍整理成就，与史上王叔和、王冰、林亿等医家相比，毫不逊色。杨守敬从日本购回的中医古籍，兹录如下：

杨上善《黄帝内经太素》廿三卷又《零残》一卷（影古钞卷子本改折本）

《黄帝明堂》一卷（卷子本）

《千金翼方》三十卷（校元本）

《千金方》一卷（日本刊本）

《神农本草经》三卷（汉学堂黄奭辑本）

《神农本草经》五卷（日本森立之辑本）

《经史证类大观本草》三十一卷（元刊本）

《本草衍义》二十卷、《目录》一卷（宋刊本）

《伤寒论》十卷（影北宋本）

《脉经》十卷（宋嘉定何氏本）

《脉经》十卷（影抄元刊本）

《脉经》十卷（明刊本）

《萧世基脉粹》一卷（永正五年抄本）

《针灸甲乙经》十二卷（正统重刊本）

《葛仙翁肘后备急方》八卷（明刊本）

《诸病源候论》五十卷、《目录》一卷（影南

① 杨世灿．杨守敬学术年谱．湖北人民出版社，2004：147-148.

宋本）

《诸病源候论》五十卷、《目录》一卷（小岛学古校本）

《千金宝要》八卷（明刊本）

《外台秘要方》四十卷、《目录》一卷（影北宋本）

《医心方》三十卷（摸刊古卷子本）

《太平圣惠方》一百卷、《目录》一卷（旧抄本）

《普济本事方》十卷（旧钞本）

《新刊续添是斋百一选方》二十卷（元刊本）

《杨氏家藏方》二十卷（影宋钞本）

《妇人大全良方》二十四卷（旧钞本）

《御药院方》十一卷（朝鲜刊本）

《医方考》六卷（明刊本）

《钱氏小儿药证直诀》三卷（宋刊本）

《婴童百问》十卷（明刊本）（以上书目出自《日本访书志》）

《巢氏诸病源候论》五十卷（日人学古校本）

《重修政和经史证类备用本草》三十卷（明刊本）

《外台秘要》四十卷《目录》一卷（明刊本）

《和剂局方》十卷（元刊本）

《新编妇人良方》二十四卷（影抄本）

《新编妇人良方补遗大全》二十四卷（元麻沙本）

《新刊仁斋直指方论》二十六卷（影抄本）（以上书目出自《日本访书志补》）

《明椠素问》二十四卷（据稿本）（以上书目出自《日本访书志续补》）

《日本访书志》《日本访书志补》《日本访书志续补》三书中，共载有医书37部，计781卷。杨守敬曾说："余初游日本，访求古书，于医方尤夥（多）"（另有部分书籍或未录入《访书志》中）。据《湖北医学史稿》载："1977年台北故宫博物院图书馆编的《宋本图录》，收载杨氏从日本购回的十种珍本书中，就有宋刻影钞配（此处"配"字，疑为衍文）本《严氏济生方》十卷，即为海内孤本，极为珍贵。"①

《脉经》一书，杨守敬从日本购回三个版本。一是宋嘉定何氏本，二是影抄元刊本，三是明刊本。缘故何在？如前文及日本森立之《清客笔话》②所述，杨守敬购书，很多时候都是等着朋友汇款才得以成功，每每与书商讨价还价，不胜窘迫。杨守敬在"《脉经》十卷宋嘉夹何氏本"下云：

王叔和《脉经》十卷，《隋志》已著录，《新唐志》同，而《旧唐志》仅有二卷之本。此宋林亿等所谓好事之家仅有存者，故五代高阳生《脉诀》得而托之。然自熙宁颁布以后，《脉诀》仍自盛行，

① 李今庸．湖北医学史稿．湖北科学技术出版社，1993：123.
② 杨世灿．杨守敬学术年谱．湖北人民出版社，2004：293-317.

直至元戴启宗为《刊误》，始昭然知《脉诀》非叔和书。顾《脉经》虽一刊于熙宁，再刊于绍圣，三刊于广西漕司，四刊于濠梁何氏，元泰定间，又刊于龙兴儒学，而传习者终稀（据诸家叙录可见）。良以经旨渊奥，非贯穿《素》《灵》扁、佗者未易领取。明代毕玉、袁表、沈际飞诸本，皆从泰定出，而夺误尤甚。唯吴勉学《医统正脉》所收，取源于何氏，至今尚有存者。而《四库提要》乃未收此书，殊不可解。嘉庆间，阮文达公始得影钞何氏本，著于《未收书目》中，惜未翻雕传世。金山钱氏又从袁刻录入，亦未为善本。坊间所行，更无论矣。余从日本得宋刻何氏原本，又兼得元、明以来诸本，乃尽发古医经书与之互相比勘，凡有关经旨者，悉标于简端，非唯可据诸经证此书，亦可据此书订诸经（别详《札记》）。吾宗葆初寿昌大令，存心济世若不遑及，见而亟墨诸版。嗟乎！人命至重，二十四脉判于豪（当作"毫"）发，俗医沉伏、迟缓之不分，妄逞臆见，率尔下药，杀人不须白刃，夭折付之天命，而苍生之祸极矣。此书出，吾愿天下之业斯术者，未能洞澈此旨，慎勿漫掺刀圭。光绪十有九年夏四月记于邻苏园。①

文中不仅交代了《脉经》的版本流传之全貌，并将《脉诀》何以能借王叔和之名流行的原因作了概述。同时，

① 杨守敬．日本访书志．辽宁教育出版社，2003：153-154.

也注明自己为何将宋本、元本、明本这些版本，不厌其烦、不惜钱财，购回国内，其原因乃是“尽发古医经书与之互相比勘，凡有关经旨者，悉标于简端，非唯可据诸经证此书，亦可据此书订诸经”。文末叹曰：“人命至重，二十四脉判于豪（当作“毫”）发，俗医沉伏、迟缓之不分，妄逞臆见，率尔下药，杀人不须白刃，夭折付之天命，而苍生之祸极矣。此书出，吾愿天下之业斯术者，未能洞悉此旨，慎勿漫掺刀圭。”杨守敬拳拳爱民之心，溢于言外，而其苦心购书之旨，由是可见矣。

其二，正本清源，倾其全力，勤校亲订，以备精槧。

杨守敬《日本访书志》中，不仅对众多书籍正本清源，且对医学典籍中的错误，也予以匡正。例如，其书言“杨上善《黄帝内经太素》二十三卷又《零残》一卷（影古钞卷子本改折本）”有云：

> 按李濂《医史》、徐春甫《医统》并云杨上善隋大业中为太医侍御，述《内经》为《太素》。顾《隋志》无其书，新、旧《唐志》始著“杨上善《黄帝内经太素》三十卷、《黄帝内经明堂类成》十卷”。《崇文总目》、《郡斋读书志》、《书录解题》未曾著录（注：此处原文有顿号，今遵从原文，下同）。知此书宋代已佚，故高保衡、林亿等不及见。《宋志》“杨上善注《黄帝内经》三卷”未足据也。日本藤原佐世《见在书目》有此书，盖唐代所传本。文政间，医官小岛尚质（人名）闻尾张藩士浅井正冀就仁和寺书库钞得二十余卷，亟使书手杉本

望云就录之以归，自后乃有传钞本。此本每卷有“小岛尚质”印，楣上又据诸书校订，亦学古亲笔盖初影本也。是书合《灵枢》《素问》纂为一书，故其篇目次第与二书皆不合，而上足以证皇甫谧，下足以订王冰，洵医家鸿宝也。但杨上善爵里、时代，古书无徵，据其每卷首题“通直郎守太子文学臣杨上善奉敕撰注”，按《唐六典》：“魏置太子文学，自晋之后不置；至后周建德三年，置太子文学十人，后废；皇朝显庆中始置。”是隋代并无太子文学之官，则上善为唐显庆以后人。又按：此书残卷中“丙主左手之阳明”，注云：“景丁属阳明者，景为五月”云云，唐人避太祖讳“丙”为“景”，则上善为唐人审矣。《医史》《医统》之说未足据也。……

又按宋高保衡、林亿等《重广补注黄帝内经序》云：“隋杨上善纂而为《太素》时，则有全元起者始为训解。”是《医史》《医统》致误亦由高保衡等。①

由上引文可知，因杨守敬博通多识，据《唐六典》中“太子文学”一职在魏朝设置，后周废除，唐显庆时再设置，推断隋朝无“太子文学”一职，故而杨上善为太子文学，当在唐显庆之后，而非隋朝之人。这一论述，纠正了《医史》《医统》之说。不仅如此，杨守敬还依据高保衡、林亿《重

① 杨守敬．日本访书志．辽宁教育出版社，2003：145-146.

广补注黄帝内经序》中首次言杨上善为隋人，推断此误由高保衡等人而起。杨守敬辨析医书及作者源流，精审明辨，贡献巨大。

再如，杨守敬购得宋版《钱氏小儿药证直诀》三卷，辨其卷数，“按赵希弁《读书后志》:‘《钱氏小儿方》八卷，《阎孝忠方》附于后’。《宋志》亦云‘八卷’。陈振孙《书录解题》则云‘三卷’。太医丞东平钱乙仲阳撰，宣教郎大梁阎孝忠集。上卷言证，中卷叙尝阿治病，下卷为方。……今按：此书一一与《解题》合，且阎氏序明言‘三卷’，则《读书志》所云‘八卷’，当是传写之误。《宋志》又沿其误也”。①

杨守敬首先指出《宋书·艺文志》误传卷数，接着指出“宋刘昉《幼幼新书》引此书几十之七八，《医方类聚》则全部载入。今以此本校之，一一相合，则此为宣和本（北宋徽宗）无疑”。②由此，判断所购之书为宋版。

杨守敬晚年孙男孙女数人夭亡，“细读此书，乃知短折非命”，因而“乃尽发宋元以下婴儿方书，一一互校，当谋精椠以传之，庶夭札者少瘳云”。③他由己推人，深知医书之重要，故而“谋精椠以传之”，可见其博大的仁爱之心。

杨守敬还在《诸病源候论》中，论及“书贾重刊，妄移卷第，仍标足本……是别篇错文为书贾所乱，……惜乎学古尚未疑及此也”。④

---

① 杨守敬. 日本访书志. 辽宁教育出版社，2003：172.

② 同①173.

③ 同①173.

④ 同①159.

其三，不辞劳瘁，刊刻医书，倾其所得，公之于世。

杨守敬重印《聿修堂医学丛书》，其序言云："余初游日本，访求古书，于医方尤夥。久之，始知有多纪父子兄弟，提倡医学，为东瀛泰斗，所撰聿修堂诸书，浩博无津涯，综其所得，有三善焉……窃意自元以来，诊察之士，罕有其匹。"[①]杨守敬游日时，此版正在拍卖。他便倾囊购回国内，于1884年（光绪十年甲申）加序以"飞青阁藏版"，冠以《聿修堂医学丛书》之名印行。此书印后，大受欢迎。1935年（民国二十四年乙亥），上海中医书局编印《皇汉医学丛书》中，收入《聿修堂医学丛书》中的大部分医书，如《素问识》《伤寒论广要》《金匮要略辑义》《伤寒论辑义》引起学者们的广泛注意，后来多次印成单行本[②]。杨守敬此举，促进了中日两国医学文化的交流，亦是中医学史中的一桩美事。杨守敬还根据日本学者丹波元胤编纂的《医籍考》，编写《医籍考目录》一部，系兰格钞本，现藏重庆图书馆[③]。由此可见，他对医学典籍研究之重视。

杨守敬对其费尽心血所获的珍贵版本，均不秘藏，而是将之无私奉献给热心校刻医书的同人们。恰如周贞亮所写《校正内经太素杨注后序》所言："光绪中叶，吾乡杨惺吾先生（即杨守敬）始从日本获唐写卷子本影钞以归，存二

---

① 李铁君，周安方. 宜都杨守敬所访医书记略. 湖北中医杂志，1981（1）：44.

② 同①.

③ 李今庸. 湖北医学史稿. 湖北科学技术出版社，1993：126.

十三卷。桐庐袁忠节公得其书，未加详校，即以付刊。”①

1875 年至 1908 年间（光绪元年乙亥至三十四年戊申），武昌医学馆刊刻一批医书，如《大观本草》《本草衍义》等书。这一工作亦得杨守敬的全力相助，方才刻印成功。

其时，柯逢时主管武昌医学馆。柯氏热心校刻医书，杨守敬藏书颇多，故二人常就医书的刊刻进行切磋。湖北省博物馆藏有柯逢时寄给杨守敬书信六则，内容主要围绕商议刊刻出版医书。例如，书信一，柯逢时写信于杨守敬说：“昨外出晚归，奉手示并校正各条，感佩万分。大序尤详明有法度，于《本草》源流，言之尤悉。惟压倒李濒湖，推尊朱丹溪，颇有不是。”信中所论《本草》，即柯氏刻《经史证类大观本草》。此书正是杨守敬从日本购回。柯逢时云其校正《经史证类大观本草》，赞赏杨守敬所写之《序》，认为杨氏对《本草》源流十分详明。但对朱丹溪较为推崇，而对李时珍评价不高，柯逢时认为此论不当。

再如书信之四，柯逢时写给杨守敬说：

> 《妇人良方》与《仁斋直指》，大约朝鲜活字本板（当作版）式甚同，故日本抄之亦一律。以为宋本，时亦不能决也。秦氏藏本适如尊论，原书二册，收到。《访古志》②时另有摘钞医籍一本，曾合中土各家藏医籍著其异同，以便繙阅。欲购日本他

① 杨上善撰注：《黄帝内经太素》，中州古籍出版社，2016 年，第 537 页。杨守敬通过考辨，认为杨上善是唐人，而非隋人。（《校正内经太素杨注后序》作者系周贞亮）

② 《访古志》当为杨守敬自森立之处所得《经籍访古志》。

板（当作版）本书，不得不付之。……此间书未校订，未能发出，只交陶氏《活幼心书》，鄙意须先校定，而后付写样为宜。当如愚公移山，总期有成。将各书排定，次弟刊定，安知后人遂不如我乎。……尊校拟仍称宣和本，拙校只得称政和，用小序注明。何如？此请观海先生有道。逢时顿首。十二日。

外收书单一纸，掷下之本另有帐薄（当作“账簿”），决不至误。

收到各书单，四月初七日：

景抄朝鲜活字本《仁斋直指方》六册。一箧。

景抄朝鲜活字本《妇人良方》九册，一箧。又十册。

明刊《仁斋直指》四种共七册，连前八册。

明刊《妇人良方补遗》残本叁册。

熊宗立《妇人良方补遗》五册。

初八日：

补叶《医学真经》壹册。①

信中，言及杨守敬交付医书于柯逢时刊刻，并讨论版本问题。二人志意相合，均以“愚公移山”精神，将刻书之事业向前推进。

① 刘信芳．柯逢时寄杨守敬书信六则．中华医史杂志，1990（3）：190-191.

当时，张之洞认为杨守敬年稍大，不曾在书院上堂，因得以专心刻书。杨守敬至“慎庵廉访大人（即柯逢时，字巽庵，湖北武昌县人）阁下”信中则说：“阁下固以求精不求速为要，而守敬则竞竞以速为贵者，一则守敬老，恐不及竣事。二则校对人与刻工人不同，只可计年月，不可论书字多少。若为时太久，则所费多。所幸守敬今年虽仍充两湖分教，而湘帅以守敬年稍大，不欲劳我，故今年未曾上堂，而得一意为阁下校书。所以不辞劳瘁者，守敬在日本收书，本拟归家刻之，乃久呼将伯，无助之者，今得阁下发愿为之，守敬之素愿偿矣。”可见，杨守敬从日本购，本意便是为了刻书，为将所得珍本传播于世，他与柯逢时志同道合、惺惺相惜，二人同声相和、同气相求。

书信之六中，柯逢时邀请杨氏为《活幼心书》书写书封题等事。柯氏说：“惺吾老长兄鉴，昨奉赐函，感佩之至，《活幼心书》已刻成，敬求椽笔为书封题，以志光宠，随时交下，不必汲汲。《圣济》请再发十册分校，缘前十册尚须复校一次，故未能及时奉还也。手请福安，弟时顿首。”① 从信中看出，杨柯二人为医书刊刻发行，费尽心力。

杨守敬作为清一代文献学家，竭尽全部财力于日本购回医书，回国后不惧老病、刊刻医书，为众医书考辨源流，为中国生民的健康，提供了最好的医书版本、做出了卓越的贡献。

---

① 刘信芳．柯逢时寄杨守敬书信六则．中华医史杂志，1990（3）：191-192.

第三节　明代鄂东群医

明清时期，鄂东不仅大医家辈出，而且记载于鄂东各县市方志的众医家，更是层出不穷。他们有的成为著名的御医，有的亦有著作传世，有的长于针灸或治疫。成就虽然大小不一，但鄂东群医，表现出勤奋好学的精神、爱民如子的品质，都是一致的。而这，与众医家的共同努力是分不开的。正因为他们如月亮、如繁星一样地尽情闪耀，才为明清时期鄂东生民的健康，筑起了一道防线，为贫病生民的黑暗时光，送去了光明和温暖。

诚如丹纳《艺术哲学》中所言："一个人画画也好，写文章也好，绝非与画幅纸笔单独相对。相反，他不能不上街，和人谈话，有所见闻，从朋友与同行那儿得指点，在书本和周围的艺术品中得到暗示。一个观念好比一颗种子：种子的发芽、生长、开花，要从水分、空气、阳光、泥土中汲取养料，观念的成熟与成形也需要周围的人在精神上予以补充，帮助发展。……艺术家要表现悲伤的时候整个时代都在帮助他，以前的学派已经替他准备好材料，技术是现成的，方法是大家知道的，路已经开辟。……教堂中的一个仪式，屋子里的家具，听到的谈话，都可以对他尚未找到的形体、色彩、字句、人物，有所暗示。经过千万个无名的人暗中合作，艺术家的作品必然更美，因为除了他个人的苦功与天才之外，还包括周围的和前几代群众的苦功与天才。”①艺术的规律与科学技术的规律，有时有着惊人的相似。

正是千年以来，鄂东这片土地上弥漫着的尊重科学、追求真理的氛围；正是无数医家，一肩担起了救死扶伤的天下大义；正是中国儒学教育学子，要做一个“老吾老以及人之老，幼吾幼以及人之幼”的仁义之人；正是无数医家，用他们的一生，践行“大医精诚、救死扶伤”的职业品质和“不以利为义，以义为利”的义利观；再加上众多医家，以家族为中心，世代相传，精益求精，因而形成一股强大的感召力和凝聚力；最终“经过千万个无名的人暗中合作”，才形成伟大医家喷薄而出的盛况。

伟大医学家的成就必然更高，“因为除了他个人的苦功与天才之外，还包括周围的和前几代群众的苦功与天才”。故此，我们探讨鄂东群医的智慧，便显得极为重要。

明代，黄冈县的医家众多，成就很大。万宁便是一位著名的儿科医生。他出身于五代世医之家，后来成为一名御医。万宁著有《万氏医贯》传世。另有一些医家，多是少年学习举业，文化素养高，亦有较好的道德素养。

一、明代鄂东其他医家

（一）望诊名家宋子京

宋子京，黄冈县名医。少年时期，宋子京修习儒业，但科考不济。后学习医业，攻读医学经典极为勤苦。他对《黄

---

① 丹纳. 艺术哲学. 傅雷，译. 生活·读书·新知三联书店，2016：47-48.

帝内经》尤其精熟，对中医四诊甚为精通。《湖广通志》讲述其医案，可见他治病方法的高明。

当时，有一巡道，患厌食症。一郡守知其病，推荐宋子京治疗。宋子京从侧面观察其病后，一日，子京“乃敝衣冠，垢污而进”，巡道见其无礼，极为愤怒，赶走了宋子京。其后，巡道的厌食症，竟然“不治而愈”。宋子京告诉郡守，巡道病愈。巡道后问其故。子京云，巡道患喜病，当以怒治之。巡道和郡守，深敬子京。另一则是，一产妇生子难产而亡，已经入棺，子京见棺下一滴血，言其可以救活，请家人开棺。然后，以针刺之，果然分娩一孩，产妇得救。宋子京治病效验如神，由此可见。

（二）太医韩泰广施医药救穷苦

韩泰，字道诚。常州府武进县人。1884 年《蕲州志》（清光绪十年甲申年刻本）记载，高祖莹是元代为蕲州路提举。子显卿是蕲春府医官。孙玺继业三世，后入籍，定居于蕲州（今属蕲春县）。韩泰医学精熟，甘于淡泊，怜惜贫苦，对穷苦乡人，广施医药。1465 年至 1487 年（宪宗成化元年乙酉至二十三年丁未）间，礼部到民间访求名医，韩泰赴太医院三载，后来称病归故乡。不久后，竟一病不起，79 岁离世。

（三）刘秉德治痘疹

刘秉德，字均粹。黄安县（今红安县）滠源里人。刘秉德幼小习儒，科考未成，后弃儒从医。于是用心攻读《黄帝内经》等中医典籍，医术渐精。刘秉德临证，善治疑难杂症，且多有心得。一生救人无数，深受人们敬仰。1869 年

《黄安县志》（清同治八年己巳刻本）载有两则医案。

一则，某日刘秉德行医途中，遇一小儿，因痘疹发作，医治无效，将下殡。刘秉德见后说："此儿可救活。"于是，将小儿放于井旁，汲井水注之。不一时，小儿面色转白。接着，不一会儿，小儿喷嚏，果真立活。二则，有一贵人，目中见镜形，求治于刘秉德，邀请至家，以盛宴待之。既至，刘秉德入内后，久不出来，而几上置醯（即醋）一碟，贵人取而饮之。刘出后，问贵人："见镜乎？"贵人答："无。"刘秉德说："君善饮，醉食鱼鳞，鳞粘肝，故有斯疾也。"于是，二人欢饮而散。

刘秉德每遇奇疾，诊治愈奇；施药愈妙，其效愈速。刘秉德用药不拘成法，有时一味，有时数十至百味，皆以意裁之。药与症相合，收效极好。刘秉德医德高尚。治病时，患者不论氓隶、乞丐，均有求必应。学使姚公闻其医名，举为乡宾，刘秉德辞而不赴。学使于是贻匾额表彰。刘秉德年八十余而终。他虽无著作传世，但因他品质高尚，治病屡收奇效，故仍为鄂东生民所记忆。

（四）韩维鲁不药治奇疾

韩维鲁，黄安县（今红安县）人。太学生，年少时习儒业。父患疾病，屡次请医治疗，均不效。于是，韩维鲁专心精研医术，后来，终成一方名医。史志载有医案。某年，有一族人，身患奇疾，盛夏酷暑暴烈之日，犹畏寒冷，奄奄一息。韩维鲁细心诊察后说："是病尚可治也。"于是，命人取凉水，将病者袒衣而淋之，且让两人，对着病人，交扇不停。约十数刻，患者汗出如雨，气腾如烟，未药而愈。甲午岁，大疫，病人经韩维鲁治疗，均能获得极好疗效。

（五）陈宗柏急救

陈宗柏，黄安县（今红安县）人。1869年《黄安县志》（清同治八年己巳刻本）记载，他品行端正，于医道颇为精通，并存心济世活人。每遇到穷苦患者，不取分毫。县志载有陈宗柏医案二则。一则，在土库店街，曾有一挑贸路过之人，腹疼而死。有一位好心路人，急忙请宗柏前去急救。陈宗柏一听，立刻前往。他取出磁针，刺入患者穴中，患者很快苏醒。二则，有一产妇患惊风病，昏晕难治，几欲死亡。陈宗柏恰好遇上，开方喝药之后，病人很快痊愈。陈宗柏的针术和方药，由此可见一斑。

（六）李鹤来治疫

李鹤来，字友松。四川遂宁县人。祖籍湖北麻城。曾祖时，迁至遂宁。其父元桂系儒生，长于书法。李鹤来自幼习科举业，亦兼通医术。1610年（万历三十八年庚戌），大疫猖行，百姓横死无数，惨不忍睹。李鹤来亲自制药广施，倾尽全力救治，昼夜不停，患者服药后，存活众多。1884年（光绪十年甲申）刻本《黄州府志》、1879年（光绪五年己卯）刻本《遂宁县志》，皆有记载。

（七）胡献琛制药救治疫民

胡献琛，字克忠，一字少溪。广济县（今武穴市）人。幼年开始以医为业，病人前来求治，总会获效。

1872年《广济县志》（清同治十一年壬申刻本）载：有

一饶姓秀才，因酒得病，伸颈期期，说话艰难，不能发言，久而久之无声。众医诊后，难辨病因，不知如何救治。胡献琛诊后，胸有成竹地说："是火在经络。"三剂药治愈。

1603年（万历三十一年癸卯），县内外瘟疫流行，献琛广为制药，救活远近万余人。县令尚详抚按，给予冠带勉励。后来，凡四方百姓有求于胡献琛的，"不较所值，人各餍（满意）愿而去"。胡献琛虽未留有著作，但他与鄂东其他医家一样，在面临生死攸关的疫情时，毫无惧色地迎接挑战，战胜瘟疫。

（八）"医冠楚黄"蔡绍夔

蔡绍夔，字惟益。明代广济县（今武穴市）人。蔡绍夔年二十余便精通脉理。荆王患痢症，众医无法医治。听闻绍夔医名，于是派人请蔡绍夔诊治，仅数剂便痊愈。荆王赠以百金、药刀及药研，另外赐有匾额"医冠楚黄"。从此，蔡绍夔名震一方。后来到蕲州，荆王又邀请绍夔，问他："先生欲富乎？欲贵乎？"蔡绍夔回答："富贵非吾愿，家有薄田数亩，训子孙，务农桑，足乐也。"王益越发敬重其人品，命人送石磉一条，上刻"荆王赐"三字，又赐号"肖玉"。蔡绍夔年逾七十，专事内养，面色如童，80余岁仙逝。曾孙洪梧，传祖父之医道，亦颇有名气。

二、李时珍、万全周围医家及其著作

李时珍作为明代伟大的医药学家，他的成就，不仅源自自己个人的努力奋斗，也与他所处时代和家庭有密切关系。

尤其是父亲李月池，对他影响极大。而万全作为三代世医的后代，临床经验之丰富、治病手法之轻灵巧妙，与其父万筐的教育和影响，亦密不可分。当然，除此之外，还有他们的门徒、子女等，对他们的成功，也有相当的帮助和推动。

（一）李时珍周围的医家及其著作

1. 父亲李月池

李月池（？—1561 年），名言闻，字子郁，号月池，晚号藏六野人。蕲州（今属蕲春县）瓦硝坝人。李月池之父，为走方郎中。他经常身负药箱，手摇串铃，成年累月，往来奔走于村市街巷，直到晚年，才定居于蕲州东门外瓦硝坝。在长期的医疗实践中，月池之父将理论与临床相结合，慢慢形成了治病法则，后将一生医术，教授给儿子李月池。李言闻从父学医之后，常常刻苦求学，反复推敲方药，并常与父亲探讨如何医治。李月池成长很快，20 多岁时便能独立行医。据陈梦赉《中国历代名医传》记载，20 余岁的他，在蕲州玄妙观设立诊病所时，前来求诊的人便接踵而来。

李言闻品德高尚，为乡人所敬重。《顾景星白茅堂集》卷四十五记载："里中有弟争兄田，讼甚苦。言闻酒食，召欲解之。讼者亦来集，醉斗但如前。言闻大悲痛，入跪考灵床下，曰：无状不能感闾里。讼者闻之大笑。后数年，讼者死狱中，族人瓜分遗田，言闻往为敛葬焉。"可见，李月池在家乡有相当的声望。因此，才有资格去调停讼事纠纷。另外，他调停讼事，未能有好的结果时，他"大悲痛，入跪考灵床下"，可见他因自己能力有限而极其自责。这也说明，他有着极高的社会责任感和使命感。而当诉讼者后来因此入狱，并死在狱中之时，亲族忙着瓜分死者田产，尸体无人收敛，而李言闻则往敛葬。李月池品德之高尚、无私，由此可见一斑。

李言闻医术高明，慢慢医名远播。每每遇到穷人无力购药时，常把自己治病的钱送人抓药，如此一来，深受人们爱戴。他不仅平时治病如此，遇上灾年瘟疫发生之时，他更是挺身而出，尽全力救治病人。例如，1545 年（嘉靖二十四年乙巳),《蕲春县志》记载，蕲州发水灾，洪水之下，田园房屋，几乎全部毁坏。此时，水深火热中的灾民，面临着饥寒与疾病，而国家惠民医局，不仅视若无睹，还趁机敲诈饥民病民。李月池与其父亲李翁，制药、营救病民，常常日夜不息。得李月池父子救治的病民，不可胜数。而他们父子二人，治疫不取分毫。

李月池医术之高超，有几例医案足可说明。其一,《本草纲目·黄芩条》载："予岁二十时，因感冒咳嗽既之，且犯戒，遂病骨蒸发热，肤如火燎，每日吐痰碗许，暑月烦渴，寝食几废，六脉浮洪。遍服柴胡、麦门冬、荆、防诸药，月余益剧，皆以为必死矣。先君偶思李东垣治肺热如火燎，烦躁引饮而昼盛者，气分热也。宜一味黄芩汤，以泻肺经气分之火。遂按方用片芩一两，水二钟（盅），煎一钟（盅），顿服，次日身热尽退，而痰嗽皆愈。药中肯綮，如鼓应桴，医中之妙，有如此哉!"李月池面临爱子李时珍骨蒸病（今肺结核）发热，众皆以为无救之时，仔细思考，用李东垣之方"一味黄芩汤"治好了李时珍之命，真可谓沉着冷静，临证治病，具有大家风范。正因对古代和近世以来的医家之著作，深入研读，因而极为熟稔。所以，有"如鼓应桴”之妙。正是李月池妙手回春的医术，使得李时珍对中医学情有独钟，后来决定弃儒从医。李月池的言传身教，使得少年李时珍有一个极好的引路人，为他后来登上科学高峰提供了榜样的力量。

其二，《本草纲目·藜芦条》载：“我朝荆和王妃刘氏，年十七，病中风，不省人事，牙关紧闭，群医束手。先考太医吏目月池翁珍视，药不能入，自午至子。不获已，打去一齿，浓煎藜芦汤灌之。少顷，噫气一声，遂吐痰而苏，调理而安。药弗瞑眩，厥疾弗瘳，诚然。”李月池处荆和王妃中风、牙关紧闭而药不能入、群医束手无策之时，李月池却果断地“打去一齿，浓煎藜芦汤灌之”，真可谓技高人胆大。顾景星的《白茅堂集》载，李月池为王侯敬重，诚非虚言。

其三，据《本草纲目·人参条》载：“考月池翁，讳言闻，字子郁，衔太医吏目。”太医吏目是明清所设属官，系为九品官位，据钱鋆《蕲州志》卷四记载，吏目，每年得银“俸叁拾壹两五钱贰分”。可见位份低，俸禄亦低，但是被朝廷选为太医吏目，则是对李月池医术医德的高度肯定。

李月池作为第二代世医之子，德高而术精，不仅赢得了王侯的敬重，并与蕲春世家顾家、郝家素有交往。二家藏书甚富。这为他的博闻多学，提供了外在的条件，也为他的著书立说，提供了方便。

李月池著述甚富，有《四诊发明》《医学发明》《脉学发明》《人参传》（上、下两卷）《蕲艾传》《痘诊证治》《医学八脉注》，还删补了宋人著作《四言举要》。

《四诊发明》八卷。张廷玉所编《明史·艺文志》记载，李月池著“《四诊发明》八卷”。李时珍在《濒湖脉学·自序》中亦称："先考月池翁著《四诊发明》八卷，皆精诣奥室，浅学未能窥造。"英启编纂《黄州府志》一书卷三十四记载相同。此书现佚，然李月池对望、闻、问、切四诊的见解，融贯了古人的看法与李氏家族多年的临证经验。此书对李时珍的治病和研究中医学，当有重要意义。

《脉学发明》和《医学发明》。卢绂《蕲州志》卷八记载："李言闻……著有《医学发明》《脉学发明》。"此二书，一是对脉学的研究，一是对中医学的研究。

《痘诊证治》。英启的《黄州府志·子部》记载："月池《人参传》《蕲艾传》《痘诊证治》，蕲州李言闻撰。"在中国古代，痘证一直是威胁人们生命的常见病，不仅罗田万全分外重视，多有阐发，李言闻也十分关注，投入了大量的精力，进行研治和著述。

《人参传》（上、下两卷）。李时珍《本草纲目·人参条》记载："考月池翁……尝著《人参传》上下两卷，甚详。"此书是对单味药物人参的系统阐发，对人参的各方面进行了专项研究。这为李时珍撰写《本草纲目》提供了帮助。《蕲艾传》一卷。李时珍《本草纲目·艾条》记载："先君月池子，讳言闻，尝著《蕲艾传》一卷。"此书是对单味药物蕲艾进行的专项研究，亦为《本草纲目》中的药物提供了借鉴。二书均在《本草纲目》之中有部分保留。《医学八脉法》论述脉法。

以上诸书，惜已失传。现存于世的仅有李月池删补的《四言举要》一书。在《四言举要》中，标明"宋南康紫虚隐君崔嘉彦希范著，明蕲州月池子李言闻子郁删补"。此书现存1904年（光绪三十年甲辰）宝庆劝学书社刻本、修竹堂抄本等，并见于《医门初学万金一统要诀》。此书原作者是宋代崔嘉彦著，李言闻进行删补。主要内容是论及诊法，成书于 1515 年（正德十年乙亥）。据《中国医籍大辞典》的相关记载，全书论脉，皆以四言歌括撰写而成①。先论脉象的形成，认为“脉乃血脉，气血之先”，起始于肾，生于胃。再论脉诊的部位、平息、脏腑的定位、男女左右、四时脉象、三部九候等。最后论及妇儿脉、奇经八脉、真脏脉。全书着重论述了浮、沉、迟、数四脉，认为“脉理浩繁，总括于四，既得提纲，引申触类”“浮脉法天，沉脉法地，迟脉属阴，数脉为阳”“浮脉主表，沉脉主里，迟脉主脏，数脉主腑”。在此基础上，再论述相兼脉象，以及临床病证的脉象，如咳、喘、霍乱、癫狂、痛证等。李月池大胆删补前人著作，这说明他对中医诊法的精通与自信。而这种科学精神，显然，对于李时珍有相当影响。

李月池是一位医德高尚、博学多闻、医术精湛的名医。因此，蕲州顾日岩、郝守道等名门之家，对李月池十分敬重，互相之间，常有往来。名门之家，藏书甚多，为李月池和李时珍著书立说提供了方便。李家与顾家，交谊尤其深厚。李月池去世时，顾问之弟顾阙悼之，极为悲痛。康熙《蕲州志》将李月池写入《人物志》的“方术传”，说他“精通医业，每治人疾，以调元保和为主”。兵宪刘公（刘光文）对李月池十分尊敬，不仅为他题了一块“恒堂”匾，还赠了一首诗。诗中说：“折肱君以稔，振物我何能。时闻春有脚，欲向李仙求。”李月池被人誉为“李仙”，由此可

① 裘沛然. 中国医籍大辞典. 上海科学技术出版社，2002：202-203.

见，李月池医术之高超、品质之高洁。

综上所言，李月池医术精湛，上为王侯敬重，下被贫民爱戴，与蕲春名门交好，不仅长于治病，且著述丰富（共计八种之多）。其科学探索的精神和行医做事的风格，为李时珍的成长，提供了直接的榜样力量。其积累的社会声望与人脉关系，为李时珍后来的科学攀登，奠定了良好的基础和氛围。司马迁著《史记》受父亲司马谈临终之托。苏轼写《易传》，亦是对父亲苏洵晚年未竟之夙愿的达成。著书立说、科学文化的创造，在代际之间的影响与传递，十分值得人们重视与研究。而这，对于我们今天的教育事业，亦有深远的启示。

2. 其子、门徒及外孙

（1）长子李建中

李建中，为李时珍长子。生卒年不详。少有文才。1564年（嘉靖四十三年甲子）成为举人，后来任职四川蓬溪知县。李时珍少年时，奉父亲李月池之命，习举子业，但屡试不中，又身患疾病，后放弃科举之路，从父学医。而长子李建中科举路上，一举成名。对于改善家族地位和家庭经济状况，李建中起着重要的作用，也实现了祖父李月池平生的夙愿。

卢纮《蕲州志》卷十记载："李建中，字龙源，时珍长子，性至孝。十岁能文，十二为诸生。有巡按御史舟阻风驻驿，诸生入谒。御史指柱构蠹孔曰：'枫木年深生孔子。'建中应声曰：'菊花秋老见黄香'。御史大奇之曰：'子才位当小黄公一流。'"封蔚礽《蕲州志》、英启《黄州府志》二志记载相同。卢纮《蕲州志》卷八记载："李建中，字龙源，时珍长子，嘉靖甲子乡魁。”乡试中，李建中夺魁。

后来，仕途不太顺利，六上礼官不第，才在河南光山县任教谕一职。光山县与蕲春相隔不算遥远，中间相隔英山县。1575 年（万历三年乙亥），李建中任四川蓬溪知县，为正七品官。李建中秉承家族传统，立志高远，仁民爱物，任蓬溪知县，多有政绩。

其一，英启《黄州府志》卷二十记载：李建中任蓬溪知县，“以廉称，潼川旱，祷即应，呼为李公雨”。李建中体察民情，以清廉著称，率民祈雨，一祷即应，深受百姓爱戴。

其二，卢纮《蕲州志》卷八记载：李建中“抑强豪，请兼并，汰积书，邑人呼为李青天”。对于当地的冤假错案，李建中进行清理、重审。对于欺压百姓的强豪之家，他率人打压，深受百姓敬重。

其三，卢纮《蕲州志》卷十记载，李建中“升四川蓬溪知县。梓潼地饶俗靡，建中以廉率下。时布袍角巾，往来赤城、青石、明月之间。著有《蜀游草》《明月山诗》数卷。……后摄安岳。新令至，安岳人称，但愿如摄令者。其摄遂宁亦然。封文林郎”。封蔚礽《蕲州志》卷十二、钱鋆《蕲州志》卷十，亦皆载其事。由此可知，李建中极有文才，著有《蜀游草》集和《明月山诗》集。因为官清廉有政绩，摄安岳令时，亦为安岳人所称颂。

卢纮《蕲州志》卷十记载：李建中“归无长物，惟桃竹蔗霜以饷亲知。父母年七十，不异孺慕。居丧，水浆数日不入”。封蔚礽《蕲州志》卷十二文字相同。李建中任蓬溪知县十年，虽为官多年，但清白廉洁，故归无长物。归乡之后，以孝侍双亲，助父亲李时珍著《本草纲目》。金陵版

《本草纲目》所载辑书姓名中，有李建中的名字记载。李建中长于诗文，语言能力很强，其文字修饰，应与李建中的努力分不开。《本草纲目》一书，为药立传，语言简练生动，极有文采，当亦有李建中的功绩。

李建中享年约为63岁。封蔚礽《蕲州志》卷十二记载：李建中“年六十三，卒于家，门徒多贵，千里奔丧数十人”。李建中担任过光山教谕、蓬溪知县十数年，他逝世后，有门徒数十人奔丧，且多显贵者，可见李建中的人格魅力。李建中门徒，对李家巨著《本草纲目》当有所闻，对其书的传播，应有一定的推动作用。

（2）次子李建元

李时珍次子李建元（1544—1598年），关于他的生平，各类志书记载极少。1986年12月中旬，在李时珍陵园，发现了李建元的墓志铭残碑，以此知其平生之事。英启《黄州府志》卷二十四中记：“李建元，字不详，时珍次子，少为诸生，性至孝。乡试不第，从父业医，自是有医名。卒后，上遗表及《本草纲目》于朝，其后无考。”可见，他儒业未第之后，从父学医。《进〈本草纲目〉疏》中，李建元自称“湖广黄州府儒学增广生员谨奏”。金陵版《本草纲目》记载辑书姓氏时，亦“黄州府儒学生员男李建元校正”“府学生员男李建元图”的记载。

可见，李建元虽试不第，“从父业医”，对《本草纲目》进行校正，并为《本草纲目》绘制了全部药图。李建元在父亲的要求下，深入实地考察，向老农、樵夫、猎户请教，务必精益求精。李时珍、李建元不仅把药物的生态特征书于纸上，更将之画成药图，流传后世。《本草纲目》中，1000多幅药图，都是李建元经过反复观察、比对，经多次修改，最终完成的。次子李建元的帮助，对于李时珍巨著成功而言，是不可或缺的。

1596年（万历二十四年丙申），李建元进献《本草纲目》及遗表。其时，李时珍去世3年。《明实录》卷二百七十一记载："神宗万历二十四年十一月，湖广蕲州生员李建元奏进《本草纲目》五十八套，章下礼部，书留览。"《李建元进遗书疏》中亦记载："万历二十四年十一月日进呈，十八日奉圣旨，书留览，礼部知道，钦此。"《本草纲目》系李建元亲自送至朝廷，书共五十八套。李建元的墓志铭残碑上记有："丙申冬公以单骑抵燕京，奉表上。"丙申年，即1596年。

李建元《进〈本草纲目〉疏》云："湖广黄州府儒学增广生员李建元谨奏，为遵奉明例访书，进献本草以备采择事。……臣故父李时珍，原任楚府奉祠。奉敕进封文林郎、四川蓬溪知县。生平笃学，刻意纂修。曾著本草一部，甫及刻成，忽值数尽，撰有遗表，令臣代献。臣切思之：父有遗命而子不遵，何以承先志？父有遗书而子不献，何以应朝命？矧今修史之时，又值取书之会。臣不揣谫陋，不避斧钺，谨述故父遗表。"①疏中，李建元言辞切切，其拳拳之心，溢于言表。李建元墓碑记载，他献书与表归来后，"……阴阳为患，忽梦濒湖公锡其口膏口之疾，一旦复瘳，乃重修字学，寒□（□处，为缺字）不辍，甫一载而公厌人

① 唐明邦. 李时珍评传. 南京大学出版社，2011：332.

间世矣。”[①]建元自小习儒业，未第之后，从父学医，为父亲李时珍的著述事业倾尽全力，不仅反复订正全书190多万字，而且多次描画1000多幅药图。李时珍逝世后三年，他单人骑马，将五十八套书送至北京城，李建元为子之孝、用力之勤、用心之纯，可谓感人至深。归蕲州故里之后，仅一年时间，便积劳成疾，年仅54岁，撒手人寰。

(3) 三子李建方

李建方为李时珍三子。关于李建方的生平，只有英启《黄州府志》卷二十四记述：“李建方，时珍四子，少补诸生，继父业，医名播遐迩，中年入选太医院医士，后无考。”此言李时珍四子是李建方，当为误笔[②]。

李建方中年担任太医院医生，金陵版《本草纲目》所载辑书姓氏中，亦有“太医院医士男李建方”的记述。李建方与二兄李建元一起继承父亲医术，成为当地有名的医家，中年之后，选入太医院，成为太医。

(4) 四子李建木

封蔚礽《蕲州志》卷十五记载：“李建木，字泰阶，时珍末子，少为名诸生，试辄高等，澹泊，耽书史，未尝一至公庭。尝路拾金，立移日不去，待遗者还之。亲戚或就贷不能偿者，焚其券，亦不与人言。万历三十六年（1608年）大水，莩死载道，建木为粥以食，全活数百人，古称隐德君子非欤？初无子，以兄子树初嗣，诰赠中宪大夫，祀乡贤（顾景星撰）。”潘克溥《蕲州志》卷十五文字同。卢纮《蕲

① 钱远铭．李时珍史实考．广东科技出版社，1988：46.

② 同①.

州志》卷十文意同。

李建木为李时珍四子。少为诸生，性好书史。因李时珍兄李果珍长无子，嗣于李果珍为子。路上拾金，在路边等候数日，等待丢失者还给失者。亲戚借贷不能偿还，李建木将借据烧掉。水灾之年，饿死之人极多，李建木煮粥赈灾，全活数百人。李建木德行高尚、仁爱灾民，与李家家风一脉相承。

（5）李时珍之女胡氏

李时珍有一女，嫁胡姓男子。后生一男，名胡慎庵。胡慎庵随外祖父学医，亦有所成，且颇有医名。据明代萧京《轩岐救正论·处序》（1644 年）所载，萧京幼年因体弱而苦读，曾患上顽疾，遍请诸医而不治。后得胡慎庵治愈。可见胡慎庵的医术，非一般医家可及。

（6）李时珍门徒庞宪

庞宪（约 1575—?），字鹿门。湖北蕲州人（今蕲春县蕲州镇）。明代医药学家。以字闻于世。

卢纮《蕲州志》卷八载有：“庞宪，号鹿门，生万历（1573—1619 年）间。”《湖广通志·庞鹿门传》载：“鹿门为蕲州人，幼从李时珍学，尝助濒湖作本草纲目，传其学。”由两段史料可知，庞宪生于万历年间，系蕲州人氏，幼年从师于李时珍，并帮助李时珍编写《本草纲目》。

钱远铭在《李时珍史实考》一书中，以“庞鹿门 12 岁从师学医”为起始年，推知庞宪大抵生年，认为宠宪“应是生于万历三年，至少不会晚于万历三年，即乙亥年（1575 年）”①，

① 钱远铭. 李时珍史实考. 广东科技出版社，1988：24.

今从是说。1588 年（万历十六年戊子）是《本草纲目》最后定稿之年。据此，庞宪约于 1586 年（万历十四年丙戌）前后，师从李时珍学医。

金陵版《本草纲目》对参与辑书者姓氏，均有详细记载。但这一记载中，没有庞宪之名。若庞宪 12 岁开始学医，庞宪从李时珍学医两年后，《本草纲目》书成，其时庞宪仅 14 岁。李时珍或因其年少，仅参与《本草纲目》的后期工作，故而未列其名。

民间相传，庞宪幼年患病，几乎死去，是李时珍救了他的命，及长，拜李时珍为师。他对老师十分尊敬，但为人性格孤僻，学习认真，做事踏实，对人诚恳，深受李时珍喜爱，常带他一起外出采药，对医学基本理论有较深造诣，《灵枢》《素问》有独到心得，终成一方名医。

据学者王吉民《李时珍年谱》载，李时珍门生有两人：一是庞鹿门，传其医学。一为瞿九思，传其理学与文学。两位门生，都是一时名士。瞿九思有著述行世，《明史》有传记载。庞宪无著述行世，史书亦未立传，仅地方志有简略记载。

清代学者陈梦雷纂辑《图书集成医部全录·医术名流列传九》时，根据《湖广通志》所载，列有《庞鹿门》条目。文载庞宪："幼从李平湖（濒湖）作《本草纲目》，视神农多三千品，视唐本草多一千五百品，视陈希彝著多百品，凡虫鱼鸟兽草木，天地内外，无所不包，又复考核详究，尽生生变变之妙。"尚记有"弟子庞鹿门曾助成《本草纲目》"。

由上可知，庞宪协助李时珍完成医药巨著《本草纲目》，不仅常与李时珍一起采药问方，且常共同钻研药物之性味、功能，至今民间还流传李时珍服用曼陀罗花昏厥，庞宪守其师旁、等候师父苏醒的故事。

《湖广通志·庞鹿门传》载，他“得平湖（濒湖）之学”，尤精于脉理，平素“好说《素问》《灵枢》，医家罕有知者”，只是“不肯轻以试人，至老乃出”。庞宪深谙《黄帝内经》。其医学理论功底深厚，且平生临证谨慎，不肯草率行医，是一位医德高尚的名医。

庞宪，号鹿门，蕲州人。《湖广通志·庞鹿门传》载：“鹿门为蕲州人，幼从李时珍学，尝助濒湖作本草纲目，传其医学。”“能通五经通鉴大义，熟素问、灵枢，明运气之理数，用药多奇中，袁中郎题‘医隐’二字榜其门。”可见，庞鹿门，洵李时珍医学之传人。

陈梦雷《图书集成医部全录·医术名流列传九》记载医案两则。其一，有一患者“耳聋数十日，以补药投之，不效，就鹿门理脉，曰：‘此胃家火也。’客曰：‘耳属肾，与胃何涉？’鹿门曰：‘公未知《素问》《灵枢》耳。胃经络起某处，过于耳旁，或于食时，则聋更甚。’一刀匕而愈。”①

其二，“州守夫人病疟，诊之曰：‘此疟勿药有喜，但过十日，当下血。’夫人不悦，遂不请其方。越十日而夫人血下，邀鹿门。亦一匕而愈。”②

---

① 陈梦雷，等. 古今图书集成医部全录：第十二册. 人民卫生出版社，1991：303-304.

② 同①304.

由这两则医案可见，庞宪医术精深，医德高尚，治病常获良效，堪称蕲州名医。

庞宪师从一代巨匠李时珍，幼得严教，固其根基，且在师父逝世之后，发奋学习，多年持之以恒，融会贯通，承其医道，终得其成。卢纮《蕲州志》卷八云：庞宪“能通五经，通鉴大义，熟《素问》《灵枢》，明运气之理数，用药多奇中，袁中郎题‘医隐’二字榜其门。”

庞宪因李时珍而成就自己的医学事业，李时珍得庞宪这一得力助手而成其巨著，师徒二人间的相互玉成，不仅完成了各自的人生使命，亦造福于鄂东百姓乃至中国百姓。这种师徒互助精神，值得今人学习。二人间的医学传承，对于今天医学人才的培养，亦有启发。

（7）李时珍外孙胡慎庵

胡慎庵，明末湖北黄州人。明代萧京《轩岐救正论·自序》（1644 年）载曰：“夫医之为道也，总君父师相之权，而其学也，究天人性命之微，故君子取其精以治身，推其余以济世，斯仁术也。乃后世以方技目之，缙绅名士，多所弗讲，司马公不云乎。达则为良相，不达则为良医。医其可以贱简为哉？予髫龄弱禀，质钝志劳，穷猎简编，苦心诵著，婴疾梦遗，百治莫瘳。继因从宦游楚慈阳，邀学博黄州胡慎庵先生，于衙斋治之，三月获痊。先生盖明医李濒湖①公甥孙也，因授轩岐秘典，脉旨病机，药性方法，一一精详。先

① 李时珍，字东璧，晚号濒湖山人。著《本草纲目》《濒湖脉学》。

生又私淑于立斋[①]者也。嗣入蜀，复参印群贤，颇得肯綮，沈酣于斯二十余载矣。归里后，有请诊视者，目击时师治病，昧本从标，枉毙生灵，莫胜悲怛。此无他，盖以习医之人，半属匪人，而所习之法全非正法，经书不识，旁径乐趋。……倘斯论可售，挽斯世于寿域，而余憨拙无似，何惜一己之知罪乎！后之君子，抑亦谅余之所以为救正也欤。崇祯甲申春二月上浣之吉闽中通隐子萧京[②]万甫撰。”[③]胡慎庵是李时珍的外孙，萧京身体弱，苦心读书后，患梦遗症多年。其他医生治疗多少年，都没有治好，后来遇到胡慎庵，治疗三月之后，困扰多年的疾病，竟得以痊愈。

胡慎庵生卒年代为1500—1550年间（弘治十三年庚申至嘉靖二十九年庚戌）。他是李时珍外孙，自小跟从李时珍学医，又是薛己的私淑弟子，医术高明。胡慎庵治愈萧京疾病时，正值明末，萧京著书立说，即是受其影响。

李今庸《湖北医学史稿》、何时希《中国历代医家传录》，均转述萧京之书，《医籍考》亦载萧京《轩岐救正论·自序》全文。

综之，明代以来，书籍的刊刻与印刷，较前代更为便

---

① 薛己（1487—1559年），字新甫，号立斋。吴郡（今江苏苏州市）人。父薛铠，字良武，府学诸生，弘治中以明医征为太医院医士，以子已故赠院使。治疾多奇中，以儿科及外科见长。薛氏得家传，原为疡医，后以内科擅名，著有《外科枢要》等。

② 萧京，明末医学家。字万舆，号通隐子。闽中晋江（今属福建）人。尝患梦遗症，百治莫效，后游历至楚，得黄州胡慎庵治愈，乃从之学于轩岐。著《轩岐救正论》六卷（1644年），今有清刻本、日本刻本。1985年，中医古籍出版社影印本，2011年北京线装书局出版点校本。

③ 萧京著，刘德荣，陈玉鹏. 轩岐救正论. 线装书局，2011：6-7.

利。资本主义开始萌芽，人们崇尚理性与科学，反对迷信，生产力也较前代更为发达。明代航海家郑和之所以能“七下西洋”，离不开造船术、天文学、地理学、航海术等多方面科学技术的突飞猛进。明季，中国的航海技术世界一流。

在这样的大环境之下，李时珍之父李月池，又为李时珍后来的发展，奠定了良好的物质基础和外部环境，使李时珍能心无旁骛地追求自己的事业。李月池作为李氏医学第二代传人，家境已较为殷实（能为诉讼者置办酒席调解，并为死者提供棺木埋葬可略窥一斑）。李月池医术高明，道德高尚，在蕲州当地颇有声望，与蕲州名门顾家和郝家，交往甚笃。顾家与郝家作为有名的文化世家，藏书丰富，为李时珍博览群书、著书立说，创造了良好的条件。

李月池身为名医，著作医书数种，删补宋人著作一部，为儿子攀登科学高峰，开拓了道路，提供了诸多方便。长子李建中考上科举，成为七品官员，后归故里，助父亲著书。次子李建元担任《本草纲目》190 万字的校订工作，描画了全书 1000 多幅药图，并在父亲逝世后，将 58 套书，单人骑马，献至明王朝。三子李建方继承父业，成为当地名医。中年以后，入选太医。徒弟庞宪，幼年被李时珍救活，后从其学医，助师著书，亦对李时珍有所帮助。庞宪常常跟随李时珍采药问方，他认真踏实，医学理论深厚，后来也是一代名医。

亲族众人竭尽所能，对李时珍的科学探索、著成医学巨著，做出了巨大的努力。甚至可以说，没有父亲李月池为李时珍开创的道路，没有父亲的榜样力量，没有儿子和徒弟们为李时珍提供的帮助，李时珍独自一人，孤力奋斗，很难取得如此成就。外孙胡慎庵，则是在李时珍的影响之下，成为当地有名的医家，而胡慎庵又对后来医家萧京产生了巨大影响（萧京著作《轩岐救正论》，正是在胡慎庵治好多年梦遗之症后，深悟中医之妙，而有研究中医的动机）。

除了他人的帮助之外，李时珍成才的原因，更源于自身的不懈努力。其一，他善于利用大别山及其他自然资源。这种实践考察的研究方法，极为重要。其二，他对于任何人，不管地位高低贵贱，只要有一点知识胜过自己，便以“大海不拒细流”的精神，择其善者而从之。其三，李时珍除了用田野考察的研究方法之外，还对当时能搜罗到的任何书籍，“上自坟典，下及传奇，凡有相关，靡不备采”。其四，李时珍的坚强毅力，使他面对任何困难时，都不放弃。这里最明显的例子，就是 190 万字的巨著，用数十个春秋写成，多次修订，最终书成，无法出版。为求当时文坛盟主王世贞之序，李时珍从 62 岁等到 72 岁。这实在令人叹息，又令人敬仰！李时珍的精神，值得后人深入学习。这都是李时珍自身的原因。

正是在社会多方因素影响之下，正是人与人之间良好的正向互动，正是李时珍不懈的奋斗与坚持，才有李时珍著作《本草纲目》这颗硕果的耀眼之光。而李时珍的光芒，又照亮了他的家族。这好比大海的渊博，离不开每一条溪流的汇入，而大海又反过来，孕育每一条溪流。溪流与大海一起，形成了壮丽的风景。又好比一棵参天巨木的周围，围绕着众多大小不一的良木。这些良木，都在为这棵参天大树做出大大小小的贡献，与此同时，这棵参天大树，又为众多良材提供了巨大的阴凉。

（二）万全周围的医家及其著作

1. 万全祖父万梅素、父亲万筐

万筐之父梅素（万全的祖父），字杏坡，一字兰窗。豫章（今江西南昌）人。据万全《万氏家传幼科发挥·叙万氏幼科源流》文中记述，祖万梅素行医之时，便以幼科享誉于世，可惜英年早逝。万密斋书中称："先考菊轩翁，孤。"古人"幼而无父曰孤"，可见万筐幼年丧父。

万筐（1448—1529年），明代杰出临证医学家万密斋之父，字恭叔，号菊轩，排行第三。据《万氏宗谱》载：万筐生于1448年（英宗正统十三年戊辰），逝于1529年（世宗嘉靖八年己丑），享年82岁。

胡荣希《医圣万密斋传》云：

> 万密斋著作中多处提到他祖父的医疗经验，如"吾之先祖，以此立法""祖训治急惊风只用……"等。在《幼科发挥》的"泄泻"一病中，分别记载了祖孙三代人的医疗经验："此祖传之妙诀也。""此祖传之妙法也。""此予先父之密授也。""此予心得之妙。"可见万密斋对祖传或父传经验的记载，是毫不含糊的。可是，这些祖传经验是怎样传下来的呢？祖父去世时，父亲还是个孩子，口头传授是不可能的。因此，唯一可以解释的传授途径就是：祖父有文字资料（著作）留传给后辈。这样一来，菊轩"继其志而述之"这句话的内容也就有了注脚：继承其父为小儿医的遗志，传习其父为小儿医

的旧业，还接受其父用文字整理而成的儿科学术经验。[①]

以上引文可知，万梅素对于幼科临证经验，积累丰富，但因年轻早逝，万筐年幼丧父，故而可能并未口耳相传，而是留下了文字材料，传于儿子万筐。万筐得父亲万梅素之传，继其志，再之刻苦钻研，不久便可独立行医，且擅长幼科，以幼科闻名。

据胡荣希《医圣万密斋传》载，1480 年（成化十六年庚子），此时万筐 33 岁。为了躲避兵荒，他来到罗田县大河岸行医。据《罗田县志》载，此年适逢大旱，百姓多疾患，为救治病民，万筐定居于罗田大河岸花屋垸，后娶蕲水（今浠水县）陈氏为妻。19 年后，即 1499 年（弘治十二年己未），生子万全，时万筐已是 53 岁，医术亦大进，成为远近皆传诵的“万氏小儿科”。

万筐对儿子万全寄予了深厚的期待。他不惜重金，携万全拜于罗田名儒张玉泉、胡柳溪二位先生门下。万全不负父望，读书聪敏，且极好学，“从游于夫子之门而学焉，颇得其传”，在众多同门之中，成绩常名列前茅，深得先生厚爱，视作得意门生。万全亦不负师望，率先取得廪膳生资格，令万筐深以为慰，可惜的是，在以后的三次乡试中，均未考中。万全于是继承家学，为人治病。

万全虽未自幼从父学医，但他出身世医之家，对于医药和治病，从小耳濡目染，后来入学读书，攻习举业之余，也

① 胡荣希．医圣万密斋传．华中科技大学出版社，2012：14.

经常涉猎方书，研习医理。一天，万筐为一病儿痘疮变黑而忧叹，万全问父缘故，说自己能替治愈。后来，随父前去医治，果然治愈患儿。其父不解，便问万全并未学医，为何知道治疗此疾？万全于是引证平时所读医书，讲述医理。万筐听后非常欢喜，说：“汝以儒为医矣！”并对夫人称赞万全：“曩教儿读书，尔言我不教儿学医，吾曰医出于儒，尔不信，吾有子矣！”万筐此后，悉心传授医学于万全。万全承父之传，亦长于儿科，对痘疹尤其精通。

万筐希望万全继承家学，于是亲传万全医理，细心剖析钱仲阳用凉泻、陈文秀以温补治痘疹之异同，万全顿时豁然开朗。钱仲阳（名乙）是北宋名医，擅长儿科。

《四库全书总目提要》评曰：“小儿经方千古罕见，自乙始别为专门，而其书亦为幼科之鼻祖。后人得其诸论，往往有回生之功。”陈文秀（名文中）乃金、南宋间儿科名医。“精大小方脉，善小儿疮疹。悉心救治贫病，被尊为‘宿州陈令’……其治痘多采温药托里、疏通和营卫之法。”万筐仔细研究二位幼科名医，很快得其精奥，并将所获心得，悉心教于万全。万筐认为：钱、陈治痘之别，在于“钱氏之用凉泻，盖因患者烦躁、大小便不通之故；而陈氏之用温补，则因患者泻泄手足冷之故，虚则补之，实则泻之，即取无伐天和，无翼其胜之义。”可见，万全后来能成为一代临证医学大家，显然得益于其父万筐的悉心传教。

陈梦赉《中国历代名医传·万全》载，万筐著有《痘疹心要》一书。1884年（光绪十年甲申）《黄州府志》卷三十四《艺文志·子部四·医家类》载，《痘疹心法》一书，万全著，并云此书亦名《痘疹世医心法》《痘疹心要》。版本有十二卷、十四卷、二十三卷本之别。《中国医学大成总目提要》载："万氏幼科痘疹，得三世经验心法，片玉详痘疹之要，故多撰歌括，以便诵读记忆，临证施用。心法散幽发微，辨识痘疹之虚实异同，用药补泻机变，相互为用，尤关重要。"万氏幼科对中医临证医学贡献很大，实乃积万氏三代经验所得。

综之，万梅素为其始祖，开创万氏幼科。万筐尽平生之力，通诸家之学，精临证之技，使万氏幼科得以发扬，后将平生所得，尽授爱子万全。万全深得家传，承继家学，积累60余年临证经验，并因他奠定了深厚儒学功底，能深研医理，得诸家之精奥，故而医术更精，最终站在祖、父辈肩上，撰成《万密斋医学全书》。此书历经400余年，广为传阅，惠及百姓，享誉海内外。万氏医学，传之久远，绝非万全一人之功，其祖、父辈都做出了巨大的贡献。

2. 万全子孙及门徒

（1）万全儿子及门徒

万全子嗣众多。20岁时，娶妻钱氏，婚后数年不孕。其父菊轩翁已年届75岁，令娶甘氏为妾。后复娶妾王氏。万全生有十子一女，依次是：邦忠、邦孝、邦正、邦治、邦宁、邦和、邦成、邦靖、邦瑞、邦化。一女，后嫁蕲水李中庵。长子邦忠、次子邦孝、三子邦正、四子邦治、八子邦靖，均随万全行医。万全门人有甘妾之兄甘大用、甘大文，蔡朝扆，另有一张医之子①，皆以医为业，虽皆敬业，然医术平平。

万全书中提到邦正之名，但未具体说明为第几子。据毛

---

① 毛德华．万全生平著述考．华中师范大学出版社，1997：74.

德华考证，邦正为第三子。万全书中屡称“吾儿邦正”，从不言“三子邦正”，盖其为甘妾所生，庶出也。长孙祖善，为邦孝之子。此外，万全《广嗣纪要》一医案中记载“予一小孙无父，年周岁半，生走马疳疮”，可知，万全有一子娶妻生子后，早卒。

万全教子学医，最早见于1546（嘉靖二十五年丙午）年，《痘疹碎金赋题跋》中记载：“嘉靖丙年，予尝手作小儿及痘疹赋、西江月、以教豚犬。”从医案中可了解到，随父学医并有行医记录的，有邦忠、邦孝、邦正、邦治、邦靖。后来万全在《序万氏幼科源流》中说：“惜乎有子十人，未有能而行之者。”又云：“不予诸子，恐其不能明、不能行，万氏之泽未及四世而斩矣；与门人者，敬能如尹公他得、瘐公之斯而教之，则授受得人，夫子之道不坠。”①故总结他和祖父辈的医疗经验，著书立说，以传后世。

万全的门徒，其医案中记载最多的是甘大用。其次为甘大文。二人皆为甘妾之兄。此外，万全还提到随其学医的有胡三溪、蔡朝扆（yǐ）及张医之子等人。但这几人医术亦不甚高明。

（2）孙辈万机

万机是万密斋第四子邦治之子，字光祖，号有范。万机原居于祖居地大河岸广家岗，后迁居奉乡鸭子畈戴家畈，即今古庙河乡，在那里繁衍子孙，后代昌盛，死后就葬在鸭子畈。万机是万氏族中较有声望的人物，1781年（乾隆四十

---

① 万全. 万密斋医学全书. 傅沛藩，姚昌绶，王晓萍，主编. 中国中医药出版社，1999：547.

六年辛丑)，后代子孙又重新为他立碑。万机约生于1561年(嘉靖四十年辛酉)前后，1582年(万历十年壬午)万密斋去世时，万机已经二十多岁了。

万机继承祖业，也是一方名医。清顺治年间，万密斋的五世孙万达，辑刻《万氏全书》。万达首先刊刻的是家藏秘抄本《片玉痘疹》。《片玉痘疹》共有十三卷。其中第三、第四两卷即是万机所作。第三卷《痘疹始终验方》，记载痘疹证治二十八条。第四卷《痘疹始经歌方》，收载五言、七言歌诀，并总结痘疹治法十二字诀："发散消除毒解，调和保病身安。"末附疹治验案一则，案云：

> 外附方：治痘疮收后靥落，肉色不红，遍身肉色尽白者。时罗田西门王紫玉所生一女名折哥，有此症，日夜无时啼哭，遍身潮热，不思乳食。予曰：此症若不急治，或一月二月或四十日，或二三年潮热不退者，纵有灵丹亦不可治，必致成疳而死。紫玉不信吾言，其女果死矣。后紫玉之长子名逢老哥出痘疮，痘疹，亦有此症。渠问予曰：小儿此症当服何药？吾答曰：要先服十全大补汤数剂，后服三合汤治之。其热即退，其哭即止。俟遍身头面手足痘疤肉色尽红，方可止药。①

止药之后，再服用加减八宝汤，后得保全而安。此案所

① 万全. 万密斋医学全书. 傅沛藩，姚昌绶，王晓萍，主编. 中国中医药出版社，1999：631.

载，即痘疮落痂后证治，万密斋书中，原无此证治法，万机创此方治疗，效果极好。案中言及王氏一女，先得此病，不听万机之言，后死于此症。后一子又患此症，再请万机治之，终于得安。这足以反映，万机临证多年，经验丰富，能在祖先治法基础上，有所创新，是一位治痘高手，也是万氏家族第五代医学传人。

万机除了另写二卷之外，还在其他卷中增补了若干内容。其中，篇幅较大的主要有以下部分。卷十《收靥证治歌括》后，“附一十二条三方于后”卷。卷十二《余毒证治歌括》后有“附二十一条”。卷十三《麻疹骨髓赋》《麻疹西江月》后附有“始终证治方略”。这些内容的增订，有的强调或发挥万密斋原书中的观点和证治方法，有的使原书内容更加条理、更加明朗，有的对万密斋原书内容进行修正和补充。例如，卷十“附一十二条”之第五条论痘疮溃烂，其文如下。

> 凡痘收靥，有被床席挨破者，只以败草散敷之。或以干牛屎烧灰敷之者，此不可用。或以豆藤烧灰者，不能干水；或以荞麦灰者，干燥作痛，惟败草散最佳。

万机肯定了败草散的治法最好，还说明了干牛屎烧灰不可用，指出荞麦灰有“干燥作痛”的缺点，而万密斋是主张使用牛屎灰和荞麦粉的。这里论治痘疹溃烂的方法，与万密斋的方法不同，故可推断是万机增补的。又如“附一十二条”中第七、第九两条都以“消毒丸”为治疗土方。消毒丸未见于《痘疹心法》及《片玉痘疹》证治歌括之中，应是万机所补。

另外，《片玉痘疹》卷十二“附二十一条”中的例子，其第十、第十一两条论痘后目疾，说：

——凡收靥之后，两目红肿者，此余毒归肝也，用密蒙花散治之。

——凡收靥之后，其目红活，失于医治，以致珠有白翳者，加味谷精草散治之。①

密蒙花散、谷精草散，皆非万密斋原书所有，而是万机增补。又如“附二十一条”之第九条“外用紫金丹涂之，又附一方在紫金丹方下”，第二十一条“胆怯恐惧”用温胆汤等，都不是万密斋原书所有，而是万机增补的。至于卷十三的“附始终证治方略”，前一部分为证治总括，后一部分为证治二十四条，简明扼要，条理分明，虽然基本观点与同卷《麻疹西江月》《痘疹心法疹毒》都是一致的，但与多数证治方药不同。如证治总括之末带总结性一句话是：“防败毒散、化斑汤，凉隔散，以上三方乃麻疹之圣方也。”

三方之名，都是常用方剂，而所载三方组成，与《片玉痘疹》本卷及《痘疹心法》末二卷的方剂都不相同。其余证治二十四条中，所增补的证治方药，也有不同之处。

综上所言，万机所增补的内容，有能够独立存在的意义，表明万机能在先人学术经验的基础上，有所增益发挥，是一位具有独立而成熟医学思想的名医。

---

① 万全. 万密斋医学全书. 傅沛藩，姚昌绶，王晓萍，主编. 中国中医药出版社，1999：669.

除此之外，万机的另一贡献是修订《幼科指南》。《幼科指南》是在《片玉心书》基础上删订而成的。此书重新整理篇目，将祖传一十三方前置于突出的位置（共载一十五方）。还删去了《片玉心书》中较次要的内容，如减少某些病证门中的“西江月”，精简文字表达。同时增加了一些病证门类，特别是增加了“痘疮”“麻疹”“水痘”“慢脾风”“痫证”等。万机还抽出“病证”内容，另立一门以便寻检。在某些门类的病证之后，又增加了简便实用的小方。他还将《片玉痘疹》中的“痘疹碎金赋”的最末两节移来，插入“指南赋”之中。这样一来，文字显得更简要，内容更充实，条理也更清晰，更适于临证应用。

万机编撰《幼科指南》，其实也是对《片玉心书》的修订。“指南”之名，出自书中的《指南赋》。万机以《片玉心书》为底本，编辑先祖遗教，加入个人经验，进行了一次删订工作。

（3）五世孙万达

万达，字通之，是万密斋第五子邦正的曾孙，万密斋的五世孙，约生于明末。他在 1654—1659 年（顺治十一年甲午至十六年己亥）间辑刻的《万氏全书》十种，一百零八卷，是现存最早版本，也是祖本。凡万达所刻书中，卷端都有“玄孙通之万达刻”字样。

万达的贡献有二。第一，保存了万密斋的著作，免于兵燹之灾。明末，局势动荡，农民起义，烽烟四起，兵荒马乱，万氏子孙把万密斋著述，藏于夹壁砖层之中，才幸免于难。第二，积极与知县和地方贤儒沟通，筹措金钱，刊刻、出版《万氏全书》。

1654年（顺治十一年甲午）六月，罗田名士岁贡生刘一炅（jiǒng）作叙，后收入《万密斋医学全书》，其叙云：

> 事有出于仁人孝子者，虽千万年犹赫赫也。……然则仁人之言之赫赫者，斯世之幸，而孝子之不欲秘惜之者，又万世之幸矣。吾罗万密斋万氏全书，久重海内，后藏板以书林火失，而邑中所存之书，又以明季荒残失，怀青囊者，未尝不叹恨也。幸五世孙万通之获秘藏于千百泥砖，盖鲁壁之经，天直不欲绝此道于后祀焉者。邑人士当方悦、李师棠荫之暇，佥请付梓公世，而虑工浩难成。余与诵友谋曰：通之有小儿《片玉痘疹》，乃家世所秘传，而全书未经载者，曷先刊以为全书之藉。
>
> 通之欣然，乃出属诵友考订授梓，逾半载而始就，嗣后全书渐次刊行。然是小儿一书，图歌方症，探妙钩玄，洵卢扁之精微，肯堂之未及阐悉者，如许奇珍，宁不宝世。父母斯人、小儿又幸矣。虽然，仁寿之世，老幼咸康，怀仁者济世之心，断不忍有一夫不获之事。余意后来全书一出，将民无疵疠，而物无夭札，嬉嬉于于，俱游于尧天舜日中矣。谁谓医之书非采庸教铎之功德哉，谁谓万氏之书不成于仁人孝子之阐扬哉。企传全璧，以志不朽云。[1]

---

① 万全．万密斋医学全书．傅沛藩，姚昌绶，王晓萍，主编．中国中医药出版社，1999：3（刘一炅叙）．

刘一炅简述了明代《万氏全书》的散亡情况，及万达在墙壁中发现旧藏明刻本的经过。万达欲重刊这仅存一帙的前代遗书，而虑工难成，遂先刻《片玉痘疹》。此本原为万氏家藏秘本，不在旧刻之内，今首次刊出，是万达刻书的第一种。

1654年，第一次刻《片玉痘疹》，得到知县李雨霑（字方悦）支持和肯定，并得到地方人士支持。1656年至1657年（顺治十三年丙申至十四年丁酉）两年，在没有外界财力资助的情况下，万达还是完成《新镌万氏家藏育婴家秘》四卷、《新刻罗田万氏家藏妇人秘科》三卷的刊刻工作。1658年至1659年（顺治十五年戊戌至十六年己亥）两年又得到官方资助，参与资助刻书的，有罗田知县吕鸣和、黄州府推祝昌、福州知府李雨霑。先后刻成《万氏家传保命歌括》三十五卷、《万氏家传广嗣纪要》十六卷、《新刊万氏家传伤摘锦》二卷、《新刊万氏家传养生四要》五卷、《新刊万氏家传幼科发挥》二卷、《万氏家传痘疹心法》二十三卷。

诸如此况，概言之，由于万氏五世孙万达不知疲倦的努力，终于得到各方官员支持，得到各方贤达和有识之士支持，万达历经五六春秋，终于出齐万密斋十种医学著作，为传播和保存万密斋学术思想和临床经验，做出了无与伦比的贡献。如果没有万达的努力，万密斋医学全书，或许会成为无数亡佚之书中一种，那对于中国医学而言，将是多么巨大的损失。

万全与李时珍有相同之处。其一，二人青少年时期，都是以举业为人生目标，科考不第，转而业医。这为他们的从医之路，打下了坚实的文化基础。儒家文化的长期熏陶，使他们思想境界高，“君子忧道不忧贫”“达则兼济天下，穷则独善其身”。这使他们与一般江湖医生，有着不一样的精神品格。其二，李时珍是李氏家族的第三代医学传人，而万全也是万氏医学第三代传人。其三，李时珍之父李言闻有著作七种，万全之父万筐也有《痘疹心要》一书（虽有学者以为此书是万全所作，然而万筐“继其志而述之”，明显是对祖辈万梅素遗志的继承，故从后说）。其四，两位大医家都经历过灾疫。灾疫时期的紧急繁忙、日夜不休而又几乎免费救治患者。这不仅考验了他们的医术，而且也锤炼了他们的品质。

不同的是，两位医家的儿子都从父学医，而李时珍的儿子更为出色，长子李建中“学优致仕”，次子李建元助父著书，三子李建方中年以后选为太医，门徒弟子庞宪、外孙胡慎庵，亦极出色，均是一方名医。而万全之子和门徒医术，都较为平庸。正因他们医术平常，故而万全不忍将万氏医学传给儿子们而秘藏，以免让其失传，而是希望能付梓之后，让更多医家学习，并将之发扬光大。万全深知万氏数代医术价值，因而，屡次在书中强调，后世之人不可轻忽之。但是，孙辈万机能补充万全著作，可见其医术之成熟。五世孙万达，更是拯万全十种医书于残壁之中。他先后说服众官员筹款刊刻部分书稿，在外无资助之时，更是自己克服困难，刊刻医书。这与中医文献大家杨守敬的贡献，何其相似！不同的是，杨守敬拯救的对象，是流落于日本的众多中国医书，而万达面对的则是祖辈的心血。

综之，万全成为名医，与其自身的勤奋努力、博学多思，密不可分，自身因素永远是第一位的。但是，除了自身的因素之外，外部社会多方面的条件，家族内部的系统支持，数代人的医学探索、实践与传承，亦起着不可或缺的作用。不能想象，若没有万达的努力，万全的十种医书，可能会成为众多佚书之一，湮灭于历史的长河之中。正因为有众人智慧与共同努力，最终形成了我们今天看到的鄂东医学概貌。

三、明代群医表

鄂东明代医学除杰出医家外，尚有众多医家为鄂东人民健康倾尽平生之力，提供各种生命保障。这一部分人物众多，兹列表如下。

明代群医表

序号	医家姓名	字号	生卒年	籍　贯	行医简评	著　述
1	宋鲸	不详	不详	黄冈县	精通医术，诊验生死如神，不计诊费	
2	樊炜	字仑川	不详	黄冈县	少有俊才，授汉阳训导，有医著	医学象陆篇
3	徐德恒	号洪斋	不详	黄州府	治贫者殷勤看护，细心诊治，愈乃去	保和蒙引集
4	周缙	字伯绅	不详	明代武昌府（今鄂州）	入太学，授水清典史，摄令事	摄生图说 摄生要义
5	黄霁明	字承志	不详	江西南昌人明末迁武昌（今鄂州）	善医术，凡延请者从不推辞，且多不取酬谢	
6	吴廷辅	不详	不详	黄安县（今红安县）	凡请则往，治病不受谢。邑令赠“儒医济世”匾额	医方秘诀

续表

序号	医家姓名	字号	生卒年	籍　贯	行医简评	著　述
7	吴凤翔	不详	不详	黄安	吴廷辅之孙，得其真传，成一方名医	
8	邹橘泉	名希鲁	不详	麻城县（今麻城市）	明医济世，任医学训科	橘泉方
9	蒋云贵	字恒宇	不详	麻城县	博学能诗，精究方药，凡有疑难病应手而效	
10	邹顺庵	不详	不详	麻城县	邹橘泉第六代孙。精于脉，洞察表里之微，成一方名医	
11	宋合泉	不详	不详	麻城县	善儿科，因双目失明，以手摸儿，生死立判	
12	王松竹	不详	不详	麻城县	精晓脉理，不泥方书，用药少而有奇效	
13	陈云山	不详	不详	麻城县	方脉俱精	
14	万福敦	不详	不详	罗田县	多才艺，精于医道	
15	张仁趾	字振麟	不详	罗田县	精通医学，邑令朱理昌赠有“寿世保元”匾额	
16	张星	字月佐	不详	罗田县	医学为一时之冠，尝施药济贫民，邑令赠“寿世名家”称号	
17	肖名芹	字天水	不详	罗田县	业医，遇贫病，施药治病不受谢	

续表

序号	医家姓名	字号	生卒年	籍　贯	行医简评	著　述
18	易坤	字本厚	不详	蕲水县（今浠水县）	精医术，有医名，后补为太医院医士	
19	江腾龙	不详	不详	蕲水县	素精医术，以救人为业，知名于时	
20	张慕恺	不详	不详	蕲州（今蕲春县）	医道大行，不论贫富，皆施治	
21	郝源	字本清	不详	蕲州	精晓医学，次子守道亦精于医	
22	郝守道	不详	不详	蕲州	郝源之子，精于医	
23	陈泰	号自然	不详	蕲州	广积方书，精明医道，善诊脉用药	
24	严政	不详	不详	蕲州	荆府医士，医德高尚，受王府敬重	
25	浦心韦	不详	不详	蕲州	荆藩良医，精术素脉，断人生死不爽，用药多立效	
26	王命珪	字弓以	不详	黄陂	岁贡生，嗜酒好学，通医	养生真铨
27	张天爵	字南湖	不详	黄陂	精于医术，救活数百人	
28	王之梅	字泰汝	不详	黄陂	精于脉理	
29	李正伯	不详	不详	蕲州	善医术，活人无数，不取值	

四、明代鄂东医家著述

东汉时期，王叔和为山东高平人氏，但因天下战乱而辗转荆州，再迁襄阳，晚年又因战祸，漂泊黄冈，栖居麻城，葬于麻城药王冲。王叔和整理编辑仲景《伤寒杂病论》，在祖国医学史上有着重要的贡献。他著有《脉经》一书，对脉学有着重大影响，且直接启迪着明代李时珍撰写《濒湖脉学》。不仅如此，王叔和整理、保存《伤寒杂病论》，对宋代的蕲水名医庞安时撰写《伤寒总病论》有影响，对明代的众多医家关注、研究伤寒病，亦有相当重大的关系。

中国古代伤寒病指的是较为广义的疾病，是一切外感热病之总称。伤寒病既复杂且又变化各异，往往伴着随外感热病，亦有传染性。因而，往往对生民的健康有着极大的威胁。其病因，是由风寒等因素或者六淫之邪，侵袭人体，引起人体的紊乱。并且，由于这种病情较为严重，从发病至死亡的过程很快，“其死皆以六七日之间”（《素问 · 热论》）。正因此，历代医家极为重视。明代众医家亦不例外，兹举数例说明。

（一）李之泌之子李大吕著《伤寒心要》

李之泌是明末清初黄冈县人。他是一名理学家、思想家。徐世昌《清儒学案》中，将李之泌列入清代儒学谱系之中，认为他在清代儒学发展中有较高地位。《黄冈县志》《黄州府志》《湖北通志》《湖北诗征传略》等书中，皆有其相关记载。李今庸《湖北医学史稿》一书，对李之泌的医学成就做了介绍。

李之泌（1608—1672 年），字郖仙。黄冈县人。先世为湖广蕲水（今浠水县）人，后居黄冈。其父名云筑，字不言。工于诗文，有才名。李之泌年幼，早失庭训，然李之泌十分好学，于理学和《易》学多有研究，并有所成就。其理学著作《夙知录》，存于湖北省图书馆，为馆藏孤本。系于 1659 年（顺治十六年己亥）所著，李之泌摘录包含孔子、颜回等古今圣贤之语录，并加以发挥。另有《读易绪言》《三极图说》。《读易绪言》当是李之泌读《易》的心得体会，而《三极图说》则是应黄安县令之邀，讲授《易经》而著，是对《易经》的解读与发挥。

李之泌不仅有理学著作，且师从当时江南名医刘霦生。三年之间，尽得刘霦生真传。

李之泌学医大成之后，不仅招收了一批门徒，而且，还将医术传给了儿子。门徒中有易时泽、易时范、许承生、何子康、欧斯万等人。曾先后师从李之泌学医，且载于方志，并列为良医可查者，尚有方洛（字东卜）、吕君调（字戒平，著有《医方人华集》）二人。据志载，易时泽与易时范，深得李之泌之传，时称“二易”。《黄冈县志》卷八有记载。其子大吕，从父学医，吸收了父亲的医学成就，并将自己对伤寒病的治法，总结为《伤寒心要》。

《伤寒心要》一书虽亡佚，但从书名可推断，此书乃治疗伤寒病的心得。

（二）黄安县伤寒高手陈志明著《窥垣秘术》

陈志明，字养晦，黄安县（今红安县）人。陈志明早年便攻读医书，钻研医术，但他医术不精，十分苦恼。后来，全国各地游历，并遍访名师高手，慢慢领悟到了医学之精要。治疗病人，以方试之，无不偶发而奇中。经过长期的临床实践、探索，对于伤寒阴阳二症，汗、吐、下三法，尤得其肯綮。《黄安县志》[清光绪八年壬午（1882 年）补刻本]卷十《合纂方技》载：安陆雷芳�请人刻印一书，名为《窥垣秘术》，系陈志明作。此书流传后世，后来从事医业的人，皆以此书作为临证治疗法则而遵从之。

陈志明这种勤奋好学、刻苦钻研的精神，尤其是对伤寒病的研究与治疗，一者与前代医家，对伤寒病的探索一脉相承。二者与当时伤寒病的多发、常见相应合。由此可见，对伤寒病的重视，是众医家的共识。

（三）蕲水伤寒、痘疹名医黄廉著《伤寒摘锦》八卷、《痘疹经验秘方》

黄廉，字伯清，号铜壁山人。蕲水县（即今浠水县）人。嘉靖（1522—1566 年）末期，从巡抚陆隐身于湖州，后来成家。黄廉上通天文，下通历术、太乙、壬遁，对堪舆之术亦有研究。不仅如此，而且对于中医学尤有研究。

1758 年（乾隆二十三年戊寅）增刻的《湖州府志》卷四十六《著述三·子部·医家类》载有，黄廉编撰《伤寒摘锦》八卷、《痘疹经验秘方》四卷。1874 年（同治十三年甲戌）《湖州府志》卷五十九《艺文略四》记载有，《千顷堂书目》作《秘传经验痘疹方》四卷，黄廉作，系 1579 年版，即明万历七年己卯邢邦芦本，现藏于中国医学科学院图书馆。

黄廉医名，在江南吴地广为人知。有人云其能隐形变化，黄廉自云："我本不能，乃人传荒唐之语也。"黄廉作为一名兴趣广泛、博学多才的医家，他对伤寒病和痘疹病，都有着相当深入的研究与探索。这种情况与前面所述的黄安县陈志明有类似之处，因二病皆为常见病和急危之病，医家重视，亦是自然。

另外，明代，封建迷信渐渐为人扬弃，而科学精神成为时代主流。所以，黄廉虽对历术、太乙、壬遁之学有所研究，但对于人们所谓的隐身之术，予以否定。这使得我们得以窥见，明代医学家们普遍崇尚科学、反对迷信的现象。

（四）顾天锡著《素问灵枢直解》《针灸至道》

顾天锡，字重光。蕲州人（今蕲春县）。熹宗天启（1621—1627年）年间为岁贡生。顾天锡博通经史，督学董其昌极为赏识。顾天锡著《素问灵枢直解》六卷、《针灸至道》三卷。其子顾景星，名扬海内外。1884年（光绪十年甲申）《蕲州志》卷十《著述志·子部》记录有，顾天锡著《素问灵枢直解》。1884年（光绪十年甲申）《黄州府志》卷三十四《艺文志·子部》四《医家类》记录有，顾天锡著《针灸至道》。1882年（光绪八年壬午）刻本《黄冈县志》、1884年（光绪十年甲申）刻本《蕲州志》，均有相同记载。

（五）蕲春陈治道著《保产万全书》

陈治道，蕲阳（今蕲春县）人，妇产科医家。由于明代女子产育知识不明，保摄无方，临产时，易致丧命，便依据胎产古本和自身经验，撰成《保产万全书》。此书通俗易懂，对于临证医家极其实用。然原书已佚，《中医图书联合目录》

有记录。后因杭州钱关庶之力，将此书加以增定，改名为《绣阁保生书》，1631年重刊（即崇祯四年辛未）。现有此书的重刊本。李经纬主编的《中医人物词典》，对陈治道及其著作亦有记载。

综上所言，黄冈李之泌之子，李大吕著《伤寒心要》，黄安县伤寒高手陈志明著《窥垣秘术》，蕲水伤寒、痘疹名医黄廉著《痘疹经验秘方》和《伤寒摘锦》八卷。三人对于伤寒病皆有较深的研究，并在临床积累了较丰富的经验，而黄廉不仅对伤寒病有心得，对于痘疹亦有所发明。顾天锡著《素问灵枢直解》六卷、《针灸至道》三卷。这是对《黄帝内经》的探索。蕲春陈治道著《保产万全书》，是对妇产科疾病的专项研究。显然，此书对后世妇产科学具有积极的临证指导意义。这些多与明代医家们日常要面对的常见病、急危病直接相关，亦与医家们对前代医著和《黄帝内经》的学习与吸收有关。正因有众多医家共同的努力与智慧，最终形成了鄂东医学史上蔚为大观的壮阔景象。

第四节　清代鄂东群医

一、清代医家著述

与前代医家相比，清代医家著作更多，临证医学更为发达，医学的分支更为细致。同时，药物学研究仍在持续，而医学教育更为发达。医学教育方面的医籍更多。

（一）著述特点

清代医学著作与前代相比，呈现出以下特点。第一，医学经典研究、药学研究、临证医学、医学教育等著作全面开花，著作极为丰富。第二，分科更为精细，如李子毅专治痰疬，王协专治眼科。其分类、分科精细，说明这一时期，鄂东医学更为成熟与发达。第三，众多著作中，临证医学与医学教育尤为丰富，说明医家们十分注重医学的传承。

（二）医学经典研究

肖延平，字北承，是清末人。出生于黄陂县。肖延平喜读医书，知识广博，手不释卷。他勤奋攻读医学经典，后来倾力校正杨上善注《黄帝内经太素》。此书现藏于湖北省图书馆，中国中医研究院图书馆亦藏。

邱翔（约 1820—1882 年），字翼臣。黄冈人。1840 年（道光二十年庚子）考中举人。但后来两次应试，均未中，于是绝意科举，潜心攻读医书。从医之后，不数年，医术高明，医德高尚。凡人所请，无论何时，必亲前往。据 1882 年（光绪八年壬午年）《黄冈县志》卷二十三载，撰《伤寒辨论》二十余卷，阐述仲景之学。《黄州府志》卷三十四亦有记载。

彭文楷，字端轩，号旭阳山人。麻城人。彭文楷精通医学。1882 年（光绪八年壬午）刻《麻城县志》卷二十五《方技》记载，彭文楷著《伤寒述要》一卷。此书是对仲景伤寒论的研究心得。彭文楷治病善巧思。一次，邻人腹痛，众医医治无效，请彭文楷治之，以田泥水饮之，邻人下蛭千百条，病愈。其治病常如此。

邓锦，字瀛直，一字絅亭。邓锦为清代黄梅县人。1876年（光绪二年丙子）刻《黄梅县志》卷三十四记载，邓锦为1801年（嘉庆六年辛酉）举人，善调养身体，著有《伤寒新编》。《伤寒新编·自序》云："是编专论伤寒，分六经为纲领，凡病状治法，胪列（陈列，陈述）于后为条目。"他除了此书外，还著有《长春录》《小观书》。

（三）临证医学

清代临证医学极其发达，除了前面所述治毒专家杨际泰著有数十万字的《医学述要》之外，还有众多医家作出了突出贡献。

1. 王汝兰著《王氏医恒》

王汝兰（1841—1949年），字甫祥，名宏煊，笔名者香，自称居所为松居书屋。黄冈县（今团风县）贾庙乡大畸山村人。清末民国初时，鄂东著名儒医。王汝兰官授正七品，赐为"文林郎"一职。他也是王氏族长。

王汝兰不仅行医，且曾执教于贾庙、但店等地私塾。行医则走遍罗田、麻城、浠水、新洲等地。王汝兰对中医各科均精通，对内科、儿科、妇科尤为擅长。后来，医名渐盛，常为人们称颂。

王汝兰有不少门徒，如漆品朝、林小梅、罗雨花、杨遇春、王敬敷等，还有黄仲宣、龙范之、孙醒民、张天纵、高秀峰，均为一时名医。其中，黄仲宣深得王汝兰医术精髓，为新中国成立后黄冈县四大名医之一。现团风县人民医院名老中医徐为乎，是王汝兰的再传弟子，黄仲宣徒弟。另一位知名中医张天纵，亦是从王汝兰和父亲那里得到医术传承。

王汝兰医德高尚，朴实仁爱。遇到家贫病人，常赠之以药，且不收任何费用。临证治病，以治病为要，从不滥收费用。不仅如此，王汝兰品高无私，如医家林新崇写作《讲武堂施方手》时，王汝兰特将自己治病良方赠予林氏。林新崇再传弟子林泉，承其医德，又将这些良方附于《王氏医恒》书后。

王汝兰在《王氏医恒》中说："越明年，进泮而此志不衰，又二十年于兹矣！其中遍阅古今方，读寒暑不废，每一症出，必合数十种医书对勘互校，取其所长弃其所短，博观约取，抄录成帙。稿凡十余易而后成斯编，亦颇费苦心矣。"他著作此书，竟用二十年时间，且先后修改书稿达十多次，实是苦心孤诣，殊为不易！

王汝兰《王氏医恒》共十二卷。第一卷主要内容为脏腑内景、身体部位、中医四诊，以《黄帝内经》《脉经》《脉法》等中医经典为指导原则，结合自己的临证经验及张仲景、王叔和、李时珍、陈修园等诸家学说，系统地阐述了中医对脏腑、部位以及四诊的理论，为中医入门者提供了可靠及翔实的学习材料。第二卷《伤寒》，主要论及伤寒各症的治法，如"六经治法要诀""两感症"等内容。第三卷论及中风、类中（附治火证诸法）、厥证、痿证、痹证等病证的判断及治疗方法。第四卷论及痛风、鹤膝、脚气、暑证、霍乱、砂症、时疫、疟疾、黄疸等病证的病因及治法。第五卷论及虚劳（发热）、吐血、咳嗽、痰饮等病证的原因、判断、区别及治法。第六卷论及噎膈、反胃、呕吐、喘促、哮证、呃逆、吞酸等病证的病因与治法。第七卷论及癫狂证、消证、汗症、惊悸、不寐、眩晕、头痛、咽喉（口舌）、耳症等病证的病因及治法。第八卷论及齿痛、鼻病、心痛、胸痛、胁痛、腹痛、小腹、诸痛歌、腰痛诸证的原因与治法。第九卷论及泄泻、痢疾、肿症、胀症、膨症、积聚的病因及治法。第十卷论及疝气、遗精、浊症、淋症、癃闭、遗尿、便闭、便血、脱肛、痔疮、虫症、儿科的病因及治法。第十一卷为女科和眼科，论及妇产科疾病和眼科疾病的常见病治法。第十二卷为外科常见病的疗法。涉及痈毒、内痈、疔疮、杨梅、下疳、阴疽、诸阴疽恶症、乳岩（附乳痈）瘰疬等证的治疗方法。

《王氏医恒》论说疾病之时，对病名、原因、病性、位置、病势和病机解释得极为清晰，治法以阴阳五行辨证为原则，对脏腑、气血、八纲进行了明晰的论述，并将历代医家和自己的临证经验相结合，对疾病的治疗，提出了清晰的治疗方法。王汝兰医书，对汉代以来数十家名医医案、医论（包括理、法、方、药）进行了较好的综合，使得此书，既具有临床实用性，亦是站在巨人肩上的集大成者。此书著成后，王汝兰门徒各以手抄本，常背于行囊之中，作为临证宝典。2015 年，团风林泉老人手抄此书一套，送于团风县政协。政协为之翻印，故而此书得以保存。

2. 金鸿翎著《应验灵方》

金鸿翎，字汝化。英山县人。《英山县志》卷十一《人物志·孝友》载，金鸿翎进士出身，学问渊博，举止端正，士林敬重。母胡氏早逝。父锦远，年五十多病。金鸿翎常自勉，说："为人之子，不可不知医。"金鸿翎钻研医书十余年，并亲自为父亲诊疗疾病，后来金父得享大年。金鸿翎一生救人无数，后著有《应验灵方》一书，刊于1920年（民国九年庚申），传世。

3. 刘云湖著《临床实验录》《伤寒论讲义》

刘云湖（1883—1939年），字丹阶。黄冈县（今属团风县）路口刘树塆人。他少时立志学医，以救人性命为己任。费尽艰辛，读遍所搜中医经典和名医著述。后来拜祖传名医陈九香为师，深得陈九香真传，医术日精。

1933年至1936年（民国二十二年癸酉至民国二十五年丙子），刘云湖在湖北国医专科学校执教，主讲《伤寒论》，著作《伤寒论讲义》，学校列为教材。后来，他结合平生30多年临床经验，著作《临床实验录》，对生平医学经验进行了总结。不仅如此，刘云湖还对几十种医籍进行了批注。

4. 刘常彦著《医学全书》

刘常彦，字凛斋。麻城（今麻城市）人。少为儒生，习儒之余，好读《黄帝内经》《脉经》及本草类著述。壮年游历川蜀，多遇高人达士相互切磋，对于医理渐渐精通。后来游历荆襄、河洛等地，经数十年，医术转为精深。

1884年（光绪十年甲申）《黄州府志》卷三十四《艺文志·子部四·医家类》载，刘常彦集各科经验秘方为《医学全书》，刊于1795年（乾隆六十年乙卯）。《医学全书》分别阴阳，辨明经络，于古法之中，亦有自己见解，论述多可取。

此书于1879年（光绪五年己卯）有术古堂刊本，现藏于中国科学院图书馆。1882年（光绪八年壬午）《黄冈县志》、李经纬《中医人物词典》均有记载。

5. 王协编《眼科全书》

王协，字恭南，一字约庵，号约庵居士。楚蕲（今蕲春县）人。专治眼科，著有《眼科全书》三卷传世。《中医图书联合目录》有记载。

1651 年（顺治八年辛卯），王协友人抄录王协所著眼科抄本一册。书中首述五轮八廓及眼科治法，再列眼科形症 160 余种，后附方剂 200 余首，兼论点洗、升炼等药法。其著条理清晰，备为精详。

其门下士，有目疾者，按症处方，每获良效。1667 年（康熙六年丁未），王协任华亭县令时，积多年所得，编成《眼科全书》三卷，于 1669 年（康熙八年己酉）刊行。

6. 肖延平校刊小儿诸书

根据《中医图书联合目录》记载，肖延平校刊钱乙《小儿药证直诀》（附《小儿斑疹论》）、《小儿卫生总微论方》诸书。

7. 李子毅编《痧痧法门》

李子毅，字庆申。蕲水县（今浠水县）人。李子毅曾祖李远峰曾患痧痧，湖南某医治愈后得其治法。父李鱼泉，也精于治疗痧痧。李子毅深得家传，也极擅长治疗痧痧。后来，他积三世经验并融入自己临证心得，编写成《痧痧法门》一卷。书中有治疗痧痧的鉴别法，外治、内治、禁用须知、痧痧医案等。学医者，可对症治疗。

此书《中国医学大成》有载。曹炳章《中国医大成总目提要》载："是书……皆从先生平时所得经验，先辨原因，次评、治法，终述医案，末附验方。其文简当，不感难涩，与痧科全书合刊，相得益彰，诚医家之宝筏也。"李经纬

《中医人物词典》有载。

8．熊煜奎著作群书

熊煜奎，字吉臣，号晓轩。一方名医。湖北武昌（今鄂州市鄂城区）县灵一里人。生活于清道光、光绪年间（1821—1908年）。熊煜奎幼年习儒，后因家父早逝，他将伯父所藏医书，通读十余载后，渐通医术。有病人求治，他均细心治疗，且以慈心待之。遇贫者多不收费。“家有斗米，助人八升，以为快事。”医德之高，令人敬仰。

熊煜奎不分昼夜，深入钻研医籍，仿戴旭斋作《伤寒正解》，辑成《医学源流》四卷。书中有“玉函演义”“灵素引端”“灵素秘旨”“金匮黄要”等，各卷载有医论，简明通俗，易于中医入门者学习。后又于1872年（同治十一年壬申），论药物之精要。二书被合刊为《儒门医宗总略》一书，分前后两集。

熊煜奎潜心著述，集有《训典采要》八卷、《训典采要续编》五卷行世。有《经世新书》二卷、《寿世文约》二卷、《中兴闻见录》二卷，均行于世。

熊煜奎尚有《寒热条辨合纂》《儒门医宗》《方药类编》行世①。熊煜奎曾刊《卫生便方》（也作《救急良方》《急救良方》），惜今未见。后又编《儒门医宗总略》续集，计有“四依汇要”“寒热条辨合纂”“医学心悟摘录”“张氏育婴心法附翼”，惜未刊行。

9．陈继谟《陈氏医案》

陈继谟，字五彝。黄冈县人。1882年（光绪八年壬午）

① 李今庸．湖北医学史稿．湖北科学技术出版社，1993：136.

刻《黄冈县志》载：陈继谟学问博洽，然而屡试不遇，于是放弃科举，专治医术。

陈继谟诊治疾病多奇效，以此名闻京师。后得京城太医院荐陈继谟，授为八品吏目。六年后，告归乡里。据1847年（道光二十七年丁未)《黄冈县志》卷十一《人物志·方技》载，陈氏生平著述甚丰，因滨河水涨，毁坏所住房屋，幸存《陈氏医案》一书传世。

10. 谢仁淑著有《医案纪略》

谢仁淑，字玉亭，黄冈县人。祖名谢惠，父名谢如锦。谢仁淑年少时攻读诗书，后科考不利，于是转而业医。通读不少医著之后，专心研读《本草纲目》。后来，医术精深，数百里之外的病人，竞相延请，治病疗效好，用药奇妙。

1847年（道光二十七年丁未）刊刻的《黄冈县志》卷十五《艺文志·撰著篇目》载，谢仁淑著有《医案纪略》一书。谢仁淑之子从本、方朱，分授内科、外科，皆为当时名医。

11. 齐秉慧著《齐秉慧医案》

齐秉慧之业师黄超凡，乃清代医家，学于名医喻嘉言，受业于舒驰远。其后在武昌治病（即今鄂州市）。黄超凡临证辨证，甚为详尽。但因忙于诊务，至70余岁才将医术尽传于齐秉慧。齐秉慧得黄师真传，勤学深思，终成一方名医，后著有《齐秉慧医案》（一名《齐氏医案》）传世。医案中有一病危患者，因失血过度，昏迷不醒。齐秉慧用大剂补气药，诸医不明其理而诘问。齐秉慧引《黄帝内经》之言云“血不能速生，气可急护”之语。诸医心服。病人服药后，苏醒无虞。李经纬《中医人物辞典》有载。

（四）药学著作

虞席珍，一名必寿。他本姓杨，后虞氏养育，因此改姓虞。武昌县（今鄂州市）人，素习儒业而善医。在鄂州、黄州之间治病，多效验。著有《本草药性易释赋》。

邱翔著有《济世金丹》若干卷，有济世活人之志。

（五）医学教育

胡续康（1881—1966 年），字则寅，晚号古月老人。英山县长冲区崇山铺八节岩人。世代务农，至 8 岁时入私塾学习 10 多年。21 岁时家贫而辍学，于是设馆教乡里儿童。不久，赴安庆考取测绘学校。但因缺少学费，无法赴校就学，只好四处谋事。清廷腐败无能，国民积贫积弱，胡续康愤而返乡，立志学医，后来编著有《单方三字诀》《药性三字经》，又著有《七十自述》《医疗初步》《菜园药店》《学医捷径》《诗歌小史》。余彦文《鄂东著作人物荟萃》有载。

刘凤纶（1831—1910 年），清代阳新县枫林镇坡山村人。1861 年（咸丰十一年辛酉）举人。1874 年（同治十三年甲戌）进士，选翰林院庶吉士。1877 年（光绪三年丁丑）春，任江西铅山县令。1891 年（光绪十七年辛卯）转任湖南临湘县令。因戡平有功，旋升湖南直隶州知州。1902 年（光绪二十八年壬寅）告老回乡。1904 年（光绪三十年甲辰）刘凤纶补《兴国州志》3 卷、首 1 卷。1889 年（光绪十五年己丑）《兴国州志》卷二十二《人物志·孝友》载，刘氏著有《医学艺学易知录》，为世人所重。1910 年（宣统二年庚戌）冬，逝于故里。

李春观（1908—1992 年），浠水县关口镇东树坳人。出身农家，后进入清华大学学土木工程专业。然学业未竟，父亲病重，于是退学返乡。他一边教书，一边自学医书。后得浠水名医周俊卿细心传授医术。新中国成立后，李春观参与创建浠水县关口区卫生院，并创办中医学徒班。为方便教学，他将中医经典内容，编成歌诀，著为《伤寒方证歌诀》，又作《金匮条解》，将杂病主方、主证，条分缕析，便于理解记忆和临证运用。

戴旭斋（约 1830—？年），名医。江右临川人，少时博览经书，后通读医学经典。1862—1874 年（同治元年壬戌至同治十三年甲戌）年间，戴旭斋流寓蕲春茅山镇，行医之余，勤于著书，有《伤寒正解》四卷。此书刊于 1871 年（同治十一年壬申）。名医熊煜奎获读之后，盛誉此书："章法、文法之妙，引人易入。非但可以示医学之简易，并可以广医学之流传。"戴氏善画，长于水墨大笔，苍劲古朴。

刘云湖除了临证医著之外，另著有《伤寒论讲义》，为教授学生之用。

二、清代其他医家特点

清代鄂东医家与明代医家相比，有与明代相类似之处，但也呈现出不同的风貌。相同的方面有：一者，体现在医家们多有仁爱之心，且医术高明，有的先业儒，后为医。二者，体现在同样出现延绵数代的世医现象。三者，有些医家专职化程度不太强。比如：有的既看病，同时又从事教书；有的既是朝廷官员，同时又给人开方治病。

当然，也有不同的方面。清代中西交流更为频繁，受传教士行为的影响，医家开始呈现西学渐入的现象。例如，女医家石美玉学贯中西。青年时代，即赴美国学医，获得博士学位后，力辞厚薪，回国创办医院、培训医学生。其医学生，遍布全国。不仅自己受教育的方式发生了改变，而且不同于前代医家信仰儒、道二教，基督教徒也以自己特殊的方式，走上了鄂东历史舞台。

清代医家医术十分高明。如童瑾，字建三，系清黄冈县人氏。先学书法，后学医方脉诀，十年之后，才给人看病。有病人于三伏天里，穿三层丝棉袍，但并不出汗，把脉后请脱一件，然后再脱一件，过了一会儿又脱一件，问他冷不，病人言不冷。开方服药后，痊愈。行医期间，以仁为先，不计其利。

另有黄冈县人严文鳌，师从名医胡大廷，年长后，医术高明。乡人因伤寒病半日未醒，人皆认为无救，然严文鳌把脉后，说服药便好。开方服药后，果然痊愈。有从兄饮食如常，然患血蛊。严文鳌诊视后，预言很危险，三日后不能起床。后来果真如此。严文鳌之子承冠，后来跟从父亲学医，亦有所成。

明清两季，忠孝之道、医者仁心，在医家之间，多有传承。明代鄂东医学大家万全、李时珍，不仅是医术高明，更是医德之楷模。

李之泌为明代黄冈县人，作为一代儒医，有众多弟子，且为一方名医，皆精于医术，救人无数，甚为乡里称赞。其医德医风，传及后人，历久不衰。

据《黄冈县志》《黄州府志》记载，易洪周，原名德溥，以字行。黄冈县人，少时好学，尤精医术。1729 年（雍正七年己酉），他治好怡贤亲王之病，后被召为礼部主事，享年 71 岁。蕲水周廷楹，同时受召，医名极盛，周廷楹后来以葬亲返乡。

谢殷，亦是黄冈县人氏，仅 16 岁便补弟子员。后来母亲重病，谢殷祈祷母亲病好。母亲病好之后，他深感医术的重要性，于是苦心攻读医学经典，后来终成一方名医。1882 年（光绪八年壬午）《黄冈县志》载，时大疫，人民患头肿足腿病，谢殷出资二千金，购买药物，免费送给前来求药的病人。

与谢殷相似的有贺泽璜，字美玉。亦是黄冈人。他少习儒业，后因母亲年迈多病，故而潜心攻读中医经典，后于医渐精，被乡人称为“白石磙先生”。乡人们传说，病人得到“白石磙先生”的诊治，即便重病，亦能治愈。

据清宣统刻本《湖北通志》记载，卢孙嫡（1665—1753 年），黄安人（即今红安人）。本意业儒，然不第，于是立志学医。他不仅医术高明，而且常治疗贫者、乞丐，不仅分文不取，还免费赠药。如遇一女乞丐，有一小儿，年至数岁，不会直立行走。卢孙嫡诊治后，用附骨散治疗，疗后小儿能独自直立行走。另外，一年迈男乞丐，病于道路旁将死。卢孙嫡看到，请人抬回家中，精心调治，直到老者病愈，才赠送钱财使之离去。卢孙嫡的仁心仁术，由此可见一斑。孔子曰：“仁者寿。”人们常言“德高者寿长”，诚哉斯言！卢孙嫡于 1753 年去世，享年 88 岁。

洪樵麓（1878—1945 年），黄梅县人。《黄梅县志》载，洪樵麓本为秀才，早年亦事儒业，屡试未第。后以教书为业，因患瘰疬病，求医多年无效，苦不堪言。后来遇到一位和尚名一涤，精心治疗之后，洪樵麓痊愈。愈后，拜一涤和尚为师。一开始，他专攻医治瘰疬，后来可独立行医。随着经验的积累，他医术渐高，对于伤寒和瘰疬尤其精通。他治病特点是，用药分量较重，且药物种类较少。洪樵麓看病不分贵贱，面对权贵，亦能泰然处之。例如，1937 年（民国二十六年丁丑），国民党人彭县长病危，请他前去诊视。洪樵麓诊后，认为是不治之症，于是不开药方。但当权者疑之，软禁了洪樵麓。后彭县长果死，洪樵麓被释。此例可见。由于当时政治形势复杂，医患关系也较前代复杂。然而，洪樵麓高明的医术、磊落的人格，亦由此可见。

（一）世医现象

明代大医家万全、李时珍，皆出自世医之家，且都是家族第三代医学传人。清代鄂州朱庆甲家族，将朱氏医学更是传至六代。医学的代际传承现象，在鄂东医学史上，显得尤其突出，兹举两例以说明。

据 1876 年《罗田县志》（光绪二年丙子）载，陈明道系清代罗田人，出身于医学世家。明道自小耳闻目染，于医亦精。行医过程中，遇到贫穷之人，则往往免费诊视，且赠人以药，与罗田老宿常有来往，人们誉为“儒医”。

另外，清黄冈县人程之骅，字仲超，精于医学。擅长养生术，得运气之法，若调息数周，可在暗室中视物。有子启厚、孙丰邱，皆能传承医术，弘其医德。三世为医，其家族医名传闻乡里，深受人们敬仰。

（二）部分医家的非专业化

明代临证大家万全，其著作中多次提到外出教书，如1532年（嘉靖十一年壬辰）外出教书，1539年（嘉靖十八年己亥）又去英山教书，1541年（嘉靖二十年辛丑）在英山孔家坊铺教书。明代万全如此，清代医家亦有如此者。有的亦官亦医，有的边教书边看病。如清代罗田县周传瑾，字怀村，本为儒士，博学多才，然未售。后来业医之时，亦设私塾课徒，并常用秘方施于人，活人无数。

（三）女医家出现

近代，由于文明的进步、女性解放运动逐步兴起，世界各国女性开始登上历史舞台，中国也不例外。明朝万历年间，西方基督教徒开始进入中华大地，展开传教活动，到清朝鸦片战争之后，来华传教的基督徒更多。据相关统计，1949年，在中国的传教士就有5500人之多。西方传教士对中国文化的影响，也是存在争议的，既有消极的影响，也有积极的影响。从积极的方面看，传教士兴办教会学校和教会医院，促进了文化的发展。例如，黄梅县的石美玉，便得到传教士的帮助，在异国接受了良好的教育，归国之后，报效国家，创办医院和学校，为中国的医疗、教育事业，做出了巨大的贡献。

石美玉是一位女性，祖籍黄梅大河猫头尾村人。1873年生于江西九江。英文名 Mary Stone，她的父亲是九江卫理公会传教士，母亲是卫理公会女子学校校长。石美玉后来是全国基督教联谊会会员。1879年（光绪五年己卯），6岁的石美玉来到九江，遇见美国传教士昊格矩（Gertrude Howe），昊格矩看见石美玉聪明可爱，便提出收养她。父母因家贫，同意收养。后来由于战争爆发，石美玉随昊格矩一起到美国，在美国接受先进教育。她勤奋好学，学习并精通了数国语言，又在美术、音乐课上取得了优异的成绩。19 岁时，进入密西根大学学医。她学医的目的，就是解除国人的肉体和灵魂的痛苦。数年之后，她取得博士学位，成绩名列前茅。毕业时，她没有接受美国的多方邀请，坚持回到自己的祖国，同时回国的还有同乡好友康爱德。

石美玉回国后，先创立了伯特利孤儿院。之后，在朋友的资助下，建立九江唐福斯医院。此医院是骨科专门医院。1899 年（光绪二十五年己亥），石美玉又在江西九江创立了妇幼医院。1901 年（光绪二十七年辛丑），石美玉在美国但福德医生的资助下，兴建但福德医院，石美玉出任院长。

石美玉不仅主持医院的各项工作，还在忙碌的事务中，亲自翻译英文教材、培训护士，为祖国培养了一大批医护人员。不仅如此，她还经常去城乡各地举办讲座，宣传卫生知识，对预防疾病、妇女儿童的常见疾病，也提出了各种预防措施和诊疗的意见。同时，她还收养了许多孤儿，为无家可归的孩子们，提供安全的住所和良好的教育。这些孩子长大后，多成为有用之才。

1918—1919 年（民国七年戊午至民国八年己未）两年间，为获得资金支持以筹办医疗和教育，她在美国进修，看到留学生在国外的各种现象，石美玉多次在美演讲。演讲的主要内容是鼓励留学生，学成之后回到祖国，为祖国母亲做出贡献。千疮百孔的中国，急需有才能、有志向的年轻人，返回祖国母亲的怀抱改变她、建设她。1920 年（民国九年庚申），她再次回国之后，继续多方筹措资金，创办传道会、妇幼医院，兴办看护学校、小学、初中等。

石美玉一生创办学校、医院等多达 15 所之多。为了传教事业，为了祖国人民的健康事业，她终身未嫁。一名女子，凭着满腔的热血，将毕生的精力和才华，都奉献给了她热爱的祖国和人民。这不能不令人感动。石美玉的事迹，后来载于《黄梅县志》和《鄂东人物志》。1954 年，石美玉因病逝世，享年 82 岁。

石美玉所学乃西方医学，是著名的产科专家。然而，她认为中医、西医各有所长，应该坚持“中西医结合”的路线。这样，才能促进医学的健康发展。

石美玉是第一位以女医家的身份，登上鄂东医学舞台的杰出女性。她也是中国早期不曾缠足的女性之一。在各种因素的影响之下，她在美国攻读医学专业学位，接受了西方教育的熏陶，尤其是基督教文化的熏陶。她爱人如己，无私奉献，将基督教徒的大爱精神融入医疗实践和医学教育之中。石美玉的现象，是值得后人研究的。石美玉的品格，石美玉的精神，是值得人们学习的。

（四）医学世家朱氏（庆甲）家族

鄂东医学世家除了万全（密斋）、李时珍这样的医学大家之外，还出现了鄂州朱庆甲家族这样的六代医学世家现象。医学在家族之间，能如此长久地传承，实属罕见。

1. 朱氏医学鼻祖朱庆甲

朱庆甲是清代武昌长岭人（今鄂州市境内），生于 1831

年（道光十一年辛卯），卒于 1895 年（光绪二十一年乙未）。朱庆甲是朱氏医学鼻祖，著有《医学入门》一书（又名《中医入门》）。朱庆甲的次子朱彝亭，是第二代衣钵传人。朱彝亭之子朱瀛洲亦承家学，颇有成就，为第三代传人。朱瀛洲长子朱黻华、次子勉华、四子朱英航皆为医，是第四代传人。朱英航之子朱祥麟系第五代传人，英航孙女朱寒阳，为第六代传人。朱氏家族近两百年来，为鄂东百姓的健康事业，做出了令人仰慕的贡献，因而受到了人们的敬爱。

朱庆甲名世诚，号长卿，别号凑趣山人。据《鄂州中医志》所述，他系宋代理学家朱熹之后，拔为贡生，加知州同衔，例授儒林郎。他曾于 1885 年（光绪十一年乙酉）参与编修《武昌县志》。《鄂州人物》《鄂州市志》《鄂州中医志》均载其传。

朱庆甲出身诗书世家。家中藏书甚多，其中方书亦多。弱冠之时患足疾，请医治病，结果愈加严重。后来，他在病床上翻书，恍然大悟其理。于是，自己开方调治，足疾半年之后痊愈，于是决意学医。后创办大生堂药局，取“大道慕岐黄以上，生机满天地之间”之意。他一边治疗病人，一边管理药局。后著有《伤寒辨论》和《医学入门》。《伤寒辨论》一书现佚，《医学入门》后易名《中医入门》传世。

朱庆甲学验俱富，治病多有奇效，辨证用药能因人、因时、因地制宜。创办大生药局，以活人为重而不以营利为计。在药物的选材、炮制上极下工夫。因此，深受人们爱戴。

2. 二世朱彝亭

朱彝亭（1852—1922年），原名敦伦，字叙五。朱庆甲次子。从九品员。朱庆甲本意让朱彝亭经商。然，朱彝亭苦志学医，庆甲感而允之。通读医书之后，随父侍诊。不久，得父真传。

朱彝亭与其父观点一致，重人体阳气。治病以八法为纲，并重祛邪之法。其中，以汗、下二法为长。朱彝亭精于辨证，谙于用药，对于病后服药的效果及预后，了然于胸。并且，他胆识过人，用药简而量重。人有疑者，朱彝亭云："攻下之剂，须适事为宜。如邪盛而剂轻，则邪不伏。邪轻而剂重，则伤元气，不可不审也。"故而，治病多出奇制胜。晚年集有《大生堂膏丹丸散方秘录》。

3. 三世朱瀛洲

朱瀛洲（1881—1950年），名厚泽，一名济时。朱彝亭之子。为国学生，有手稿《医醇賸义方歌括》《朱瀛洲医案》。

朱瀛洲幼承庭训，及长，为国学生。出学后，由父指导，精读医学经典。朱瀛洲青年时期主管大生堂药局分店，并坐诊于大冶县保安镇杜家巷。后于1935年（民国二十四年乙亥）到汉口挂牌行医。开业后，因其医道精深，不久求医者渐多，复设分诊所，一时门庭若市。1937年（民国二十六年丁丑），日本侵略中华，战争爆发，武汉告急，朱瀛洲回到大冶长岭。

朱瀛洲治病，注重气血调理和温补，亦重脏腑生克乘侮关系，并对脏腑与六淫之辨证有精深的洞察。如一病人小便癃闭，别的医家用通淋之药不效。后听闻病人痰嗽后小便闭，朱瀛洲以药探之，吐出痰涎，于是尿通。朱瀛洲云：

“肺为水之上源，上焦肺窍塞，则下焦膀胱不通。”朱瀛洲治病常如此，深得病人敬重。

4. 四世朱黻华、朱勉华、朱英航

朱瀛洲长子朱黻华、次子朱勉华、四子朱英航，皆承父志。朱黻华（1901—1944 年），原名致美，字佛航，幼读私塾，后毕业于湖北省立政治大学。但与时政不相投，于是，愤而从父学医，临证能不拘成规，且好诗词，有《静修室吟草》《佛航诗稿》传世。

朱瀛洲次子朱勉华（1906—1948 年），又名冕华，原名致善，字良弼，别号随缘山人。幼读私塾，后随父学医。好读中医经典著作。从父学医后，很快能独立应诊。朱勉华治病，首辨阴阳、虚实，尤重五行生克乘侮的关系。朱氏医案中传有一病案：有一病人，患咳嗽，极消瘦，至暮发热。经大冶县医生诊治数月无效，后请勉华治疗。前医用药为滋阴降火清肺方。朱勉华说：“此人咳唾白痰，乏味少纳，至暮低烧恶风，乃土不生金，卫阳不足所致。察其脉微、舌淡而嫩，非阴虚火旺舌脉，投以阴药寒凝，更损脾阳。”于是朱勉华用培土生金、升阳益胃，调理而愈。他临证处方，清灵简约，惜英年早逝。桑梓感其医术高超，赠“四世名医”金匾。

朱瀛洲四子朱英航（1917—2007 年），名致乐，亦名缨华。行医 60 余年，救人众多。他曾用生绿豆浆，治疗农药中毒而名噪乡里。曾任鄂城县太和区卫生院长岭分院副院长。著有《验方录》《临床医话》《岭头杂韵拾零》。

朱英航 5 岁入私塾学习，19 岁开始，约用五年时间自学医药知识，并伴父应诊。后来，从名医马春云学习外科，攻读王洪绪《外科证治全生集》，数年尽得其传。

朱英航对本草犹有研究，牢记《本草纲目》中的药味及单方。1957 年，一患者因喷射“1059”农药中毒，神志昏迷，喉中痰咳如锯，西医治疗无效。公社党委书记嘱其放胆治疗。朱英航记起《本草纲目》中，生绿豆可解丹毒，于是用生绿豆浆灌服治疗，患者转危为安。这是中药救治现代有机磷农药中毒的首例医案。

朱英航旁通《周易》，转益多师，尤爱本草，治病以胃气为本。他一生服务当地百姓，年九十而卒。朱英航传人朱祥麟。朱祥麟著作尤多。朱祥麟有女朱寒阳，亦传其业。

（五）清代鄂东名医表

清代鄂东医家除了杰出医家之外，还有许多著名医家。为行文简洁，兹列表如下。他们业务精湛而医德高尚，影响较大，且多有著作传世，为鄂东人民的健康事业，做出了巨大贡献。

清代鄂东名医表

序号	医家姓名	字号	生卒年	籍　贯	行医简评	著　述
1	胥秉哲	匡生	清代人具体不详	黄冈县	世代业医，精于医术，救人神效	诊法精微
2	易德溥	洪周	不详	黄冈县	博涉群书，精医术	
3	谢殷	怀仁	不详	黄冈县	救死扶伤，奇方异验，遇疫，购药为丸，广施救治	

续表

序号	医家姓名	字号	生卒年	籍　贯	行医简评	著　述
4	程之骅	仲超	不详	黄冈县	秉性沉静，精于医术，子孙传其医术医德	
5	洪植杨	豫高	不详	黄冈县	治病有奇效，治病无论贫富，皆不取药费	
6	周传瑾	怀村	不详	罗田县	常以秘方活人无数，亦曾设私塾	
7	石瑞荃	不详	1901—1982	蕲州（今蕲春县）	自学成才。针灸、中药、推拿并施，经验在业，内外妇儿皆精	小儿重舌的防治、阳和汤加减治疗哮喘临床30例
8	陈其殷	不详	不详	蕲州（今蕲春县）	为人高洁、医技精妙、为贫人治病，自赔药钱	脉法指掌、新方解略、古方解略（亦作《古方辨略》）、医学家指要
9	李泽溥	沛苍	不详	蕲州（今蕲春县）	善辨疑案，常施汤药，乡人德之	雨湖阁文集、津梁医书
10	石元吉	文藻，一字蓉城	不详	黄梅县	医术精湛，救人无数，时称绝技，医德高尚	医方通释（亦作《医方通释》）
11	丁德泰	桐雨	不详	大冶县	进士，任山西大宁令，善医，愈者以面饼酬之为乐	医方策略
12	黄校一	孝移	1910—1981	大冶县	专内科，注重调节脏腑气机，治病效果好	有医案，遭毁

（六）清代鄂东群医表

鄂东清代医学除了杰出的医家和名医之外，还有众多医家以其独特的智慧，为鄂东人民的健康，提供了各种保障。这一部分医家众多，现列表如下。

清代鄂东群医表

序号	医家姓名	字号	生卒年	籍　贯	行医简评	著　述
1	欧阳樊桂	字蕙田	1796—1820	黄冈县	精通医术，诊验如神，不索酬谢	
2	丰泽原	不详	1899—1980	黄冈县	从事中医事业60余年，长于妇儿科	
3	漆锐精	不详	1902—1960	黄冈县	20岁从事中医事业，长于内、妇科，以内科见长	
4	谢仁淑	玉亭	不详	黄冈县	能生死骨肉，诊治效验，用药奇妙	医案纪略
5	严文鳌	不详	不详	黄冈县	精于医术，能断死生	
6	胡延大	字德孚	不详	黄冈县	有仁德，随遇施济，不计诊费药资	
7	谢宏绪	不详	不详	黄冈县	精于医术	医镜
8	程启厚	不详	不详	黄冈县	三代业医，德及乡邻	医方秘纂
9	程丰邱	不详	不详	黄冈县	程启厚之子，医名桑梓	

续表

序号	医家姓名	字号	生卒年	籍　贯	行医简评	著　述
10	肖麟长	字华亭	不详	黄冈县	患者盈门，投以药，无不效。子继其业，亦有名	内经知要
11	肖凤翥	不详	不详	黄冈县	为肖麟长之子，有医名	伤寒纲领
12	肖向荣	不详	不详	黄冈县	凤翥之孙，世其家业，德高术精，乡邻敬爱	先正格言参订
13	陈锡球	不详	不详	黄冈县	精于医，寿及百岁	
14	陶宜炳	字星浦	不详	黄冈县	精于医	伤寒集锦
15	汪代棠	不详	不详	黄冈县	有医名	医学提要
16	陈学海	不详	不详	黄冈县	业医，有医名	医评集、丹方集
17	易经	字乾长	不详	黄冈县	精通医术，为人平和，高雅严谨	脉诀纂要、伤寒辨似
18	高子哲	不详	不详	武昌县（今鄂州市）	善医，活人甚多，常施药济贫，子哲于歉岁，变卖家产，施粥月余	
19	马春云	不详	不详	武昌县	精于外科，用药精当	
20	陈邦镇	字宜生	不详	鄂城县（今鄂州市）	通于医	伤寒证治述要
21	吴振之	字又唐	不详	武昌县（今鄂州市）	善医，德高术精。遇贫者，施以药资	

续表

序号	医家姓名	字号	生卒年	籍　贯	行医简评	著　述
22	朱光玉	字石庭	不详	武昌县	精于医，治病不受酬谢，常制药助困者	
23	熊芬	字可林	不详	武昌县	精于医术，有医德，常施药济人	
24	王贞甫	不详	不详	武昌县	晚年嗜医，治好病人，从不取值，子孙承其术	
25	吴又唇	号草堂	不详	武昌县	精于医术，求诊者不断	
26	秦厚焕	号席珍	不详	黄安县（今红安县）	儒医，治贫家病人不受谢，且治瘟疫，子传其业	
27	程身维	不详	不详	黄安县	心善术精，闻名乡里，贫者施药，医德高尚	
28	王崇道	不详	不详	黄安县	精于医道，疑难安危，决断明晰，乡人敬重	伤寒秘诀
29	张元和	不详	不详	黄安县	精于伤科，刀斧蹉跌诸伤，治之立愈。医德高尚	
30	王俟绂	号夔堂	不详	黄安县	精于医术，活人无数	灵枢得要
31	王兰	号者香	不详	黄安县	王俟绂之子，善医术，工书法	
32	程森福	不详	不详	黄安县	精于医术，心存济世救人。子楚璜继承父志，亦闻名	

续表

序号	医家姓名	字号	生卒年	籍　贯	行医简评	著　述
33	程为楠	不详	不详	黄安县	潜心医术，施药救人无数	
34	黄登选	不详	不详	黄安县	精于医术，有灾疠则倾心救治，精于方药，多济世奇方	
35	熊锡魁	不详	不详	黄安县	究心医道，每遇奇疾，应手而愈	
36	李全泰	不详	不详	黄安县	术精德高，治病从不计利	
37	袁开先	不详	不详	黄安县	术精救人，从不计利	
38	熊锡禄	不详	不详	黄安县	精通外科，施药救人无数	
39	邹盛钰	号海门	不详	黄安县	精于医术，医德高尚，遇贫民患病不取利	
40	杨名川	号海峰	不详	黄安县	年 70 余有延请者亲往，愈者不计酬谢	
41	邹崇谦	号益堂	不详	黄安县	性淡泊，以医传名	
42	李印书	不详	不详	黄安县	精于医术，时人誉为神医	
43	余中孝	字裕国	不详	黄安县	精医理，贫家求治，徒步往诊不辞其苦，人感其德	

续表

序号	医家姓名	字号	生卒年	籍　贯	行医简评	著　述
44	张锦玑	字少臣	不详	黄安县	晚年弃儒为医，不论远近，求诊必亲往，施药济人，且不取利。至今民间传颂	
45	石斗辉	字星垣	不详	黄安县	治病不取利	
46	邓兆嵩	字朗山	不详	黄安县	医术济人不取利	
47	邹德厚	字坤亭	不详	黄安县	施药救人数十年不倦	
48	汪应霖	不详	不详	黄安县	儒医，济人而拒取利	
49	耿文浚	字尧臣	不详	黄安县	精于医，擅长诊脉，定吉凶，百不失一	
50	耿普埙	不详	不详	黄安县	耿文浚之子，以医闻名于世	
51	刘映奎	号星阶	不详	黄安县	痘症流行时，不辞星夜劳苦，尽心调治，活婴孩无数	
52	詹殿选	号启朝	不详	黄安县	精于医术，通于脉理，远近延治，不受馈赠	
53	江玉良	不详	不详	黄安县	精于医术，道德高尚	
54	周开远	不详	不详	黄安县	精于医术，济人无数	

续表

序号	医家姓名	字号	生卒年	籍　贯	行医简评	著　述
55	戴玉辉	字蕴山	不详	黄安县	精于医术，活人无数不受谢	
56	孟正寅	不详	不详	黄安县	笃实醇谨，以医术济人，为人敬重	
57	李黉序	字萩林	不详	黄安县	精于医术，穷家不计酬谢	
58	李春馥	字香山	不详	黄安县	精医道，购药济世，乡人传颂	
59	熊凤翥	字鹏万	不详	黄安县	精通医术，乐善好施，治病不取分毫	
60	王崇戴	字松亭	不详	黄安县	监生，善医，有邻人急病速往救治	
61	张联芳	号梅村	不详	黄安县	善医，救人不取利	
62	戴士弁	不详	不详	黄安县	能医，救人不取利	
63	戴长庚	不详	不详	黄安县	戴士弁之子，监生，施药，有父风	
64	张载麟	号玉书	不详	黄安县	精于医，存心仁厚，乐施与，以医济世，不取利	
65	杨玉朗	不详	不详	黄安县	监生，精于医理，施药救急	

续表

序号	医家姓名	字号	生卒年	籍贯	行医简评	著述
66	涂纯一	名永监	不详	黄安县	擅针术，以针治病无不立应	
67	陈世楷	不详	不详	黄安县	精于医，救人为业	医评集
68	陈克新	不详	不详	黄安县	精于医，救人为业	丹方集
69	邓履宽	不详	乾隆年间人，具体不详	麻城县	出身世医之家，精于医术	
70	余秉圭	不详	同治年间人，具体不详	麻城县	为人诊治，施以药物，医德高尚	
71	李廷淦	号静甫	光绪年间人。具体不详	麻城县	仁心救人，名传乡里	三焦论
72	喻必惠	字嗣侨	不详	麻城县	精医术，善诊断，断生死如神	
73	喻稿	不详	不详	麻城县	喻必惠孙，时称名医	
74	喻显烈	不详	不详	麻城县	喻必惠族子，时称名医	
75	喻嘉璵	不详	不详	麻城县	喻必惠族子，时称名医	
76	余易元	不详	不详	麻城县	精于医，治效奇验，药简而剂重	
77	余存恒	不详	不详	祖籍姑苏，后居麻城	以医名世，品行高洁	

续表

序号	医家姓名	字号	生卒年	籍贯	行医简评	著述
78	余有成	字庸玉	不详	麻城县	余存恒之子，传父医术，有医名	
79	屈大寰	不详	不详	兴国州（今阳新县）	双目皆瞎，精于医，善诊脉，知人寿夭	
80	程詹礼	不详	不详	麻城县	儒医，见病即治，施药不取值，亦不受谢	
81	李文启	不详	不详	麻城县	素精医术，从不取利，施药救人	
82	鲍芹堂	字香岩	不详	麻城县	精于医，治病不论贫富，概不取资，贫者赠药	伤寒萃锦
83	黄世汉	字性安，号乐贫居士	不详	麻城县	专于医术，臻其妙，以救人为乐	
84	李师瘨	字月楼	不详	麻城县	举人，能改正名医张景岳医书	
85	彭楚英	字荆峰	不详	麻城县	精于切脉，能断人生死	会心篇
86	彭贤臣	不详	不详	麻城县	继承父志，业于医，名传乡梓	
87	李代恩	不详	不详	麻城县	精于医，有医名	病理学
88	蔡瑞芬	字子锡	不详	麻城县	精于医道，活人无数	医学通论
89	刘作栋	不详	不详	罗田县	精于医术	青藜外科
90	叶时棠	不详	不详	罗田县	精于医术，活人无数	医方纂要

续表

序号	医家姓名	字号	生卒年	籍贯	行医简评	著述
91	胡泰勋	不详	不详	罗田县	潜心医学，究内外方脉，贫者不计酬谢	药性述要
92	严寅宾	不详	不详	罗田县	精于医术，施以药饵，广济病人，医德高尚	
93	阎增瑞	不详	不详	罗田县	精医术，贫穷者就医不取值	医说
94	方五铠	字竹溪	不详	罗田县	诊病多奇验，延治者极多	
95	徐锈优	不详	不详	罗田县	秀才，通于医	万氏医科
96	傅有铎	字天木	不详	英山县	精于医	
97	闻粉部	字相齐	不详	英山县	国子监太学生，晚年精于医术，活人甚多	
98	沈自昆	字玉罔	不详	英山县	监生，精于医理，专心活人，不取财帛	
99	杜一枝	不详	不详	英山县	武庠生，精于医，常药活人，救人无计	
100	段永淙	字吉人	不详	英山县	国子监太学生，以方药活人，不取药资	
101	叶瑞青	字芝田	不详	英山县	攻研医术，广施药物，德高术精	
102	黄怿麟	字继勋	不详	英山县	善医术，捐施药材，医德高尚	

续表

序号	医家姓名	字号	生卒年	籍贯	行医简评	著述
103	熊训元	字春荣	不详	英山县	精于医术，施药材救贫者无数。知县赠“济世活人”匾额	
104	王善良	不详	不详	英山县	通医术，以药济人，概不取值	
105	马良慥	字德修	不详	英山县	庠生，精于医。救人不辞劳苦，不取金钱	回春录、补天石医书
106	周廷楹	不详	不详	蕲水县（今浠水县）	与黄冈易洪周医术相伯仲	
107	胡雯	号岚峰	不详	蕲水县	业儒，博览医书，活多人，武汉赠“妙手回春”匾额	
108	胡幼甫	字世炽	不详	蕲水县	以正骨推拿医术为业，用刚柔相济之法，配制“胡幼甫跌打万应药酒”，效果好	
109	饶崇仁	字尊元	不详	蕲水县	医术精，尤精妇人科，遇贫者助其药资。晚年双目失明，以舌代目，无差错	
110	徐儒桀	字季方	不详	蕲水县	潜心医学，所诊者立愈。求治者众，门庭若市	伤寒正宗
111	刘衡	号大中	不详	蕲水县	庠生，后以医济世，诊病人生死吉凶，决断如神	

续表

序号	医家姓名	字号	生卒年	籍　贯	行医简评	著　述
112	刘观旗	号大经	不详	蕲水县	庠生，后继父业，以医济世，所至辄效，被称作“小华佗”	
113	杨以泰	不详	不详	蕲水县	精于医，好善施，遇穷者诊脉赠药不取值	
114	李绍度	字公律	不详	蕲水县	慷慨好施，善医术，有贫者救治，捐药治之	
115	杨楚珍	不详	不详	蕲水县	精于医，年四十而逝	
116	肖铨	字公衡，号樗叟	不详	蕲州（今蕲春县）	少贫，嗜读书，精医术	大学汇编
117	陈谟	字友夏，号素庵	康熙年间人，具体不详	蕲州（今蕲春县）	好学，教授生徒有成就	医门集要
118	丁修元	不详	1893—1969	蕲州	通中医各科，尤专儿科，重脾胃，强调护理及心理疗法	
119	江柏成	不详	不详	蕲州	通中医各科，重脾胃	
120	田莜斋	不详	1902—1982	蕲州	世医，潜心医术，为一方名医	医疗实践、桴山医案
121	胡步云	不详	不详	蕲州	精医，遇贫者不取药费	
122	陈重溢	不详	不详	蕲州	专医术，志存救治疾苦，不受谢金	

续表

序号	医家姓名	字号	生卒年	籍贯	行医简评	著述
123	李方赓	号饬夫	不详	蕲州	通医术	
124	易德迈	字陶希	不详	蕲州	善医术，以济人为业	
125	陈芸	不详	不详	蕲州	精于本草学	神农本草歌括
126	陈雍	字敦仁	不详	蕲州	善医方，多奇中，治贫人施药不取值	医方三昧
127	吴雁题	号唐人	不详	蕲州	为诸生，晚年以医道济人，不辞劳苦	
128	张志杰	字子占	不详	蕲州	为诸生，深于医道	编纂本草，书名不详
129	明长人	不详	不详	蕲州	深研脉学，脉理精确，药不妄投	
130	龚灏	号廉夫	不详	蕲州	治病不受谢，遇贫者施药，医德高尚	
131	陈广东	不详	不详	蕲州	业医，诊治不索谢，贫者赠药	
132	邓一桓	号兰亭	不详	蕲州	精医术，携药囊于市，有病者医之而不取值	
133	于良椿	号双亭	不详	广济县	精于医术。疫疠流行，于良椿施药调治，愈者众，受人敬重	
134	张拱治	不详	不详	广济县	精于药性，常聚工物，有患者求则施药不取值	

续表

序号	医家姓名	字号	生卒年	籍　贯	行医简评	著　述
135	陈定中	字大马	不详	广济县	隐于医	
136	熊浚	字如章	不详	广济县	长于医术，求者众，不计所得	
137	胡锡鼎	字永祚	不详	广济县	世代儒医，治病不辞劳倦，倾力施治，不计酬谢	
138	查启嘉	字孚言	不详	广济县	精于医，存济人之志，前来求治者一视同仁	
139	许世锦	字敬亭	不详	广济县	长于医，能治沉疴顽疾	
140	舒尊基	字王路	不详	广济县	工医，贫人施舍方药	
141	张文基	字道阶	不详	广济县	精于太素脉，诊脉之后，历数年所诊者皆验	
142	冯元会	字集成	不详	广济县	长于医，瘟疫流行，不避危害全力救治，痊愈者众	
143	方席珍	不详	不详	广济县	瘟疫年，广施医药，救活者众	
144	张世璜	字翠轩	不详	广济县	精于医，施药于人，医德高尚	
145	饶策	字戒庵	不详	广济县	武庠生，遇贫者济之。求治者日盈其门，皆细心治疗	

续表

序号	医家姓名	字号	生卒年	籍　贯	行医简评	著　述
146	洪新甫	不详	1898—1966	黄梅县	曾任黄梅县医联会理事长。长于治内、妇杂病	
147	周济之	不详	1911—1979	黄梅县	血防站中医师，潜心内科。晚年从事血吸虫病治疗研究	
148	陈文斌	字武烈	不详	黄梅县	精医术，贫者不计药值，常点夜灯照行人	伤寒纂要
149	王经纶	不详	不详	黄梅县	精于医术，能断人生死	
150	郑梅占	不详	不详	黄梅县	业儒，精医道，治病从不计酬金	
151	李开基	字华国	不详	黄梅县	精于医术，不计利，不辞劳，医德高尚	
152	黎祖怀	字秉廉	不详	黄梅县	精于医，临证长于伤寒，每遇险奏效。人称“杏林妙手”	
153	蒋兆瑞	字朴存	不详	黄梅县	国学生，以医术闻名	
154	石夔照	字汉中	不详	黄梅县	精于医术	
155	宛相	字大用	不详	黄梅县	精于医术，蓄药，贫者治病施药不计利	
156	黄章震	字龙光	不详	本江西南昌人，客游黄梅县	遇疫疾流行，救人无数	临证随笔

续表

序号	医家姓名	字号	生卒年	籍　贯	行医简评	著　述
157	成我琦	不详	1776—1874	大冶县	善医术，有人延请，不论贫富即往	
158	李宜滢	不详	不详	大冶县	精于医，遇贫者舍财施药，救人极多	
159	周毓令	号问源	不详	黄陂县	嘉庆十二年举人，著述丰富，精于医理	
160	李煦	号苍晓	不详	黄陂县	精于医学，治病不计药酬	
161	罗正棠	字魁玉	不详	黄陂县	精于医理，轻资财，凡求治者不受谢	
162	陈西观	不详	不详	黄陂县	精医学，善治奇疾，能断人生死，不计利	
163	徐敏	字我非	不详	黄陂县	精于医，长于治痘	存济篇
164	徐晋	字接三	不详	黄陂县	精于医术，业医四十余年，有长者风	
165	徐桂之	不详	不详	黄陂县	徐晋之子，以医名于世	
166	陈鉴藻	字立生	不详	黄陂县	精于医理，诊视方脉，不取利，常制药丸赠人	
167	姜元吉	号文圃	不详	黄陂县	善于医理，常施药材济众人	

续表

序号	医家姓名	字号	生卒年	籍　贯	行医简评	著　述
168	陈咸享	字春光	不详	阳新县	善医术，求治者一心救治。全活者众，不受酬谢	
179	廖必达	字良芝	不详	阳新县	业医，乡人延请，随请即至，多不计利	
170	刘烇	字慧夫	不详	阳新县	通医术。遇贫者赠以药	医学艺学易知录
171	阮辉堂	字石泉	不详	阳新县	善医术。精心医治病人，病愈不受谢	
172	熊梦飞	字伯川	不详	阳新县	精于医术。路遇病者诊方赠药，识与不识，皆不计利	
173	宋凌云	不详	不详	阳新县	以医为业，遇病者精心医治，施药不计利	
174	陈才源	字达山	不详	阳新县	通于医，不以医为业。治病不受钱财	
175	王箕武	字成南	不详	阳新县	业儒，精医术，救治病人无数	
176	程高	字仰之	不详	阳新县	治病效验，不计药资	
177	周文焕	字济庵	不详	阳新县	精医术，治病不受钱财	
178	冯生枝	字鹿门	不详	阳新县	通医术，有节操	
179	肖世鲁	字九成	不详	阳新县	精于医术，治贫者急往之	

续表

序号	医家姓名	字号	生卒年	籍　贯	行医简评	著　述
180	王兴杨	字汉春	不详	阳新县	精医术	
181	王映阶	不详	不详	阳新县	王兴杨之子，亦能以医术救人	
182	阮超	字焕成	不详	阳新县	监生，精读方书后成名医	
183	陈道善（一作善道）	字翰园	不详	阳新县	监生，精于医，常备药赠人	医学便览
184	柯惟功	不详	不详	阳新县	业医，贫者诊治，施药不取利	
185	明渐磬	字希同	不详	阳新县	精于医术，救人无数	
186	朱德醇	字塔州	不详	阳新县	太学生，精于医，贫者施药不取费	
187	柯光堂	字醉白	不详	阳新县	精于医，诊病施药，不取费用	
188	阮玉衡	字坚庵	不详	阳新县	精于医理	
189	陈竹轩	字德新	不详	阳新县	业医。遇贫者，常施方药不受谢	
190	舒石亭	不详	不详	阳新县	善外科，有请必赴不索谢。常备药济贫者	
191	舒啸岩	不详	不详	阳新县	舒石亭之子，继父志，治病不受谢	
192	陈思堂	字孔坚	不详	阳新县	精医术，平生全活无数，概不收费	伤寒辨正
193	刘灼	字品坡	不详	阳新县	精医，好义举	医方辑要

第五章　西学东渐时期（民国至中华人民共和国初期）

这一时期，祖国医学面临着严重的挑战，兹分述如下。

一、中医弱点凸现。回顾近百年来的西学东渐时期历史，中华传统文明受到全面冲击与挑战。西方文明的传入，西方文化的广泛传播，对于封建思想体系形成了猛烈的冲击。中医也不例外，在西方实证主义科学的思想的影响之下，中医学的阴阳五行理论、五脏六腑的生克关系，显得非常“不科学”。正因如此，受西方教育影响之下的有识之士，如梁启超、鲁迅、郭沫若等人亦举反对中医大旗。其实，实有中医内在原因。

二、中医生理学、解剖学落后。中医生理学、解剖学较为落后，传统中医看病讲究“望、闻、问、切”，对于疾病的情况，通过观舌苔、切脉象来判断，而对于穴位则更凭借经验与病人的反应去把握，更无解剖学的支持。这使得中医学与易经学一起，成为“玄学”或迷信。受现代西学影响的学者们，自然是不肯盲从的。

三、中医理论深奥不易教学。中医理论深奥需要传统国学作为基础，加以长期的积淀浸润，才能学有所成。而现代学者多受西学的影响，对于传统国学所下的工夫有限。加之医学需要长期的临床实践，故而鄂东明清之际，大医辈出，多出自数代父子口耳相传、自幼耳濡目染。因此，能集其大成。西学东渐时期，人们面临的主要问题，是面对帝国主义列强的侵略，如何自立自强的问题。西学的强势入侵，使得国人自感不及。西学与中学的争论，便是这种情形下的产物。没有外部的安宁环境，没有厚实的国学作为根基，中医理论便更显得晦涩难懂。

四、中医重视辨证施治。中医治病，极为注重辨证施治。如何辨证，则需要长期的临床实践与中医学理论作为基础。一般学习者末学肤受，难以掌握确切，故而病人常为庸医所误（如鲁迅的父亲即是一例），使得中医学最终成了罪魁。辨证地看，西医也未必都能治好病人，但由于西医有自己的长处，故而能大行其道。

五、西医重视实验科学。西医的主要长处是，以实验科学为基础，如人们实验发现，白细胞升高，人体就进入炎性反应阶段。此时，只要能用抗生素进行消炎，便能很快治好。这种立竿见影、且能通过仪器进行细胞计数的方式，于医生而言极易掌握，于病人而言极易相信和接受。例如，黄梅籍的石美玉就是西方医学专家。当她得到传教士的帮助后，到美国接受了西方医学教育，成为中华女子医学博士第一人。归国之后，她报效国家，创办了医院和学校，是江西九江但福德医院创始人，又创办了伯特利医院，后更名为上海第九人民医院。石美玉一生，为中国的医疗、教育事业做出了杰出贡献。

黄梅石美玉：中华女子医学博士第一人。清末至新中国成立初期。江西九江但福德医院创始人。伯特利医院后更名为上海第九人民医院。

西学东渐以后，鄂东中医学渐趋没落，主要表现为民国前后，中医学著述甚少，中医大家、名家少见，而少数隐于民间的医生，如黄冈名医王汝兰。其医学著述《王氏医恒》，是一部临证医学全科著作，经过数代医家临证检验，认为其临床价值极高，居然未得到很好流传（至今，仍隐于鄂东民间少数医者手中，久之，能否存传下去令人担忧）。而这，自然有其内在原因。其一，中国面临着帝国主义瓜分中国的危险，国难当头，人们关注的焦点，不是和平时代的健康事业，而是如何在列强的虎视眈眈之中，不做亡国之奴。因而，中医的薪火相传，渐趋衰落。其二，中医理论艰深，需要扎实深厚的国学基础和丰富的临床实践，而在内忧外患、西学强势冲击之下，学子们很难安心下苦功夫。其三，中医治病之时，往往随证变化用药，若无较好的医学理论支持和长期的临床实践，极不容易掌握其临证规律。

西医学传入我国后，迅速得到发展，逐渐形成近代的卫生行政管理制度。民国时期，政府当局多次提出废止中医。在这种特定历史背景和异常艰难境况之下，中医药界通过创办中医教育、建立附属医院、组织学术团体、出版中医药期刊等，革新图强，谋求发展，成为近代医学史的重要标志。

民国时期，医学上虽然中西并存，实际上，中医对我国人民的医疗卫生保健，仍然发挥着重要作用，并占主导地位。中医因其临床实践的有效性，继续得到人们的信赖，进而持续地发展。中医在临床各科诊治、传染病防治、药物学与方剂学研究、医籍刊行和经典著作研究等方面，仍然取得了重要进展。

新中国成立初期，中国制定了“面向工农兵，预防为主，团结中西医，卫生工作与群众运动相结合”的卫生工作方针。毛泽东同志提出“中国医药学是一个伟大的宝库，应当努力发掘加以提高”的中医政策。这些工作方针和政策，得到认真贯彻和落实。人们创办了中医医院，开创了现代中医药教育，建立了中医药科研机构。新时期的卫生部明确提出，中医、西医、中西医结合，“三支力量都要大力发展，长期并存”。

2003 年 10 月 1 日，我国实施《中华人民共和国中医药条例》。这是我国中医药发展史上的一个里程碑。它标志着中医药事业，走上全面依法管理和发展的新阶段。

2005 年 11 月，中国中医研究院在成立 50 周年之际，将名字改为中国中医科学院，进一步确立了中医学和中药学的科学地位。

2009 年 4 月，我国发布《国务院关于扶持和促进中医药事业发展的若干意见》。这是深化中医药事业发展和中医药卫生体制改革中的一件大事。

2009 年 6 月，我国政府第一次在全国范围内，评选出 30 名国家级中医大师。全国各省、市、县，先后均评选出了各级的中医大师。中医药事业、中西医结合医学、中医药国际交流等方面，都有了重大发展，成绩斐然。在我国政府的积极推动下，中医学日益得到各国政府和世界卫生组织的重视和推广。2019 年年末发生的新冠疫情，以及中医药在防治疫情方面取得的突出表现，使得人们对中医的认识，更为深刻和全面。

鄂东地区中医药事业的发展，伴随着全国的稳步推进，步入正轨。近百年来，鄂东中医界名医辈出。这一时期中医药名家的特点，主要有四。

其一，临证技术精湛。他们都是经过专业训练的。其业务技能，或经过师承严格训练，或经过学校严格训练，大多训练有素。

其二，理论素养深厚。他们都有理论上的建树，或撰有中医药科研论文，或有中医药著作传世。如眼科名医汪海门。其《汪海门眼科临床经验》一书，当时内印本出版时，就达两万册。最后，由南东求校注，北京学苑出版社出版，发行海内外，影响较大。

其三，他们都是各地名医或知名药师，享有极高声誉。这些名医和名药师，他们尽平生之力，服务于当地生民。为鄂东大地生民的健康，贡献了毕生精力。他们是鄂东大地生民的保护神。

其四，由于时代的要求和临证的需要，这些医药名家，在继承了传统中医药理论和技术的同时，还不断地吸收了西医、西药理论与技术，融入各自的专业中，从而使中医药理论与技术，得到更好的发挥与发展。

其实，只要稍稍熟悉中医药发展史的人，大都了解，大凡中医药史上卓有成就者，无不是在继承中医药传统的基础上，大量吸收外来理论和技术，从而使中医药学术得到更快地发展，也使中医药宝库得到不断地充实，从而使中医药更好地为人类的健康卫生服务。如鄂东明、清时期的大医家。一是临证医学家万密斋，其临证领域涉及之广，是当时很多临证医家所不及。他的儿科、妇科、痘疹科诊治技术，不仅是当时医学的领先地位，而且传到海外，对海外医学取到了很大的促进作用。二是李时珍殚精竭虑，著成的药学巨著《本草纲目》，就吸收并注入了许多当时新兴的科学技术与知识——如植物学、动物学、矿物学、物理学、化学、农学、天文、气象多方面新知识。三是清代治毒名家杨际泰，面对西方鸦片毒烟的侵入，他经过不断地试验、研究，研制出了治疗鸦片烟的药方。同时，还吸收了外来治疗经验。

近百年来，鄂东地区的众多中医药名家，他们多能在继承传统中医药的基础上，又能不断地吸收外来医药的理论和技术，从而使自己的专业水平和技术，既具有时代的新特点，又能发挥传统中医药治病的长处。

第一节　西学东渐时期著名医家及其著述

西学东渐时期，鄂东著名医家多出于清朝末，成长并成熟于民国期间。新中国成立之后，他们仍然满腔热血地迎接新中国的诞生，并积极投入到新中国建设的浪潮之中。

一、夏滋圃著述

夏滋圃（1892—1977 年），湖北红安县觅儿寺中分塆人。他出身农家，家教严格，学业优秀。然而，因家贫体弱，读至中学时，即辍学回乡。返乡后，以教书为计。18 岁开始自学中医，步行百余里，借得医书之后，挑灯夜读。后来随着知识和经验的积累，他医术渐长，医名渐远。30 岁以后，应邀在汉口统一街道、打铜街行医。后来武汉沦陷，他愤然还乡，以救治乡民为志。新中国成立前，他虽年近花甲，然仍四处奔走，为乡民解除痛苦。1953 年，加入中医联合诊所。1956 年，调入县人民医院。与李炳臣、吴椹斋、周海门，一同被誉为“红安四大名医”。1959 年，国家举办的名老中医献书、献方活动中，夏滋圃将平生临证治病经验，整理成《采风录》《验方选》，共达 5 万余字，奉献国家。

夏滋圃勤于钻研，擅长总结，医学基础扎实，经验丰富，对于各科疾病都有心得，治病时注重脾胃的功能与作用，对妇儿科、内科尤其擅长。“文革”期间，《采风录》《验方选》二书被毁，然有《夏滋圃医案》《读书札记》手抄本存世①。

二、胡衡甫著《衡庐医话》

胡衡甫（1893—1968 年），字秉钧，号晴谷。麻城县麻城镇（今麻城市城关）人。他幼年丧父，20 岁时，麻城高等小学毕业后，从舅父熊清溪学医。师满后，独立行医，且开有“胡长春”药铺。

胡衡甫治病，以伤寒内科杂证见长。业医五十载，博览群书，精研医理，临证经验丰富，后著有《万氏（密斋）小儿科》《衡庐医话》。《衡庐医话》分医经评议、书刊评介、辨证论治、临证证验、论医集锦五部分。余彦文《鄂东著作人物荟萃》有记载。

---

① 湖北省卫生厂中医处，湖北省中医研究院. 湖北当代名中医传. 湖北人民出版社，1989：319-322.

三、汪海门《汪海门眼科临床经验》

汪海门（1898—1978年），字绍贡。黄冈县上巴河镇（今属团风县）洪家楼人。鄂东眼科名医。汪海门少时入私塾读书10年，课余涉猎广泛。21岁立志学医，拜名医樊云泉门下，专门学习中医眼科。不久，便能独立门户行医。

1923年至1955年间，汪海门先后在洪家楼、上巴河镇开设中医眼科诊所，医术日渐精湛。很快医名远播，深受病人敬爱。《黄冈县志》（1990年版）载："仅1973年治疗眼病患者达1万多人次。"1972年后，汪海门多次参加科技会议，他的学术见解及临床经验为眼科专家所重视。1974年，黄冈县卫生局组织方原超（中医）、付汉晖（西医）两位主任医师执笔，整理《汪海门眼科临床经验》一书，由卫生局领导张庆岚负责审定，于1976年付印。时为内印本。数十年之后，此内印本，几乎遗失殆尽。幸得学者南东求，从学校图书馆注销"破旧蠹损之书"中拣出此书，经过几年校注，于2014年，由学苑出版社出版，才广泛流传社会。

《汪海门眼科临床经验》一书特点明显，主要是中西医结合，是眼科疾病大全。全书以西医病位分为十类，大类下面再以中医病名分小类。病证中既有西医症状描述，另兼病理描述，并有中药方剂治疗方法，有的还有病案举例。因此，此书有较强的临床指导意义。

汪海门专注于眼科疾病50余年，苦心钻研探索，临证经验积累丰富。他认为治病必先明白病因，眼科疾病发病原因主要有外感六邪、脏腑失调、外伤所致、先天性或其他生理衰老等原因所致。因此，他认为治疗眼病要根据病因进行针对性的治疗。

汪海门临证实践时，有以下特点：其一，强调眼病辨证。其二，强调眼病治疗，并将中西医药物结合使用，收效甚好。其三，重视眼病外用药物的研究。其四，重视理论总结，不断探索，不断积累，反复实践，有所创新。汪氏治疗眼病基本原则是“一散、二破、三补”“宁服十剂破散之剂，不服一剂寒凉之品”。他采用中西医结合的方法，治疗眼科各种常见病及疑难杂症，效果极佳。

汪海门一生治愈数以万计的眼病患者，为鄂东百姓健康付出了巨大的努力。汪海门为使医术得到传承，亲自办眼科医学培训学习班，培训学员百余人。另外，他还将医术传于汪氏后辈，使汪氏眼科，后继有人。

四、金仲文著《医林集腋》

金仲文（1908—1977 年），字春山。罗田县胜利镇人。他性格沉静，寡言少语，聪明好学。因父亲早逝，故 14 岁辍学，在当地春和堂药店跟随叔父金蔚廷学医。金蔚廷博学多才，长于治疑难杂病，为罗田、麻城及安徽省金寨县一带名医。

金仲文认真务实，细心研读《黄帝内经》《难经》《伤寒论》诸经，旁及刘河间、李东垣、张子和、朱丹溪、张景岳诸家学说。数年之间，积学渐丰。后来他与叔父一起，搜罗百家，采撷精华，用八年时间撰成《医林集腋》。全书分门别类，共 17 卷，计 30 万言，图文并茂，读者读之，一目了然。

《医林集腋》内容有辨别经络与脉法，另有伤寒杂症、妇科、幼儿科、外科等内容。为了方便临证记忆，他还在疾病与药方之后，作词赋括之。金仲文治内伤杂病，十分注意温补脾胃。其诊治脾胃的经验有六法，分别为：一是补脾气，二是温脾阳，三是升脾气，四是补脾阴，五是补脾生血，六是补脾散饮。不仅治杂病如此，对于外感病、妇儿病，都重视脾胃，实因脾胃乃后天之本。

金仲文临证经验丰富，治病注意辨证。同时，也注重遣方用药。他认为，就算看病辨证准确，如果组方浮散、选药不当，也会影响疗效的。用药要专而精，才会功效明显。除此之外，他还十分注意总结药物的配伍疗效。

五、汤辅康著《辅康医学丛书》

汤辅康（1917—1981 年），名汉，字辅康，号聘三，又名起珠。是湖北大冶县金牛镇人。9 岁就学，攻读儒书 9 年。后学医，同时执教乡里，兼职行医。数年后，因医术高超，故而专门从医。

汤辅康从医 40 余年，医理精深，经验宏富。治愈患者，无以数计。勤于著述。遗著甚多，有《辅康医学丛书》约 300 余万言。平生尤为重视古今医案。他认为“书家有帖，画家有谱，医家有案，三者皆匠心独运、淡泊经营之杰作”，又说：“案犹镜也，以铜为鉴，可别媸妍；以史为鉴，可知兴替；以案为鉴，可辨得失。是以镜不磨不明，案不评不白。”（《百家医案选评》）历数十年，撰成《中医写案入门》

(由湖北省卫生厅刊行)《百家医案选评》二书。前者述读案、写案方法。后者重点发挥前人辨证论治精微，揆度处方，用药技巧，并评定是非得失。二书均为读案之阶梯、后学之津梁。

六、儒医世家刘止安

刘止安（1893—1967 年），字荣填，号迟步山人。湖北阳新县人。出身儒医世家，自幼秉承家学，颇得家传，弱冠之年，常代父出诊。朋友亦受益良多。1928 年，进入重庆针灸讲习所学习。三年毕业。年近三十时，东渡日本大阪，学习汉医 3 年。回国后，在南京、余姚、奉化等地悬壶应诊，声名渐起。

1938 年（民国二十七年戊寅），定居汉口。刘止安深感医道深奥，常出门寻访针坛名师，如承淡安、焦勉斋、孟子英、黄云章等人，与之互相切磋提高。1944 年，美机轰炸武汉时，刘止安避乱阳逻乡间，为乡人看病。每遇贫穷之人，常免费赠药。1945 年，刘止安重返汉口，后移居武昌，不久名声大噪。刘止安、杨济生、蒋玉伯，被誉为“武汉针灸三鼎足”。

刘止安治病注重运气学说。后来，他著有《气候与疫情》《刘止安医案》《中医针灸科与中医方剂之间的关系》等书，具有临床指导意义。

七、熊济川撰写教材

熊济川（1906—1973 年），湖北黄陂人。少志于医，师从名医冉雪峰，深得器重。熊济川对中医内、外、妇、儿、针灸诸科均有研究，儿科尤为擅长。熊济川认为，小儿脾胃虚弱，易于虚损，故常以益气健脾法，疗效极佳。

熊济川撰写教材《中医儿科学讲义》，发表论文《中医对急性放射病的认识与治疗》，后来门人整理有《熊济川医案》。

八、中药炮治张高安

张高安（1908—1986 年），湖北黄陂人。名药师。14 岁到汉口前花楼“太和堂”药店为中药学徒，苦心学习中药药剂各门技术，无论饮片炮制、制剂、药品鉴定，都从严要求自己。三年后熟谙制药技术，并留该店做药工，直到 1936 年（民国二十五年丙子）。此后在武汉其他药店工作。张高安在中药炮制和制剂方面，积累了丰富经验，后著有《张高安中药炮制制剂经验》，又集成《方药类编》四卷，阐述药性补泻及气味宜忌等内容。

九、儿科名家张介安

张介安，字荷村。湖北黄陂县人。张介安生于 1921 年 7 月 24 日，任武汉市中医医院主任医师、技术顾问。张氏一家，六代业医，专擅儿科。祖父输臣，父百川、叔父巨川，均有名于时。介安自幼受家庭熏陶，立志继承父祖医业，献身祖国医学。

张介安 13 岁去武昌学习中药，学满 3 年后，出师。张介安接着跟随父亲学医 8 年，通读医学经典和各名家著作，打下了深厚的医学基础。24 岁时，张介安开始临床接诊。起初，他在武汉市武昌区群生联合诊所，应诊儿科。同时，担任医务主任，后有数次工作调动。1982 年，选为全国中医儿科学会理事，以及湖北省中医儿科学会理事长、武汉市卫生系统科学研究学委员会委员。1987 年，晋升为主任医师。

张氏在儿科临床上有较深造诣，对小儿望诊、用药，有独特经验，总结出许多能指导临床实践的望诊方法。如“眉毛频蹙，定腹痛而多啼”，即观察患儿面部表情变化，来决定疾病的部位及症状。又如“三根青色，多见灾厄”，即见患儿三根部位呈现青色，说明患儿多体质虚弱、正虚邪实，病情较重。再如“前囟者，父精也；后囟者，母血也”“成形养气，养形于谷气”，即通过前后囟及幼儿的成形，强调临床应分清先天与后天之不同情况，从而决定不同的治疗方法。

张氏儿科世代治病的独特之处，是“三包末药，一张处方”。在长期医疗实践中，张氏将祖传经验——末药，或用粉剂，或装入胶囊内用于临床，常收到明显效果。如消食一号、化食二号、麻甘二号、六味止泻散等末药，均有可靠的疗效，深受广大群众欢迎。

张氏撰有《中医急症》（集体著作）中儿科部分（武汉市西学中教材儿科学部分。内部刊印）。另著有《张介安儿科传心录》。撰有论文《青光眼治验》《攻下法在儿科临床的应用》《小儿治病学术探讨》等。

他在《攻下法在儿科临床应用》一文中认为，攻下法在儿科临床中，是常用方法之一。该法适用病症和范围较广泛，只要临证正确，用药恰当，疾病会很快治好。常用治疗的病证，有积滞、咳喘、黄疸、痢症、目疾、口疮等。

在具体应用上，对病情虽重，但病证较单纯的，可采用攻下法单独使用。如有兼证，则当配合其他各法，如下法、消法等同时使用。对于既有内实，又体质较差，或禀赋不足的患儿，则采取攻补兼施。可根据病情不同而随证灵活应用。小儿属于稚阴稚阳之体，脏腑娇嫩，形气未充。而攻下之药和苦寒之品，均克伐正气。所以，临床应用中，应据小儿特点，除了在承气汤的剂量上有变化外，在药物组成上，亦略有不同。比如，对于较小或体质较弱的儿童，在应用承气汤时，生军改为熟军，以防药力太猛、苦寒太甚，而伤正气。枳实改为枳壳，以缓药力，可起到既能防伤正之弊，又可达到泻热破结之功。对于较大患儿或形体壮实、邪实正盛的患儿，则仍用承气汤，药物组方不变。同时，根据小儿阴常不足、阳常有余的生理特点，发病后变化迅速、易虚易实、易寒易热的病理特点，在用攻下法时，往往与清热熄风药同时使用。又因小儿脾常不足、易为饮食所伤，故在用攻下法时需加入补胃、消食化滞之药。脾胃不健，纳运失调，易引起内阻，故凡兼有咳喘、痰多之证，需加化痰燥湿之药。对于热病大便不行，或腹部胀满之患儿，不论其病证如何，在应用下法时，一般都加宽肠理气药物，在临床应用中，收效令人满意。

根据儿科特点，张氏拟订了以下几个常用处方：一是消食散，二是承气白虎汤。临床针对不同情况，应用处方时，收到良好的效果。

十、一代名医高辉远

高辉远（1922—2002 年），名达，号后可楼主人。湖北蕲春人。出生中医世家。叔祖藻轩、父士怡，均是当地名中医。高辉远自幼即受中医熏陶，好思考，爱学习，天资颖异。时蕲春有名师高静尘、梅川有名师陈受三。高辉远皆师侍之。

1940 年，时值抗日战争正处艰难时期，他目睹生民生活，惨遭战火灾难折磨，疾苦深重。遂奋志继承家学，欲以医术济人。他谨遵父训，发愤攻读中医经典，如《黄帝内经》《难经》《伤寒论》《金匮要略》，尚涉及历代中医名家著述。日夜不辍，钻研至深，溯其源流，解其要旨，明其精髓。与此同时，勤随家父侍诊，得家父口传心授，不久尽得家传之秘。不数年，闻名遐迩。

1952 年 4 月，进入黄冈专属中医进修班学习。之后，又数次参加全国各级中医学校进修深造，并参加中医师统考，终以优异成绩获中医师证书。1954 年 4 月，考入中央卫生部中医进修班学习。吴登山编著《高辉远医话医案珍集 · 高辉远传》即有明确记载："1954 年完成北京中医进修学校学业后……其间曾任高干外宾特诊室副主任，负责中央首长、民主人士、国际友人的中医医疗保健工作。"

1958 年，高辉远受业于著名中医学家蒲辅周。后得周恩来总理关怀，成为著名中医学家蒲辅周的弟子。蒲辅周悉心传授，毫无保留，而他更是认真聆教，从不懈怠，直至蒲师逝世（1975 年）时，侍师 17 年，尽得"蒲氏医学"真谛。

由于高辉远“医术精湛，医德高尚，饮誉医坛”（《高辉远学术经验真传》，2012 年），1971 年，奉调解放军 305 医院，负责中央首长、民主人士、海外侨胞、国际友人的中医医疗保健工作。

1991 年，高辉远年届七十，为使精湛医术后继有传，组织要求培养学术传人，收三名学生，分别是：解放军白求恩国际和平医院于有山副主任医师、解放军总医院王发渭副主任医师、解放海军第四零一医院薛长连主治医师。三位学生合力编著《高辉远学术经验真传》（2012 年）。三人又著《高辉远验案精选》（2007 年），由高辉远审阅。高辉远医学思想博大精深，其中有如下方面。

其一，治病注重整体观。具体而言，主要有三。一者，三因制宜，灵活运用。二者，脏腑阴阳，相互制约。三者，经络气血，疏达流通。

其二，辨证观贯穿始终。具体而言，主要有三。一者，四诊合参，善抓重点。二者，理、法、方、药，完整统一。三者，同病异治，异病同治。

其三，恒动观不可忽视。具体有二。一者，邪正消长，随时了解。二者，病势顺逆，知常达变。

其四，强调理论，注重临床实践。高辉远著《医门新录》，邓颖超作序云：“高大夫对中医学的理论造诣很深，他熟读历代中医药医籍，解放后又受业于当代杰出的中医学家蒲辅周门下，善于治疗内科、妇科、儿科疾病。从五十年代起，从事老年病、乙型脑炎、小儿腺病毒肺炎、肿瘤等病种的临床研究。多年来，我和已故的周恩来同志有病时请其治疗，有疗效。他的工作是卓有成效的。高大夫从事中医工作已五十余年。在长达半个世纪的医疗工作中，他积累了丰富的医疗经验。”[①]其评价十分中肯。高辉远重视中医理论对临床的指导意义，认为理论源于实践，反之，又指导临证实践。两者相辅相成，相得益彰。

其五，审因论证，治病时必求其本。《黄帝内经》有“治病必求其本”之载。高辉远遵之。且告之诸生：诊病必细审其因，辨明机理为要。治病必以胃气为本，认为无论外感内伤杂病，莫不与脾胃关系密切。有胃气则生，无胃气则亡。临证首要保护好人之胃气。对于如何求本的认识，在病因、诊断、证候、治则等方面，皆卓有贡献。

其六，借古创新，妙在灵活变通。高辉远勤求古训，博采众方。认为无论经方，抑或时方，皆前人经验之结晶，皆可借鉴。而方之所贵，不在古方与今方，亦不宜以成方原封不动去治病，而是主张因时、因地、因证、因人，随机而擅变，斟酌咸宜。正如高辉远所著《医门新录》中记载：“既不失古人立方本意，又不拘执于某一成方，避免机械搬用古人用方，失于灵活。”[②]明确指出师古而不泥古的重要性。

其七，精通内科，尤谙耄耋医学。高辉远擅治内科，尤对多种疑难疾病，有其丰富而独到的经验。于理论与临证，皆有精深造诣。其理论源自《黄帝内经》《难经》，效法于仲景。于金元四大医家学说，能融会贯通，且颇为推崇。最为反对抱残守缺、门户之见。既训古而不拘，又广取诸家而并

① 高辉远．医门新录．人民军医出版社，1991：序言．

② 同①19．

蓄。尤其在治疗老年病时，强调祛邪慎施戕伐，扶正宜用调补，脏腑多病，不任强攻，应时时顾护胃气，病多虚实夹杂，主张着眼攻补兼施。根据耄耋患者的特殊性，总结出“辨证要准，立法要稳，选方要精，用药要轻”的独特医疗风格。

十一、针灸名家王明章

王明章生于1923年。湖北黄陂县人，武汉职工医学院主任医师。王明章出生于中医世家，14岁离开学校，开始随父学习中医。经八年春秋，深得父亲家传。1945年，王明章在汉口球场造纸街，独立悬壶应诊，直至新中国成立初期。1948年至1949年，他参加苏州中国针灸学社函授班学习。他运用所学，针药并施，为人治病，疗效甚高，医名渐播。

新中国成立后，加入国家医疗机构。曾参加武汉市中医进修学校、中南卫生部针灸师资训练班和上海全国气功师资学习班学习深造。王氏通过多年的理论研究和临床实践，深感针灸妙用，逐步树立了以针灸学术为主的专业思想。1953年，通过应聘，成为武汉医师进修学校针灸教师。

此后，在武汉市红十字会医院、武汉中医学院等单位，从事中医针灸学和伤寒论的教学，兼而从事中医临床工作。

1974年至1976年间，王明章参加援阿尔及利亚中国医疗队。在阿期间，接收治疗阿方大量病人，疗效卓著。为阿方培训了两届针灸技术人才（每届学期一年），教学质量、技术标准，均达到阿方要求，深得阿方政府的高度评价。

1980年，参加武汉市赴日本大分市医疗交流考察团，负责针灸学术讲座，日本大分市广电视台和报纸、以及日本国权威报纸，对此讲座作了全面报道，获得日本大分市政府、医学会及日本学家的高度评价。1981年，晋升为中医系副教授、副主任医师。1987年，又被聘为主任医师。

王氏著有《伤寒论语释》《针灸学讲义》(对外培训教材，未正式出版)。论文有《关于经络学说理论的探讨》，发表于武汉市卫生局和武汉针灸学会《针灸文选》。

王氏治学，重视经典著作的研究，对《黄帝内经》《难经》《针灸甲乙经》《伤寒杂病论》进行了全面通读和重点探讨，尤对其中经络学说进行了大量研究。对后世如金元名家著作，皆进行了深入探讨，取各家之长，灵活运用于临床。由于理论能联系实际，基础能应用于临床，因而治愈了许多急病、重病以及疑难病症。例如，张某，男，50岁。某中学外语教师，1972年5月间诊治。卒中，昏迷，人事不省。取穴：中冲、人中、劳宫、涌泉、内关、足三里、合谷。刺劳宫、涌泉时，即刻苏醒，但留下后遗症。左侧半身不遂，口眼歪斜，语言艰涩。复选用肩髃、曲池、合谷、环跳、阳陵泉、绝骨、地仓、颊车、风府、廉泉、足三里、三阴交。以上穴位轮流使用，每次取穴六个，先针患侧，后针健侧，交叉进行，三个疗程后（每个疗程10次)，症状全部消失。

王明章不仅治好许多国内病人，且将针灸技术带到国外，为祖国医学赢得了声誉。日本大分市冈宗由医学博士夫人，50岁，1980年10月诊治。此人同时患高血压、冠心病、风湿关节炎，长期卧床不能活动，已三年。经多方治疗，效果不显。证见心悸、失眠、头晕，头重、畏寒、全身关节痛、脉弦细、舌质淡，苔薄腻。治疗时，以温通经络、调理气血。针灸选穴：针肩髃、曲池、阳陵泉、三阴交；灸气海、关元、命门。经针灸治疗5次，能起床活动，诸症逐渐减轻。一个月后，冈宗由特地来信感谢说：很惊讶！夫人的病已完全治愈，恢复了健康。王明章的针灸技术，由此可见一斑。

十二、针灸能手张家声

张家声，生于1925年8月，字长生。湖北黄陂人。武汉市中医医院医疗顾问，主任医师。

张家声出身于祖传四代中医世家，6岁随父至汉定居。7岁启蒙，11岁时即课以《医学三字经》《汤头歌诀》等，皆能背诵。15岁，张家声正式拜名中医刘旭初、刘季峰为师，并攻读医学经典著作。17岁，随父张仲勋侍诊，年弱冠即悬壶于汉口姑嫂树（地名），应诊中医内儿科及针灸病人。

新中国成立后，获得中医师证书。1952年至1953年，在武汉市中医进修学校学习中西医基础理论。1954年，任武汉市红十字会医院门诊部针灸医师。

1957年初，入湖北中医学院（现湖北中医药大学）师资班学习一年。结束后，调武汉中医学院（即现在武汉市职工医学院）主讲针灸课。1963年和1971年，两次参加我国援外医疗队，赴阿尔及利亚行医。在援阿期间，他用针灸疗法，治好很多疑难病症患者。1973年，应摩洛哥王国邀请，为哈桑国王弟弟——阿卜杜勒亲王治疗“枪伤后遗症”。其病已过一年。但经过一个月的针灸疗法，取得了显著疗效。后来又为王太后——哈桑的妈妈、公主及王宫大臣等 40 余人诊疗，均取得较好效果，受到国外的重视和高度赞扬，为祖国医学争得了荣誉。

1973 年回国，在武汉市第一医院任针灸科副主任，由于接治“唐山地震”后伤员，辛劳过度，使仅有一只健康左眼，突然出血失明，经诊断为视网膜剥离。虽经治疗，但视力已下降至 0.2，这给工作和生活带来极大的不便。然而，立志为中医事业奋斗终身的张家声医师，仍带病坚持工作，发挥余热。

1978 年中央颁布 56 号文件，中医工作迎来第二个春天。张氏接受卫生局委托，参加重建武汉市中医医院（被撤销 8 年），并出任副院长，承担繁重的工作。

张家声兢兢业业工作，得到党和人民的信任。他被推荐为中央卫生部针灸针麻学术研究委员会委员、中国针灸学会委员、武汉市名老中医咨询董事会委员等。1980 年晋升副主任医师，1987 年聘为主任医师。任武汉市中医院医疗顾问。

张氏出身世医之家，家学渊深。其临床经验极为丰富，曾于学术期刊发表多篇论文，并多次在国内学术会议上交流。如《经络学说在临床上的应用》《常用针刺手法的探讨》《初论鸠尾穴》《针灸治疗男性不育症 248 例临床观察》等。

张家声在 40 多年的医疗生活中，逐渐形成自己的学术思想。其学术特点是“扶阳益阴，固土培本，辅正祛邪”。固土培本是他继承历代医家学术精华而融于一体。在固土培本的基础上，强调“扶阳益阴”。他认为，肾阳对治病有着极为重要的作用，正如《难经》所说："所谓生气之原者——谓肾间动气也，此五脏六腑之本，十二经脉之根，呼吸之门，三焦之原，一名守邪之神。"这说明，命门对人体的生理活动，起着非常广泛而重要的作用。它与五脏六腑、十二经脉、生殖机能、消化吸收、输送排泄、思维活动以及护持卫外、呼吸运动等，无不有密切的关系。所以，他在临床实践中，治疗疑难重症，均侧重扶真阳以益真阴，首选督脉经。盖督脉行于背正中，总督全身之阳经。在督脉经中又首推大椎穴，真阳得充，功能则健，邪可外出。在手法上，张氏是"重中有轻，轻中有重"。针刺后，必要有放射性"得气"感，而得气后，不宜马上停止，应持续一段时间让其酸、胀、触电感，达到一定程度。

例如，摩洛哥国王弟弟阿卜杜勒亲王，男，39 岁。枪伤后，行骨折手术，然上肢肌肉萎缩，前臂尺侧疼痛，冷热感觉迟钝，变天时疼痛难忍。治疗原则是扶阳益阴、舒筋络、活血止痛。经针刺 15 次，一个多月后，左上肢功能活动及感觉基本恢复。张家声将祖国医学成就带到国外，为自己和祖国赢得了声誉。

十三、中药名家叶明波

叶明波，生于 1927 年 9 月。湖北大冶县人（原属鄂城金牛），任武汉市第四医院中药科主任、主任中药师。他从事中药工作 40 余年，是一位知识渊博、实践经验丰富的名老中药师。

叶明波幼年，私塾读书 4 年余，考入鄂城县高中。毕业后，正值日寇侵略，时局动乱，先在中医叶岁松门下学艺，后经其介绍，到刘有余药堂做学徒。该店在武汉是一家制药设备较全、知名中药师集中的大药店。这为他全面学习掌握中药鉴别及制药操作工艺技术，提供了良好条件。他勤奋学习，刻苦钻研，学徒未满，已能熟练掌握各项制药技能。工作之余，还刻苦学习古医籍，在中医药基础理论方面的知识，也大有长进。由于技术全面，他深受师傅们赞许，被分配担任技术难度较大的丹散腊丸室工作。中医急症抢药物，大部分由丹散腊丸室制作。该室制药质量好坏，直接影响病人安危。他在升丹、腊丸制药过程中，既注重遵古制作，又不墨守成规，注意改进工艺流程，使其在同行中有较强的竞争力。

新中国成立后，中医药得到了极大的重视和发展。他积极参加武汉市中医医院的筹建和中药房的组建工作。与此同时，他还受卫生局指派，承担高级干部保健制药任务。在工作极其紧张的情况下，他还挤出时间，参加卫生系统主办的业余学校学习。在药剂专业专修 3 年，掌握了现代医药知识和制剂技术，为配合临床治疗和科研用药的研制，打下了基础。例如，为名中医陆继韩、黄寿人院长及为中医骨科、外科、肛肠科研制的内服、外剂、外搽剂、外敷剂等，均起到较好疗效。有的被药厂列为正规产品，投放市场，沿用至今。

叶明波自担任科领导后，十分重视培养提高中青年们的业务水平。他经常言传身教，把自己的理论知识和实践经验，毫无保留地传授给人家。他曾在市卫校新医药教研室培训，几年中为国家培养不少新的中药后继人才。后来，在研制中药新剂型，如中药冲剂、片剂、静脉注射剂的过程中，叶明波也做出了很大的贡献。例如，他研制的中药“增元静注液”，对危重患者心衰升压效果显著，为中医诊治急症，提供了一种简便高效的抢救药物。由于工作成绩显著，叶明波曾多次被评为院、局先进工作者。

叶氏撰写论文 8 篇，3 万余字。1983 年省中药学会成立时，他撰写的《关于继承和发展中药事业问题的探讨》一文，得到与会同道们的赞赏。有两篇论文发表在《中成药研究》1983 年第 7 期和 1986 年第 4 期。有 3 篇在全国学术会议上交流。其《扶正冲剂的研制及其对免疫机能影响观察》一文，1981 年被市科协评为首届优秀论文，获自然科学二等奖。他曾参加编写《湖北中药鉴别手册》及《中医急症》两书。

十四、三代世医刘其羽

刘其羽（1909—1981 年），字堂耀，湖北大冶县人。大冶县中医医院副主任医师。

刘其羽出身于一个三代世医之家，自幼读私塾，后在大冶职业学校就读 3 年。14 岁，随祖父、叔父学习中医。1930 年 21 岁时，学有所成，开始独立行医。业余，他参加天津中医函授学校学习。新中国成立后，先后在大冶县卫协会、卫生所、黄石市中医医院、大冶县中医医院，从事中医临床和教学工作。

刘其羽先后任大冶县医联会主任、卫协会主任和秘书、县中医学会副理事长、黄石市中医学会顾问等职。1956 年，选为县名老中医。1981 年，晋升为副主任医师。

刘氏对中医经典著作，有较深造诣。撰有《内经辑要释》，在市、县中医学术会交流。撰有《内经证法》，对温病及各家学说，有深入研究。尚撰有《温病学说在临床上的运用》等，均公开发表。

刘其羽的医案、医话，收入大冶县卫生局编的《中医验方选编》。1984 年《大冶县中医医院院刊》第一辑，收刘其羽部分论述和医案为专刊。刘氏学术思想，主要是崇尚经典著作，推崇温病学派，重视虚实证的真假辨治。

刘氏对《黄帝内经》《伤寒论》《金匮要略》诸书钻研颇深，不仅体现在给后学讲解经典，也体现在临证治疗之中。例如，治疗朱某，患侏儒症，年 18 岁，身长不满 1 米，面黄肌瘦，肢体无力，不能劳动，舌脉正常。多方求治，医者不知为何病，治疗无从下手。刘氏悟到《素问·太阴阳明论》“脾不能为胃行其津液，四肢不得禀水谷之气，气日以衰，脉道不利，筋骨肌肉皆无以生”的医理，断为脾虚不运，化源不及。治以培土运中，醒脾快胃。用蚕豆五斤（炒焦香）、粳米一斤、小麦一斤（炒香）、荞麦、橘皮各一斤（均微炒），干蟾（绿背黑纹的老蛤蟆，割去肠杂，用糠头火烘黑）五斤、五谷虫（用水洗净烤黄）一斤，共磨粉贮存，每饭前吃 5 匙。三月后，腹满全消，不满一年，身材上长，判若两人。此病复杂，治疗棘手，然刘氏遵循《黄帝内经》治法，循《伤寒论》《金匮要略》之方，终得良效。

刘氏对温病学说，亦推崇。他认为温病学说的形成发展，是一个漫长过程，有些方药来源于《伤寒论》，但在

《伤寒论》的基础上大有发展，特别是外感急性热病的辨证论治，可补《伤寒论》的不足。故刘氏治疗外感急性热病，均按温病学说辨证论治。用它来归类证状、划分病期、指示病位、作立法根据。例如，张某，男，50岁。病发4日，始恶寒发热，咳嗽痰白，逐渐症状加重，咳嗽痰稠带血，右侧胸痛，食欲差。西医经过一系列检查，诊断为：右下大叶肺炎。中医认为系风温夹湿，邪在上焦卫分。治宜疏风清热，佐以利湿。药用桑叶15克、杏仁10克、薄荷15克、牛蒡子10克、连翘10克、银花10克、桔梗6克、甘草6克、滑石10克、芦根15克。连服3次，诸症消失。

刘氏对虚实证的真假辨识，很有见地。他认为虚实证候，有常有变，并能互相转化，疾病初期多实证，末期多虚证。然而，须因人、因时、因地、制宜，有的外感初期，可见虚证，内伤久病，也可见实证。属虚属实，必须从脉证来确定。特别在疾病发展变化过程中，出现一些似虚非虚，似实非实、真实假虚，真虚假实证，最难分辨。辨识方法主张，“证之难凭求之脉，脉之难凭验之舌”，因此辨脉查舌，以验虚实真假，更为可靠。

刘氏医术精湛，医德高尚，对待上门求医者，无论老幼贫富，皆一视同仁，热情接待，精心诊治。遇有急诊，无论寒暑，或白昼黑夜，毫不迟延。他还积极从事中医教学工作。从1958年到1972年间，先后从事中医教学工作，并通过带徒、辅导中医院校实习生，举办中医讲座等各种方式，进行言传身教。受过他培养的中医学员达400余人，现今多在医疗单位起着骨干作用。

刘氏对书法、诗词、象棋甚为爱好，并富有特色。《黄石日报》曾刊刘民五言诗："赘缨与薜萝，荣枯于我何？致远常宁静，学技苦练磨。百年活日少，三指医人多。分秒宜珍惜，莫负鲁阳戈。"此诗，是他高尚人生的写照。

十五、温病名家刘为棋

刘为棋，生于1918年。原名耀仿，又号绍基。湖北大冶县人。大冶县人民医院中医副主任。

1935年，刘氏毕业于湖北国医专科学校，曾悬壶于江苏太县姜堰镇及湖北大冶县刘仁八镇等地。新中国成立后，1951年参加卫生工作，曾先后在前进卫生院、大冶县血吸虫病防治站、大冶县人民医院，从事中医临床工作。1981年，授副主任医师职称。

刘氏出生于岐黄世家。14岁承家学，攻读医书。后来，考入湖北国医专科学校深造，又大有长进。他治学严谨，刻苦钻研，对《黄帝内经》《伤寒论》《金匮要略》《外感温热论》《温病条辨》等书的重要章节，多能背诵。临证强调，必须分清外感、内伤，然后施治。治外感，主张祛邪务尽；治内伤，注重调养补益。善于学习各家之长，择善而从。经方、时方及不同学派理论和实践，兼收并蓄。主要论著有《论临证须分外感内伤》《七味术散的临床运用》《谈谈燥者濡之》《温病重在救阴的临床体会》。

刘氏《温病重在救阴的临床体会》认为，前代温病学家，对温病重在救阴学说都有论述，而自己看法如下。

其一，温病救阴，不是一见温病，就概用救阴滋液方药治疗，还须据不同病情，进行辨证论治。如温病初起，邪在肺卫，治疗当用辛凉之药，如银翘散、桑菊饮之类。如邪在气分，证见高烧、口渴、大汗、脉洪大、舌苔白燥或黄燥，治宜白虎汤或白虎加人参汤，大清阳明气分之热，使热平而津复。若此时只顾生津而不清邪热，那么，津液不能快速回复，邪热反而胶锢不解。此祛邪，即所以扶正，而阴液才不受邪热劫烁耗损。如证见日晡潮热，时有谵语，大便秘结，或纯利清水，腹痛拒按，舌苔黄燥，脉象沉实，此为邪热入里与积滞相结，成阳明腑实证。治宜承气汤之类，泻热攻下，所谓急下以存阴。总之，温病在邪热炽盛，真阴津液伤而未重之前，应以祛邪为急务，快带以清除温热毒秽，使邪去而正复。

其二，温病在邪热炽盛、阴液被劫的情况下，宜清热与养阴两者兼顾。如证见大便秘结，口干唇裂，舌苔干燥，是津液亏损，热结腑实证，治疗宜一面滋养阴液，一面逐下泻热。方如增液承气汤之类。如真阴欲竭，壮火内炽，证见心中烦，不得卧，身热舌红，脉来细数等，治宜清热育阴，方如黄连阿胶汤等。在清热养阴剂中，往往清热药多苦寒，有化燥伤阴之弊，养阴药多甘寒柔润，有留邪之患，故在治疗上，考虑配合适宜，使清热而不伤正，滋阴而不留邪，达到邪热清而阴液复归的目的。

其三，温病在真阴欲竭，邪少虚多的情况下，治宜填补真阴，急救将涸之阴液。如温热病久羁，深入下焦，劫烁肝肾之阴，证见身热、面赤、手足心热甚于手足背、口干、舌燥，或神惫耳聋、脉象虚大等。治宜滋阴养液，用加减复脉汤之类。又如胃阴受伤，证见口干咽燥、舌苔干燥等，治宜甘寒生津，方如益胃汤、五汁饮等。

温病救阴滋液的重要，下述病例可知。马某，7 岁。家居大冶县栖儒桥。初秋季节，小儿患温病月余，发热不退。经前面医生治疗，未见好转，已临垂危。患儿肌肉已削，皮肤枯燥，精神疲惫，两眼无神，发声无力，已 20 余日未进食。身有低热，手足心热较甚，唇干口燥，小便短黄，大便不解，但腹不胀痛，舌燥无津，舌质略红，脉来虚细稍数。系温病久羁，阴液元气大伤，将有阴尽液涸之虞。急投大剂以滋阴养液。方用加减复脉汤加人参以救治。连服 5 剂，精神稍强，身热退清，舌质略润。但脉仍虚数，仍不能食。此由胃气受伤，胃津不足所致，继用益胃汤和三才汤，连服 5 剂，渐能略进饮食。诸症日见好转，经调理痊愈。刘为棋治病常如此，其医术之妙，此案可见。

十六、医药名家刘福坤

刘福坤，字中安。生于 1920 年。大冶县下刘实村人。大冶县中医医院内科主任、副主任医师。其父舜臣，以执教为业，兼医。福坤 4 岁丧母，5 岁入塾，6 岁随父读书，课余兼读中医入门书。及长，课以中医经典。如此数年，儒学、医学皆随年俱进。父教刘福坤：“古人所谓知医不知药，乃是半个医是也。”福坤遵父命，年仅十二，负笈至一家大药店当学徒，日操药业，夜读医书，苦心钻研。七易寒暑，尽得中药切制规范和膏、丹、丸、散的制作技术，又得坐堂医指点，对不解之医著，亦大有启悟。

19 岁，辞去药店工作，回乡行医，并筹办中药店。为提高技艺，复问道于当地名医陈良甫，并参加国医专科学校函授班学习。1950 年，经湖北省人民政府卫生厅考核，获临时中医师证书。1980 年，出席民革全国工作经验交流会。1981 年，晋升为副主任医师。任黄石市大冶县中医医院内科主任。1985 年，黄石市人民政府授予“黄石地区名老中医”称号。刘福坤的医学思想与成就，主要有四个方面。

其一，重视人的气化。历经多年的理论研究和临床实践，刘氏认为：中医的整体观念纲领是阴阳二气，辨证施治的是气使平，气聚则生，气壮则长，气衰则弱，气滞则病，气散则死。因此，中医从基础到临床都离不开气化。《黄帝内经》“治必求于本”，“本”即是气。气在人身，既有出入（吐故纳新），又有升降（气行血行，周流全身）。气为血帅，统摄全身，维持生命活动。《素问·灵兰秘典论》所谓，心主神明、肺主治节等，后归结为：“气化则能出矣。”即统指十二官在气化的作用下，才能保持人体正常的生理作用。故《黄帝内经》又曰：“百病皆生于气。”刘氏基于此认识，在临床上注重于调气，主张“疏令气调”则诸病可愈。根据气之虚实、逆陷之不同，分别使用柴胡疏肝散、补中益气汤、升阳益胃汤、半夏泻心汤、甘草泻心汤、四君子汤等方变通，以治多种疾病，皆有疗效。

其二，重视胃气，调以甘药。刘氏非常重视胃气，用药处处照护本元。他认为辛散药易伤阴，苦寒药易伤阳气，于脾胃多有不利，主张唯以“甘药调之”，乃是上乘。故刘氏在临床上用药喜用甘药，处方不离甘平、甘淡。因甘平、甘谈之药无毒，健脾而不伤正，久服无碍。如外感性热病，初起用辛甘发散，温热病用甘寒生津，湿温用甘淡祛湿，阴虚用甘寒，阳虚用甘温。对于儿科善择甘药。如治小儿厌食，以脾胃虚弱及脾胃阴伤为多，拟升发胃气、醒脾调中法，药用生二芽、生荷叶、扁豆肉、香橼皮、白芍、甘草，以治脾胃虚弱，以升发胃气养阴和中。药用生二芽、生荷叶、北沙参、麦冬、玉竹、石斛、地骨皮以治脾胃阴伤。煎服或制成冲剂，临床应用，效果极好。颇受病家欢迎。

其三，善治瘰疬。刘氏对瘰疬有研究，自制消核膏。以拔瘰丹为主，外用可以软坚散结，拔瘰去腐。配合内服药，阴虚用甘寒，阳虚用甘温。治疗效果很好。在他的指导下，该院开设了瘰疬专科门诊，每日接诊许多病人，在当地很有影响。

其四，研制不少效方。刘氏根据家传和民间秘方，积多年临床经验，制定不少有效方。如制湿疹丹以治湿疹。清热灵注射液治外感发热。小儿厌食冲剂、小儿止泻片、健神糖浆等，均成为该医院常用方药，临床效果好，且便于服用。深受患者欢迎。

刘氏于 1985 年后，先后举办中药和中医进修班各四期。学员达 300 余人。他受聘于湖北中医学院（现湖北中医药大学），担任大冶举办的中医函授班教师，为大冶县培养后继人才做出了贡献。

刘福坤长期忙于诊务，亦注重总结经验。撰有论文《活络效灵丹加减治愈多发性神经纤维瘤》《青蒿注射液试剂与临床应用总结》《小止泻片临床总结》，尚著有《常用中药与方剂》一书，系教学讲稿，约 40 万字。

十七、辨证名家朱致纯

朱致纯，亦名朱云，号粹然。生于 1921 年。湖北大冶县茗山乡人。

朱致纯幼读私塾 10 年。16 岁时，从陈子云学医。5 年修业，尽得师传。出师后，在当地与同道合办“同寿堂”药店，并从事医疗工作。

新中国成立后，先后在大冶县第九区联合诊所、大冶县还地桥卫生院、黄石市卫生局、黄石市中医医院、黄石市中医研究所，从事中医临床、教学和科研工作。1973 年，评为主治医师。1981 年，晋副主任医师。1987 年，聘为主任医师。任黄石市中医学会顾问、黄石市中医研究所副所长。曾任黄石市中医学会副理事长、黄石市中医医院副院长。1985 年，黄石市人民政府授予朱致纯“名老中医”称号。

朱氏治学严谨，涉猎广泛，学识渊博。于《黄帝内经》《伤寒论》《金匮要略》《中药学》《温病学》均有较深造诣。临证受其师陈子云影响，辨证精审，用药轻灵，体现了温病学派特点。临证经验丰富。对某些疑难病症亦有研究。他长于教学，曾任多种班级的教学工作。主讲《伤寒论》《中药学》《方剂学》《温病学》《内科学》《儿科学》及《医古文》，深得学员好评。1973 年，参加卫生部组织的全国伤寒师资班教材编写工作，起草了太阴病部分篇章。

朱氏发表医学论文有《中毒性脑病治验》《中药治疗痫症 36 例小结》。临证疗效好，深受患者称誉。如治疗柯某，女，47 岁。大冶罗桥公社人。患者因儿子死后，得一怪证，发病时，突然尖叫数十声，声彻户外，尖叫时手足振颤。如此发作，一日数次，不发时，一如常人。形体消瘦，面色无华，舌尖边红，苔黄欠润，脉象弦、洪有力。据此证情，应责于气郁酿痰，痰随气升降，上逆则出尖叫之声。阻塞经隧，则四肢振颤。痰随气降，故时作时止。处以温胆汤，3次就诊，共服汤药9剂痊愈。

十八、内科名手洪竹书

洪竹书，号元谦。1928年生。湖北鄂州市人。鄂州市中医医院副院长、副主任医师。洪氏出生于中医世家。父洪燮为鄂州名医。洪幼读儒书，10岁承庭训，兼读医书。18岁起专攻医籍，并随父应诊。20岁即单独设诊所于鄂城县城关，从事医疗工作。

新中国成立后，其诊所合并于国药店，洪氏成为公立诊所医生。1953年，经省人民政府卫生厅考核，授予中医师职称。1957年以后，任鄂城县城关镇联合诊所部第二门诊部主任。1970年以后，任鄂城县中医院副院长。1979年，晋中医主治医师。1987年，又聘为副主任医师。曾兼任鄂城县政协副主席、湖北中医学院（现湖北中医药大学）鄂城函授站站长、黄冈地区中医学会副理事长。

洪氏业中医内科、妇科、儿科和针灸科。以内科为主，长于治疗内科杂证。重视内因，强调人体气化作用。洪认为，产生疾病的因素虽多，但主要取决于内因。病情千头万绪，但总归人体气化失常。气化失常的机制，无外乎“升降出入”四个方面。因此，抓住气化失常这个机要，调节人体气化的升降出入，便是治疗疾病的要法。气化失常的原因，就其性质来说，不外太过和不及（即虚、实两种），在治疗上除分别证情虚实，采取扶正祛邪外，均应考虑到调理气机。

例如，王某，女，19 岁。1986 年 8 月 20 日初诊，患者患结核性膜炎已半年。曾在医院作抗痨治疗，疗效不显，仍长期潮热，并伴腹水，身肿。经西医多次抽腹水，水越抽，腹越隆。遂请洪氏诊治。患者腹脘胀满，绷急膨大，下肢浮肿，口干咽燥，二便尚通，舌淡红苔白，脉来弦细。此乃肺脾气化不及，水湿不运，拟健脾益肺、升清降浊。服药 4 剂①后，清升浊降，腹胀随之大减。遂守上方 10 余剂，潮热已除，腹水全消。

洪氏治学主张务实，反对侈谈。他认为，中医要有继承，有发扬，亦赞同中西结合，提倡运用现代检查手段以及运用输血、输液等快速给药等方法，以补中医之不足。但反对丢掉中医，不讲辨证论治，胡乱开药。

洪氏著有《中医内科常见病诊治及护理常规》，撰写论文有《崩漏验案二则》《两例肾病综合征辨证论治体会》《割脂疗法治疗 50 例疳积》。

洪氏性恬淡，喜交游，与名医周济川、程子成，为忘年之交，尤与洪子云莫逆。洪子云与洪同宗，新中国成立后调往湖北中医学院（现湖北中医药大学）任教，后任教授及

---

① 处方以夏枯草 30 克、白术 10 克、苡仁 30 克、陈皮 6 克、柴胡 10 克、桂皮 3 克、腹皮 10 克、苓皮 30 克、车前草 10 克、汉防己 10 克、甘草 5 克。

学院副院长，人称洪竹书、洪子云为洪门二医杰。

第二节　西学东渐时期鄂东群医表

西学东渐时期，前述名医做出了巨大贡献。他们多受了传统医学教育。同时，还受到西医的影响，治病时常借助西医检查方法，也对中西医结合保持认同。还有不少医家，为鄂东医学事业做出了巨大贡献。

西学东渐时期鄂东群医表

序号	医家姓名	字号	生卒年	籍　贯	行医简评	著　述
1	吴保元	不详	1913—2001?	鄂城县	从事中药事业60余年，经验丰富，德高望重	中药炮制与疗效、浅谈蒲黄的炮制、简谈中药炮制的体会
2	但秉恒	自号野郎中	1914—1966	新洲县	好学不辍，多方学习，制作肠炎丸送与病人，救治数以千计危重病人	诊余披沙录
3	李学祥	不详	1913—1992	麻城县	潜心骨髓炎病治疗，并研究治病良方。医德高尚，轻名淡利，晚年病中亦治病人	

续表

序号	医家姓名	字号	生卒年	籍　贯	行医简评	著　述
4	金力芸	不详	1916—2003	英山县	救治病人无数，心怀仁爱，有大医风度	全科临床医学，另有养生著作
5	张行柏	不详	1922—1993	黄梅县	学验俱丰，论治独到，稳健灵活，常出奇效	金匮要略讲义、方剂学讲义、伤科学讲义
6	干峙三	不详	1901—1975	广济县（今武穴市）	精于医，遇贫困者，多不取值，急病人所急，受四乡爱戴	长沙歌括、临证医案精华、血证辨证论治
7	胡树人	开建	1909—1994	新洲县（今属武汉市新洲区）	事业心强，进取不怠，勤于著述	胡树人文存、内经直译、六十六难解

结　　语

西学东渐时期，由于西方医学的传入，中国医学受到了严重冲击。有许多学者接受了西学之后，受到西方医学的影响，对中医学产生了严重的怀疑与偏见。如鲁迅在《呐喊·自序》中说：“我还记得先前的医生的议论和方药，和现在所知道的比较起来，便渐渐地悟得中医不过是一种有意的或无意的骗子，同时又很起了对于被骗的病人和他的家族的同情。”再如梁漱溟在其全集第一卷中的《东方文化及其哲学》中说：“……而中医的高手，他那运才使巧的地方，都在开单用药上。十个医生有十个不同的处方，并且可以十分的悬殊。因为所治的病同能治的药，都是没有客观凭准的，究意病是什么？病灶在哪里？并不定要考证，只凭主观的病情观测罢了！”另外，还有不少学者，对中医持全面否定的态度，而他们作为新文化运动的领军人物，他们的态度，直接影响着当时民众的看法。

1912 年（民国元年壬子），北洋政府认为中医和西医难以兼顾。因此，在颁布各种学校和学制时，只提倡西医，而片言不涉及中医。将中医完全排斥在教学体系之外。

1913 年（民国二年癸丑），教育部总长汪大燮公开提出废除中医、中药，声称“余决意今后废除中医不用中药”之后，教育部公布了“大学规程”和医药学规程。中医仍然不在教育体系之列。其后，上海“神州医药总会”会长余伯陶，组织了“医药救亡请愿团”，推举代表进京请愿，力求保存中医、中药，将中医纳入教学体系。但，民国政府仍拒绝将中医列入医学教育计划之中。

1929 年（民国十八年己巳），国民政府召开第一次“中央卫生委员会议”采取了余云岫①等人提出的“废止旧医以扫除医药卫生之障碍案”。另外，还拟定“请明令废止旧医学校案”，呈送教育部，通过了“废止中医案”，并确定了六项消灭中医的具体办法。

1946 年 2 月，教育部命令上海教育局，取缔我国最早创办、最具影响的上海中医学院和新中国医学院。虽经多次交

---

① 余云岫晚年对自己早年的思想和行为进行了反思，对中医的观点有所改变。

涉无果。然同年 9 月，教育部再次命令将上述两校及上海中国医学院，同时取缔。

这些历史事实，反映出中医所遭遇的全面冲击，政府直接实施取缔和消灭中医的方案，使得中医在新的历史时期，面临着前所未有的挑战和打击。

然而，在这样的环境之下，鄂东医学家们仍然锐意进取，艰难发展，不仅出现了中西医汇通的医家，而且还很好地应对了各种危机。新中国成立前，全中国有西医 2 万名，而中医却有 50 万人。在广大农村和中小城市，中医有着良好的群众基础。在特殊的环境中，人们创办刊物、编写医书，为保存中医做出了巨大的努力。如上文中例举的汪海门等人，他们不仅继续用所学中医，造福鄂东百姓，而且吸收了西医的长处，并培养众多后学。

新中国成立之后，第一届全国卫生工作会议上，国家制定了“团结中西医”在内的卫生工作三大方针。1958 年，毛泽东主席在卫生部党组关于“西学中”班的总结报告上批示：“中国医药学是一个伟大的宝库，应当努力发掘，加以提高。”1982 年，我国宪法规定，将“发展现代医药和传统医药”正式载入宪法总纲第二十一条中，使传统医药的发展有了法律的保护。至此，中医全面突围。

西医是建立于现代自然科学的基础之上，注重对物质、个体、静态的具体分析，追求微观的精确，具有线性科学的特点。如果人们生病，从脏器的实质中寻找病灶之所在，进行实质性治疗，往往优势明显。而中医则注重人的精神、整体、动态的认识，具有宏观性、灵动性，具有非线性科学的特点。近、现代学人，多受到西方科学的教育与影响，难以完全领会中医精髓。

鄂东医学的发展，在西学东渐时期，受到多方面的冲击，但仍然屹立不倒，尤其在每次灾情过后，人们重新认识到中医的意义与价值。这充分说明，中医、中药有着自身的优越性，有西医无法解释的地方。也许这是因为，西医还没有发展到能够完全解释中医、中药的高度。

附录　鄂东药材

一、全区通产中药

一叶萩、一点红、蚤休、三七、马桑、小升麻、小蛇参、川乌、附子、川芎、王瓜子、五味子、天竺子、天青地白、木鳖子、水獭肝、见血住、土茯苓、开口箭、巴豆、止痛草、仙桃草、白花蛇舌草、白前、白薇、白鲜皮、冬青、奶母、奶党、百合、百部、芡实、芦根、谷精草、泽泻、卷柏、青风藤、苦爹菜、金荞麦、金樱子（俗名糖罐）、委陵菜、红藤、前胡、荆芥、茯苓（另有一种土茯苓）、骨碎补、香附、独活、凌霄花、海风藤、海金沙、预知子、射干、淡竹叶、栀子、接骨木、鹅不食草、槐花、腹水草、薤白、薏苡仁、凤尾草、风湿草、乌蕨、兰花参、玉簪、石见穿、石龙芮、对月草、龙胆草、仙茅、防己、百蕊草、全蝎、杏香兔儿风、郁李仁、扶芳藤、皂角、猪牙皂、皂角刺、龟板、板栗、板蓝根、爬山虎、金线草、细辛、洋金花、柘树、珍珠母、南蛇藤、草本水杨梅、茴茴蒜、独正刚、香血藤、香茶菜、海松子、钻地风、狼毒、淫羊藿、鹿藿、蛇含、蛇床子、菱角、黄毛耳草、野鸡尾、野葡萄根、猕猴桃、假地兰、绵枣儿、博落回、犀角细辛、景天、紫菀、痰药、槐叶草、椿根白皮、漏芦、蜜柑草、獐牙菜、山豆根、鳖甲、丝瓜络、沙参、青蒿、芸苔、枇杷、莲子、荸荠、鹅肠菜、茼蒿、萱草、蒲芦、翠云草、石菖蒲、菖蒲、吉祥草、臭草、马蓼、鼠曲草、冬青、厚朴、萍、黄杨、松针叶、芍药、金丝桃、映山红（即杜鹃）、石竹花、藏红花、金钟子、夜落金钱、荷包牡丹根、月季、山丹、向日葵、蜀葵、罂粟、滴滴金、迎春、桂、牡丹、辛夷、山茶、瑞香、海棠、栀子、木槿、木香、紫荆、夹竹桃、荷花、荷叶、藕节、黄精、葳蕤、天门冬、枸杞、地骨皮、山慈菇、南星、半夏、茱萸、苍耳子、小茴香、地榆、艾、香附子、青蒿、五加皮、益目草、夏枯草、西河柳、何首乌、薏苡仁、瓜蒌、忍冬花、旋覆花、蒲公英、草三七、芫花（俗名头痛花）、青葙子（土名鸡冠苋）、蒺藜、车前子、牵牛子、土牛膝、茵陈、连翘、蓖麻子。

二、各市、县主产中药

（一）鄂州市

1. 临床药材

杜仲、穿山甲、龟板、鳖甲、半夏、莲子等、板蓝根、大青叶、栀子、夏枯草、乌梢蛇、青蒿、穿心莲、女贞子、莲子、一见喜、白芷、芡实、藕节、茵陈、益母草、瞿麦、旱莲草、车前草、萹蓄、苍耳子、葛根、垂盆草、白茅根。

2. 道地药材

半夏、茵陈、桑椹子、莲子、芡实。

3. 民俗药材

材艾、菖蒲、蛇莓、荠菜、枣、菊、地榆、乌蔹莓（又名五爪龙）、金银花、蛇莓、车前草（又名蛤蟆草）、元宝草（又名穿心草、对月草）。

（二）黄冈县（含新洲）

1. 临床药材

杜仲、天麻、黄连、射干、莲子、香附、野菊花、茵陈、陈皮、桑椹子、艾叶、旱莲草、夏枯草、垂盆草、白茅根、寻骨风、益母草、马鞭草、芡实、莲子。

2. 道地药材

桔梗、丹参、苍术、射干、白前、芦根、白茅根、藕节、虻虫、连翘、松萝、虻虫。

3. 民俗药材

地榆、苦荬菜、杠板归、蛇莓、毛茛、阴行草（又名金钏茵陈、角茵陈）、中华金粉蕨、天胡荽、千层大戟（又名千层塔、下马干、九头狮子草）、吐血莲（又名无缝珠）、水拔树（又名水果树、水瓜树）、仙桃草（又名蚊母草、接骨仙桃草）、连钱草（又名大叶金钱草、活血丹、透骨消）、马兰（又名烧伤草、田埂草、满地芽）、扛板归（又名河白草、蛇倒退、刺犁头）、四叶葎、癞蛤蟆草（又名抗寒草）、千斤藤（又名痰里子草、龙潭草、痰子草）、蛇莓、蜣螂虫（又名推粪虫）、野葡萄（又名山葡萄、蛇葡萄）、元宝草（又名穿心草、对月草）、泽漆（又名九头狮子草、猫儿草）、猪殃殃（又名锯耳草、拉拉藤）、苍耳、乌桕（又名木子树)、瓜子金（又名一岁草、紫花地丁、女儿红)、蛇葡萄（又名过山龙、见肿消、野葡萄)、羊乳（又名奶树、四叶参)、丝瓜叶、三白草（又名百节藕、三叶白)、龙葵、茅莓、苦荬菜、蛇地钱、苍耳草。

（三）红安县

1. 临床药材

杜仲、黄连、天麻、贝母、太子参、夏枯草、苦参、细梗胡枝子、香附、垂盆草、委陵菜、茵陈、金银花、桔梗、白前、松针叶、桧叶、柘、柿、桑、梓、枣、樟、棠棣、檀、苦楝、乌桕、冬青、皂角、榆、黄荆、石楠、构树、石竹、牡丹、芍药、辛夷、玉兰、玉簪、葵、桂、萱、莲、十姊妹、蕙、槿、蔷薇、荼蘼、海棠、罂粟、剪红萝、夜合花、金盏、银盏、鸡冠、木香、木樨、杜娟、羊踯躅、紫薇、紫荆、石兰、瑞香、天竺、玫瑰、栀子、金凤、秋海棠、龙须草、火焰草、芙蓉、凌霄、山兰根、月季、水仙、丁香、一丈红、虞美人、凤仙花、芭蕉、薜萝（又名络石)、蓼、芦荻、萍、灵芝、鸡头、灯草（又名虎须草)、凤尾草、马鞭草、狗尾草、鼠尾草、红花、芫花、金银花、金红花、益母草、谷精草、龙胆草、夏枯草、木贼草、土牛膝、土防风、苍耳子、槐角子、香附子、覆盆子、车前子、伍倍子、牛蒡子、菟丝子、蓖麻子、金樱子、地骨皮、桑白皮、地榆皮、白鲜皮、天花粉、五加皮、土茯苓、紫地丁、瓜蒌仁、白及、青竹香、石菖蒲、麦门冬、沙参、元参、苦参、百部、大蓝、紫苏、小蓝、马勃、薄荷、荆芥、白茯苓、萹蓄、牵牛、百合、苜蓿、黄精、瞿麦、石韦、葛花根、商陆、大黄根、半夏、贯众、草乌、白芷、草黄连、破铜钱、南星、赤芍、细辛、槐花、香薷、山当归、山木通、白蔹、金精石、大蓟、小蓟、淫羊藿、金毛狗脊、旋覆花、蒲公英、刘寄奴、枫乳、山厚朴、薏苡仁、蒲黄、松香、山杜仲、莲蕊、桃仁、草决明、天丁、青葙子、柏子仁、大戟、冬葵子、排风藤、自然铜、山天麻、独活、赤蓼、吴茱萸、何首乌、白头翁、僵龟板、芎䓖、青藤、豹骨、鳖甲、蜈蚣、壁虎、蟾蜍、蛭、蝉蜕、僵蚕、蚯蚓。

2. 道地药材

桔梗、金银花、丹参、射干、白前、天门冬、柴胡、南山楂、南五味子、沙参、鳖甲、蜈蚣、粟。

3. 民俗药材

旱莲草、莳萝（又名土茴香）、包皮根、山茶花、菊、艾叶、地肤子、鸢尾。仙鹤草、乌蔹草、拦路虎、公降蛇草、母降蛇草（又名五草，治毒蛇咬伤）、半边莲、石韦、铺地蜈蚣（又名地蜈蚣、舒筋草）、灰地菜（又名火烫草）、马兰、黄药、何首乌（又名夜交藤、红白藤）、徐长卿（又名逍遥竹）、泽漆、虎耳草、羊蹄（又名野大黄、金不换、土大黄）、松（又名马尾松、青松）、苍术、枳壳、金鸡脚（又名三叉剑、白带草）、兔儿伞（又名独脚金鸡伞、鬼打伞）、一扫光、一包针（植物名大狼把草，别名接力草、针钱包）、一点红（别名叶下红、野芥兰）、一枝箭、一枝蒿、一枝黄花、七叶一枝花、七星剑、八树、八角枫、八棱麻、九斤蔸子、九层塔、三月泡、三苦花、三叶人字草、三加皮、土人参、土党参、土条参、土蛋、土花椒、土大黄、土沉香、土茯苓、土丁桂、土常山、土枸杞、土牛膝、土连翘、山猫儿眼、山马齿苋、山药、山柳、山乌、山萝卜、山豆根、山梗菜、山扁豆、山白芷、山姜、小茴香、小远志、小青草、大叶金不换、大陆棉、大蓟、大蒜、大青、大枫艾、马蹄金、马齿苋、马鞭草、马勃、马尾松、马蹄细辛、马蚁冬、千日红、万年青、女贞子、天竹、天花粉、天泡子、天名精、天丁、天麻、天南星、天门冬、天葵、天胡荽、天香炉、水黄连、水杨梅、水蜈蚣、水藁本、贝母、水芙蓉、水菖蒲、水瓜树、水花菜、木芙蓉、木槿皮（又名白槿花）、朝天子（植物名木槿，别名槿树、木槿花）、木瓜、木贼、木防己、木通（又名三叶木通）、见血住、五谷树子、五味子、五加皮、牛筋草、牛蒡子、牛皮消、火萦麻、火麻（又名冬葵子）、毛合香、毛茛、毛黄草、车前草、乌蔹莓、乌桕、分经草、无花果、太子参、瓦松、升麻、凤尾草、公草、王不留行、及已、支柱蓼、白头翁、白英、白毛夏枯草、白及、白蔹、白芍、白花草、白丝草、白茅根、白鲜皮、白马骨、六月雪、白扁豆、白花蛇舌草、水线草、白果、白花前胡、紫花前胡、白茄根、茄子、白前草、白薇、白附子、石菖蒲、石蒜、石韦、石米、石耳、石兰叶、石南藤、石松、玉簪、玉竹、冬虫夏草、半夏、半枝莲、仙鹤草、仙茅草、仙人掌、龙胆草、龙葵、奶参、东风菜、田字草、田皂角、玄胡、玄参、号筒管、叶下珠、梅叶草、丝瓜络、丝瓜叶、丝棉木、红蚤休、红背三七、红藤、过山香、过路黄、过山龙、过塘蛇、山丹、地菜、百部、地锦草、地侧柏、地耳草、地榆、地蜈蚣、合子草、夜合、血见愁、扣子七、灰苋菜、灯心草、刘寄奴、吉祥草、夹竹桃、老鹳草、老鼠拉冬瓜、茅瓜、老鼠刺、防风、阴豆稞、沙参、赤芍、芦根、杜仲、鸡爪三七、鸡爪黄连、鸡屎藤、鸡冠花、苍树、苍耳子、芡实、灵芝菇、谷精草、首乌藤、含羞草、牡蒿、辛夷花、连钱草、岗梅、卤地菊、冷水丹、冻绿树、杠板归、两面针、一面针、杏仁、麦冬、寸冬、侧柏叶、柏子仁、郁李仁、李根白皮、虎刺、虎杖、虎耳草、金银花、忍冬藤、金樱子、金荞麦、金毛狗脊、金丝草、金花草、刺蒺藜、刺苋菜、青藤、青木香、天仙藤、马兜铃、闹羊花、八厘花、茉莉花、狗尾草、苣麻、泽漆、泽兰、地藕、夜香牛、卷柏、抱石莲、拐枣、鱼腥草、枇杷叶、佩兰、狗肝菜、贯众、菟丝子、兔儿伞、杨桃、委陵菜、垂盆草、败酱草、岩白菜、鸭旦子、草决明、香附子、香花椒、花椒子、香薷、大叶二香薷、苦楝皮、苦楝子、柳叶、柳枝、美人蕉、胡荽、胡颓子、枸橘梨、商陆、茜草、络石藤、奶母、映山红、珍珠菜、追风剑、荭草、荆芥、荆三棱、茵陈蒿、穿心草、穿破石、指甲花、急性子、盐扶木、五倍子、浮萍、鸭舌草、鸭跖草、桔梗、益母草、茺蔚子、射干、夏枯草、海金沙、海蚌含珠、粉花参、积雪草、铁扫帚、铁菱角、臭椿皮、臭椿叶、臭牡丹、通天草、柴胡、大叶柴胡、荷叶、藕节、莲子、莲须、荷血莲、莪树、核桃仁、黄栀子、黄精、黄柏、黄荆、黄药子、野鸡冠花、野棉花、野芝麻、野葡萄根、野薄荷、野菊花、野黄豆、野芹菜、蛇床子、蛇莓、蛇含、蛇参、盘龙参、犁头草、曼陀罗、梧桐、淫羊藿、婆婆针、鹿蹄草、剪刀草、银线草、银柴胡、旋覆花、猪殃殃、望水白、清明菜、常春藤、接骨木、梓实、鹅掌草、鹅肠草、鹅花根、紫葳、紫参、紫草根、紫背天葵、紫花地丁、紫苏、白苏、葱白、棕树、景天三七、景天、韩信草、萱草根、萱草叶、落地生根、酢浆草、斑叶兰、葎草、萹蓄、棠梨、葛根、葛花、路路通、路边菊、蒲公英、蒲黄、腹水草、遥道竹、榆白皮、榆树叶、豨莶草、蔓荆子、翠云草、算盘子、蜡梅花、槐实、槐叶、槐枝、辣蓼、蕨根、樱桃、鹤虱、薏注、薤白头、翻白草、瞿麦、藜芦、藿香、糯米团、橡子肉、糯稻根、月季花、双肾草、金钱草。

（四）麻城市

1. 临床药材

杜仲、天麻、贝母、豹骨、射干、生地黄、菊花、香附、络石藤、石韦、细梗胡枝子、艾叶、白茅根、山豆根、茵陈、苦参、白头翁、野菊花、桔梗、苍术、柴胡、何首乌、茯苓、垂盆草、丹参、射干、前胡、黄精、芸苔、胡萝卜、芋、荸荠、甘露子、柿、枣、胡桃、莲实、芡实、桑、柘、椿、乌桕、桐、榆皮、牡丹、荷、芍药、水仙根、辛夷、浮萍、络石、僵蚕、蚕沙、蛤蟆、蜥蜴、蜈蚣、水蛭、黄精、麦冬、荆芥、地榆、香附子、西河柳、金樱子、芫花、蓖麻、淡竹叶、佩兰、马勃、桑皮、苍术、桔根、厚朴、山楂、柴胡、玉竹、苍耳子、马兜铃、葛根、白蔹、乌头、石斛、天花粉。

2. 道地药材

连翘、山楂、鹿皮、白艾、楮皮、木棉、桔梗、荆芥、蔓荆子、射干、苍术、天门冬、紫苏。

麻城福白菊（其特点：花朵肥大厚实、花瓣玉白、花蕊深黄、汤液清澈、金黄带绿、气清香、味甘醇美。《本草纲目》谓白菊主治“风眩，能令头不白”，并“去风眩、变白不老，益颜色”）。

麻城茯苓（麻城茯苓，是全国茯苓老产区之一，生产历史已有数百年。据《湖北医学史稿》，麻城产茯神比例为全国之冠。麻城茯苓因神多、色纯、结构紧密、加工规格等因素，使之在国内外市场都较有名气。《麻城县志》记载，宣统二年，参加南京“南洋动业会”获得五等银质奖章）。

3. 民俗药材

荠菜、车前、香附、菖蒲、艾、薏苡、山韭菜、白茅根、瓦松（又名佛指甲）、鱼腥草、忍冬花、蒲公英、山药、赤豆、桂、续随子、七叶一枝花、牛膝、续随子（又名千金子）、辣蓼、盐肤子、铁苋菜（又名血见愁）、瞿麦等、车前草、山药、千斤藤、牛膝（又名红牛膝、白牛膝、土牛膝）、羊蹄、土三七（又名泽兰、凉气草）、六月雪、蛇头、盐肤木（又名五倍子树）。

（五）罗田县

1. 临床药材

杜仲、天麻、黄连、贝母、豹骨、麝香、辛夷等。另有茯苓、香附、野菊花、合欢皮、百合、茵陈、桑椹子、白茅根、白僵蚕、菊花、板蓝根、女贞子、山豆根、阴行草、垂盆草、细梗胡枝子、蚕沙、路路通、苦参、鱼腥草、活血莲、丹参、石菖蒲等，黄精、葛根、乌药、大风藤、芍药、天花粉、薄荷、枸杞子、瓜蒌、枳实、南星、香薷、山茱萸、白扁豆、山楂、桑白皮、细辛、百合、枳壳、紫苏、麦门冬、皂角、乌桕、梓、樟、楮、水蛭、蜥蜴、蜈蚣、狗尾草、木瓜、菱、白果、藕节、白麻、黄麻、芹菜、芫荽、苋、苦荞麦。

2. 道地药材

茯苓［罗田县九资河有“茯苓之乡”美誉。据《黄冈国家地理标志产品开发战略研究》记载，罗田九资河生产茯苓已有2000多年历史，自元朝开始改茯苓野生为人工种植。相传明代医药学家李时珍曾多次到此采集茯苓。清乾隆三年（1738年）开始，茯苓正式挂上“九资河”牌，向日本、蒙古和东南亚等地区销售。《湖北贸易志》记载，从1872年起，此地茯苓经汉口、厦门、广州出口东南亚、日本和欧洲等地。海外游客将之视为中药珍品。1914年，获旧金山万国博览会金奖。之后，几十年被定为免检产品。其特点是平片“光、洁、白、匀”，以“色白质坚、平滑细腻，味淡粘牙”为上品］。

苍术（据嘉靖《罗田县志》记载，苍术是罗田著名特产之一。其功能是治湿盛困脾、倦怠喜卧，脘腹胀满，食欲不振，呕吐、疟疾等症。据载，2011年，中华人民共和国国家质量监督检验检疫总局正式批准罗田苍术为国家地理标志性保护产品）。

据《黄州府志》载，尚有：辛夷、桔梗、丹参、射干、天门冬、黄精、木耳、栗、蕨萁、茜草、紫草。

3. 民俗药材

夏枯草、艾叶、土牛膝、车前草、金银花、八角枫（又名八角麻）、寻骨风（又名毛藿香、绵毛马兜铃、烟斗草）、金蕨（又名对月分经草、对月草）。

（六）浠水县

1. 临床药材

黄连、龟板、鳖甲、厚朴、桔梗、生地黄、白芷、香附、艾叶、夏枯草、芦根、白石英、阳起石、旱莲草、丹参、白茅根、石菖蒲、木防己、桑椹子、山楂、委陵菜、茵陈、鱼腥草、细梗胡枝子、垂盆草。

据光绪《蕲水县志》载，尚有：黄精、葳蕤、天门冬、麦门冬、枸杞、地骨皮、荆芥、南星、半夏、何首乌、香附子、苍耳子、茱萸、地榆、天花粉、青蒿、香薷、五加皮、茺蔚子、旋覆花、蒲公英、忍冬花、金樱子、青葙子、车前子、土牛膝、牵牛子、淡竹叶、蓖麻子、薏苡仁、芫花、紫苏、薄荷、土茯苓、木香、木芙蓉、凤仙、万年青、狗尾草、浮萍、鼠曲草、芸苔、凤尾草、雁来红、紫荆皮、木兰、鸡冠、桂、玉兰、牡丹、山茶、荷叶、藕节、芡实、葧荠、柿、辛夷、蔷薇、苎麻花、莱菔、蟾蜍、蝉蜕、雷丸。

2. 道地药材

生地黄、白芷、乌梢蛇、白花蛇、鸡内金、龟板、鳖甲、芦根、夏枯草、白扁豆、香附、萹蓄、柑、石耳、百合、巴河藕（浠水巴河藕是浠水道地药材，人称“世上九孔藕，唯独巴河有”。《本草纲目》载藕可以“补中养神，益气力，除百疾。久服，轻身耐老，不饥延年”。藕节有消瘀血、治口鼻出血、血痢血崩之效）、浠水散花藜蒿（《本草纲目》载其“补中益气，利膈开胃，疗心悬”，还可“祛风寒湿痹，可去河豚鱼毒”，民间用于止血消炎，开胃健脾，散寒消炎，是药食同源之佳品）。

3. 民俗药材

旱莲草、艾叶、仙人掌、卜义门参（又名蛇萝卜、高脚蒲公英）、蛇莓、凤尾草（又名鸡脚草）、虎杖、黄花苜蓿（又名木粟、金花菜）、爵床（又名疳积草）、铁扫帚、水烛（又名水竹、神仙花烛）、栝楼（又名瓜蒌、野西瓜）、马勃（又名灰菇）、一枝黄花（又名流痰草）、虎耳草、海金沙（又名吐丝草、铁线草）、妈花草（又名兔儿草、喉哦草）、丝瓜叶、枫杨树（又名柳树、麻柳）。

（七）蕲春县

1. 临床药材

人参、黄连、天麻、杜仲、豹骨、半夏、龟板、鳖甲、射干。夏枯草、野菊花、香附、茵陈、白茅根、薏苡仁、白花蛇舌草、垂盆草、丹皮、茯苓、蕲艾、路路通、白扁豆、黄精、石菖蒲、竹茹、白艾、蒌蒿、菘、芸苔、马齿苋、苋、莱菔、薯蓣、胡荽、芋、百合、木耳、苜蓿、山慈菇、蕨、万年青、吉祥草、蓼、萍、椿、榆皮、乌桕、楝、楮、冬青、莲子、芡实、菱、乌芋、柿、莲、十姊妹、牡丹、芍药、萱草、葵、月季、罂粟、虞美人（又名丽春花）、石竹（又名黄花山柰）、迎春、茉莉、滴滴金、凤仙、芙蓉、山茶、蜡梅、辛夷、木樨、紫荆、杜鹃、栀子、木槿、凌霄、茯牛、天竺、铁线莲、珠兰（又名鱼子兰）、白术、槐花、土茯苓、桑皮、茺蔚（又名益母）、葛根、乌药、天花粉、王不留行、野菊、苦参、女贞子、络石、葳蕤、苍耳、何首乌、金樱子、桔梗、紫苏、茵陈、青蒿、贯众、麦冬、威灵仙、石菖蒲、薏苡仁、白蔹、藁本、香薷、骨碎补、刘寄奴、常山、石耳、海金沙、蜀葵、石南藤、牵牛、青葙子（又名野鸡冠花）、淡竹叶、五叶藤、丹参、独脚莲、巨骨皮、瓜蒌、羊踯躅、谷精草、蒲公英、苦楝根、黄精、薄荷、藿香、石斛、白及、天门冬、卷柏、覆盆子、淫羊藿、野大黄、云雾草、鹿衔草、矮脚茶、赭石、蓖麻子。

2. 道地药材

茯苓、桔梗、丹参、半夏、射干、天门冬、苍术、车前草、白花蛇、乌蛇脯、绿毛龟、龟板、鳖甲、乌梢蛇。据《黄冈国家地理标志产品开发战略研究》记载，蕲春有名闻中外的名优产品“蕲春四宝”：蕲艾、蕲竹、蕲蛇、蕲龟（明代医药学家李言闻曾著有《蕲艾传》。李时珍《本草纲目》中录有关于蕲艾治病的方子有 52 个。1953 年，时逸人编著《中国药物学》中谓“艾以湖北蕲春产者最佳”。蕲艾用药方法多，可吞、或煎、或搽涂，或煎洗，或烟熏，或火灸）。

3. 民俗药材

艾叶、菖蒲（端午节时，鄂地千家万户，悬挂艾叶与菖蒲，辟邪防疫，有诗云“千门万户悬菖艾，出城十里闻药香”）、罗汉菜、鼠曲草（又名佛耳草）、菖蒲、洗手香（又名随手香）、虎耳草、山韭菜（又名书带草）、薏苡、皂角、枇杷、罗汉果、藕节、鸡冠、忍冬花（即金银花）、山楂、凤尾草、荠菜、枣、菊、苍术、石韦、马鞭草、旱莲草、芫花、白蚤休（即七叶一枝花）、夏枯草、鱼腥草、地榆、鲋鱼（俗称鲫鱼）、苍术、茜草、蒀（又名九子，治肿毒）、良姜、腹水草、六月雪、车前草、前胡（又名肺痈草、土当归）、牡蒿（又名七星蒿、菊叶柴胡）、蛇含草、鱼腥草、锦鸡儿（又名土黄芪）、羊蹄、金鸡脚、瓜子金（即紫花地丁)、铁苋菜、半夏、桑。

(八)黄梅县

1. 临床药材

黄连、人参、厚朴、半夏、野菊花、薄荷、葛根、商陆、青蒿、委陵菜、冬葵子、芫花、桔梗、红娘子、三七、洋金花、珍珠、狼毒、紫菀、白花曼陀罗、山药、百合、茼蒿、鸡头实、银杏(又名白果)、芡实、荸荠、木瓜、葵、芍药、鸡冠、木樨、桂、七里香、月季、瞿麦(即石竹)、观音莲、紫蝴蝶(又名鸢尾)、百日红、千叶榴、蔷薇、海棠、山丹、栀子、紫荆、紫薇、金凤、玉簪、牡丹、扶移木皮(又名唐棣)、杜娟、玫瑰、山茶、旋覆花(俗名滴滴金)、玉兰、瑞香、萱草、椿、樟、檀、栗、柘、皂、梓、桔梗、地榆、香附、天南星、柴胡、益母草、石菖蒲、乌药、枳壳、茵陈、天花粉、萹蓄、地骨皮、枸杞、黄精、茯苓、良姜、山楂、瓜蒌、白荚、荆芥、紫苏、车前草、贯众、五加皮、玉竹、白及、细辛、葛根、金银花、蓼、葛、芭蕉、蒿、芦、芒、萍、虎刺、接骨草、马鞭草、狗尾草、佛指甲、龙须草、翠云草、鹿衔草、断肠草、穿山甲、豹骨、龟板、鳖甲、龟、僵蚕、壁虎、蜈蚣、蛤蟆、蜥蜴、蚯蚓。

2. 道地药材

红娘子、苍术、鸡内金、薄荷、厚朴、白术、半夏、紫菀、龟板、鳖甲。

3. 民俗药材

莱菔、荠、枣、枇杷、菊、藕节、柿、艾、菖蒲、桑、土牛膝、蕨菜、赭根菜、乌梅、地榆、良姜、马鞭草、虎耳草、凤尾草（又名鸡脚草）、金银花、白及、半夏、车前草、萹蓄、半夏、走黄草（又名见肿消）、金银花、车前草、松、黄毛耳草（又名腹泻草）、地锦草（又名小飞扬、奶汁草）、千斤藤、芫花（又名头痛花、闹鱼花）、威灵仙、粉条儿草。

（九）武穴市

1. 临床药材

石斛、水獭肝、豹骨、黄连、杜仲、半夏、龟板、鳖甲、射干等。薄荷、陈皮、香附、益母草、茵陈、虎杖、山药、干姜、明党参、白花曼陀罗、半夏、金银花、苍术、木防已、马鞭草。

2. 道地药材

明党参、半夏、香附、丹参、龟板、鳖甲、射干、天门冬、吴茱萸、木棉。其“佛手山药”，也称“广济佛才山药”(其生长地是武穴梅川镇、余川镇及其毗邻区域。据载，武穴种植山药已有300多年历史。佛手山药，形似掌状，为淡褐色。其上密生须根，肉白色，药用价值高。《本草纲目》指出，佛手山药可补中益气，长肌肉，强阴，久服耳目聪明，轻身延年，能治五劳七伤，补心气不足，开达心孔、多记事。佛手山药可菜药两用，具有较好的营养价值和药用价值）。

3. 民俗药材

艾叶、菖蒲、马鞭草、金银花、半夏、丹参（又名红丹参）、连钱草、旱莲草（又名野葵花、墨汁草）、止痛草（又名鬼哭丹、止血草）、连钱草、野菊花、夏枯草、千里光（又名九里明）、珍珠菜（又名金鸡脚下红、女儿红）、金鸡脚。

（十）英山县

1. 临床药材

天麻、杜仲、麝香、豹骨、贝母等。细梗胡枝子、桔梗、茯苓、香附、野菊花、夏枯草、山楂、黄精、草乌、白扁豆、淡竹叶、柴胡、垂盆草、茵陈、白僵蚕、紫苏子、蜂蜜等。薏苡仁、芋、马齿苋、大麻、芸苔、玉簪、蔷薇、月季、辛夷、海棠、芙蓉、山茶、蓝实、红蓝花、栀子、苦丁、山楂、橄榄、樱桃、石榴、白果（银杏）、唐棣、合欢、柘、地榆、玉竹、沙参、黄精、贯众、狗脊、丹参、独活、苦参、白鲜皮、马蹄香、香附子（一名莎草）、紫苏、泽兰（又名土三七）、茺蔚（即益母草）、刘寄奴、旋覆花、菁箱、王不留行、瞿麦、萹蓄、商陆、蓖麻、常山、羊踯躅（老虎花）、醉鱼草、马兜铃、牵牛子、栝楼、天门冬、何首乌、土茯苓、忍冬、香橼、枇杷、蜀椒、厚朴、杜仲、金樱子、郁李、女贞、五加皮、枸杞、石斛、枳椇、萱草、松蕈、石耳、皂荚、龟、水蛭、蝉蜕、蟾蜍、鳖、云母石、紫石英。

2. 道地药材

天门冬、丹参、苍术、天麻。其中“桔梗”，是英山县出产的著名药材，素有“英桔”的美誉（其功能是解百药毒，疗蛊毒，能化痰止咳、溶血抗炎，对咽喉痛、心腹胀痛都有较好的治疗作用。可以补五劳之伤，养气除邪，清利头目。曾在 1938 年巴拿马土特产品赛会上荣获金质奖。据载，其特点是收缩均匀，比重大，横断面花纹，呈菊花状，尤以英山草盘区红花乡紫檀山的英紫桔质量最佳。英山桔梗是道地药材，除满足国内需求外，还出口日本、东南亚及国内香港、澳门等地）。英山茯苓（据载，该县人工培植茯苓已有400多年历史。其茯苓特点是白片、白块，光、洁、白，享誉海内外。英山茯苓不仅国内畅销，每年远销东南亚各国约70吨，是英山县出口的传统产品）。

3. 民俗药材

油桐、菖蒲、莱菔、乌柏、鸡冠花、桑、艾、野菊、夏枯草、车前草、马鞭草、芫花、地榆、威灵仙、盐肤子、野芋、止痛草（鬼哭丹、止血草）、楤木树（又名雀儿不踏、刺龙苞、黄龙袍）、仙鹤草（又名龙芽草、仙弗草）、威灵仙。

参考文献

一、辞典类

［1］ 谢观. 中国医学大辞典［M］. 上海：商务印书馆，1921.

［2］《中医大辞典》编委会. 中医大辞典：中医文献分册［M］. 北京：人民卫生出版社，1981.

［3］ 皮明庥，等. 湖北历史人物辞典［M］. 武汉：湖北人民出版社，1984.

［4］ 李经纬，等. 中医人物词典［M］. 上海：上海辞书出版社，1988.

［5］ 李云，等. 中医人名辞典［M］. 北京：国际文化出版社公司，1988.

［6］ 史宇广，等. 中国中医人名辞典［M］. 北京：中医古籍出版社，1991.

二、专著类

［1］ 丹波元胤. 医籍考［M］. 北京：学苑出版社，2007.

［2］ 陈邦贤. 中国医学史［M］. 北京：商务印书馆，1959.

［3］ 陈梦雷，等. 古今图书集成医部全录［M］. 北京：人民卫生出版社，1963.

［4］ 湖南中医学院. 中国医学发展简史［M］. 长沙：湖南科学技术出版社，1979.

［5］ 傅维康，张慰丰，王慧芳，等. 医药史话［M］. 上海：上海科学技术出版社，1982.

[6] 任应秋. 中医各家学说 [M]. 上海：上海科学技术出版社，1982.
[7] 赵璞珊. 中国古代医学 [M]. 北京：中华书局，1983.
[8] 张舜徽. 中国史学名著题解 [M]. 北京：中国青年出版社，1984.
[9] 陈雪楼. 中医历代名医图传 [M]. 南京：江苏科学技术出版社，1987.
[10] 陈梦赉. 中国历代名医传 [M]. 北京：科学普及出版社，1987.
[11] 浠水县卫生局，湖北中医学院.《伤寒总病论》释评 [M]. 武汉：湖北科学技术出版社，1987.
[12] 瞿林东，杨牧之. 中华人物志 [M]. 北京：中华书局，1988.
[13] 余彦文. 鄂东著作人物荟萃 [M]. 武汉：湖北科学技术出版社，1990.
[14] 甄志亚，傅维康. 中国医学史 [M]. 北京：人民出版社，1991.
[15] 李今庸. 湖北医学史稿 [M]. 武汉：湖北科学技术出版社，1993.
[16] 吴兢. 贞观政要 [M]. 长沙：岳麓书社，1996.
[17] 熊传海. 鄂东四大名医 [M]. 北京：中医古籍出版社，1998.
[18] 吴晓松，洪刚. 鄂东考古发现与研究 [M]. 武汉：湖北科学技术出版社，1999.
[19] 肖德梅. 探究与发现 [M]. 武汉：湖北长江出版集团，湖北人民出版社，2000.
[20] 严世芸. 中医各家学说 [M]. 北京：中国中医药出版社，2005.
[21] 苏轼，沈括. 苏沈内翰良方 [M]. 北京：中医古籍出版社，2009.
[22] 王旭光，张宏. 医说 [M]. 北京：中国中医药出版社，2009.
[23] 史智鹏，张龙飞. 黄州简史 [M]. 武汉：华中师范大学出版社，2010.
[24] 吴鸿洲. 中国医学史 [M]. 上海：上海科学技术出版社，2010.
[25] 胡荣希. 医圣万密斋传 [M]. 武汉：华中师范大学出版社，2012.
[26] 邱浩校注. 难经 [M]. 北京：学苑出版社，2014.
[27] 陈居伟，郭玉晶. 脉经 [M]. 北京：学苑出版社，2014.
[28] 钱超尘. 中国医史人物考 [M]. 上海：上海世纪出版股份有限公

司，上海科学出版社，2016.
［29］ 范行准．中国医学史略［M］．北京：北京出版集团公司，北京出版社，2016.
［30］ 梁永宣．中国医学史［M］．北京：人民卫生出版社，2016.
［31］ 梁敢雄．荆楚鄂东历史地理与古迹研究［M］．武汉：湖北人民出版社，2018.
［32］ 南东求．鄂东历代名医传录［M］．北京：学苑出版社，2021.
［33］ 俞鼎芬，倪法冲，刘德荣．李濂医史［M］．厦门：厦门大学出版社，1992.

三、史志类

［1］ 司马迁．史记［M］．北京：中华书局，2006.
［2］ 刘昫．旧唐书［M］．上海：上海古籍出版社，1987.
［3］ 欧阳修．新唐书［M］．上海：上海古籍出版社，1987.
［4］ 脱脱等．宋史［M］．上海：上海古籍出版社，1987.
［5］ 宋濂．元史［M］．上海：上海古籍出版社，1987.
［6］ 张廷玉．明史［M］．上海：上海古籍出版社，1987.
［7］ 赵尔巽．清史稿［M］．北京：中华书局，2020.
［8］ 黄安县志．清同治八年（1869）刻本.
［9］ 广济县志．清同治十一年（1872）刻本.
［10］ 罗田县志．清光绪二年（1876）刻本.
［11］ 黄梅县志．清光绪二年（1876）刻本.
［12］ 麻城县志．清光绪二年（1876）刻本.
［13］ 蕲水县志．清光绪六年（1880）刻本.
［14］ 黄安县志．清光绪八年（1882）补刻.
［15］ 麻城县志．清光绪八年（1882）刻本.
［16］ 蕲州志．清光绪十年（1884）刻本.
［17］ 黄州府志．清光绪十年（1884）刻本.

[18] 湖北省黄冈地区革委会民卫局. 中草药汇编：第一集［M］. 内部资料，1970.

[19] 湖北省红安县革命委员会民政卫生局. 红安中草药［M］. 内部资料，1970.

[20] 司马迁. 史记［M］. 长沙：岳麓书社，1988.

[21] 湖北省襄阳县志方志编纂委员会. 襄阳县志［M］. 武汉：湖北人民出版社，1989.

[22] 李今庸. 湖北医学史稿［M］. 武汉：湖北科学技术出版社，1993.

[23] 黄冈地区地方志编纂委员会办公室. 鄂东人物志［M］. 鄂黄地图内字第35号，1994.

[24] 刘善桥. 黄冈市志［M］. 武汉：崇文书局，2004.

[25] 陈年友，吴恒斌，秦建英. 黄冈国家地理标志产品开发战略研究［M］. 武汉：湖北科学技术出版社，2012.

[26] 黄冈地区简志汇编：黄冈、麻城、红安、浠水、罗田、英山、武穴、蕲春、黄梅.

后　记

窗外，春虫唧唧地鸣叫着，远处不时有汽车急驰而过的呼啸声。

又是一个不眠之夜。24 年前，父亲杨守中永远离开了人间。胃癌，手术，复发。他从 2000 年秋天生病，到 2001 年春天谢世。疾病如冰霜一样，无情地夺走了我敬爱的亲人。花样年华的我，已早早懂得了人生的空寂与虚无。父亲骤然离世，像黑洞一样吞噬着年轻人的热情。

在华中师范大学攻读硕士期间，佛教典籍于我而言，恰似一剂安心良药，并直接影响着我博士论文的选择方向。于是，便有了《〈维摩诘经〉文献与文学研究》一书的写作与出版。该书的写作对我而言，具有疗愈的作用。写完那本书，是在 2011 年的年末，与父亲的离世竟有了十年的距离。

可是，父亲杨守中没有哪一天不活在我的心里。从来不是刻意想起，而是始终根植于我的内心深处。父亲短暂的生命历程，促使我不断求索，不断努力，不断反思：人生的价值与意义何在？

经过多年的阅读与思考，渐渐明白，这个问题的答案是：生命并无一个先在的意义，而是等着我们去发现，去体会，去求索，体现在每个生命个体的日常行为与重大选择之中，人生的价值其实并不是用语言，而是用行动去书写的。从历史的角度来看，我们都是不可或缺的一环，向上吸取着前人的智慧，向下传递着精神的火种，这难道不是“为往圣继绝学”么？

《起源：万物大历史》一书认为，整个人类的存在，偶然得如同将一堆盖楼的材料用大炮轰击，竟轰击出了一幢高楼大厦！从亿万年为单位测算的宇宙角度看，人生百年，也不过恰似转瞬。

2001 年春，父亲患病术后不久复发，在医院里治疗，后来难进水米，医院对其注射脂肪乳。那种药，在医院里数百元一瓶。病友去批发市场，仅数十元。医者的职责是什么？那时真令人迷惑。2014 年前后，在南东求教授的指点下，开始中医药文献的研究。2019 年，点校的《杨际泰妇儿科》出版。此后，便着手搜集、研读鄂东中医药史文献。在搜集、整理、研究相关资料时，我常常被曾经生活在鄂东这片土地上的医家们所感动。他们不仅是杏林妙手，更是医者楷模。无论是万密斋，还是李时珍，他们对于救死扶伤有着天然的使命感、责任感。治病救人，人命关天，“千里就药于门，立活，不取值”。大医精诚，人命贵于千金，斯言诚哉！

我们都知道，单个人类以手相搏，赢不了狮子、老虎。然而人类之所以能走出丛林，成为地球的霸主，仰赖的便是合作团结，便是群体智慧。当人类成为集体之时，群智涌现，几无不能。

基辛格曾说，中国人总是被他们中最勇敢的人保护得很好。中国医生是人类最勇敢的医生，不论是年轻的李文亮，还是年过八旬的钟南山院士，他们都是中华民族的脊梁。五千多年来，他们一直担负着救死扶伤的重任，虽然我们有时还会看到一些不尽人意之处，但是我们始终相信，阳光总会伴随着阴影同行。

行文至此，回想一路走来，一路贵人相伴。正因为有他们的相助，才有这本书的成形。

硕士生、博士生导师高华平先生，在我毕业之后常常关心我的进步，在我迷茫时给我指点、鼓励与支持。在武汉大学访学期间，我的导师、长江学者陈文新先生，闻我新著即将出版，欣然赐序于我，以鼓励我多出成果。南东求先生从事中医药学文献研究与教学数十年，功底深厚，在本书写作和后期修改过程中，提供了诸多思路和材料上的方便，有时还常就书中某些问题，进行反复思考，并且数次审阅了全部书稿，还特为本书作序，多有激励之语。学苑出版社的责任编辑付国英先生，是著名学者钱超尘先生的高足，学识渊博，人品高尚，与之接洽，如沐春风。付国英先生为书稿的出版，付出了辛勤的劳动与艰苦的努力。

本书稿于 2021 年获批湖北省后期资助项目，编号为：结·2021037。湖北省社科后期资助项目、李时珍中医药文化与产业研究中心和鄂东文献与学术研究团队为本书出版提供了资助。黄冈师范学院文学院的肖亚军书记、陈志平院长、方正院长，为我写作书稿提供了很多支持。我所在的教研室曾军师姐、邹明军师兄，总是给我诸多无私的关怀。史志鹏、张龙飞先生写作的《黄州简史》，为鄂东历史进程提供了清晰的主线；南东求先生写作的《鄂东历代名医传录》亦为我的写作提供了很多线索。湖北知名书法家南君求先生，慨然应允我的请求，为拙著题写书名。另外，长于方志的舒忠民先生，也为本书提供了资料上的方便。在此，一并致以深深的谢意！

母亲瞿学栏是一位深明大义的女性。她用自己的弱肩，扛起了家庭的重任，给了我阳光般的温暖。堂兄杨水兵、杨卫兵，数十年如一日关怀我的成长与进步。硕士研究生姚莎、杨莹、王月、贾路，也在我需要的时候，帮我查阅了部分文献。众人的支持与帮助，使我深深明白，一个人的点滴成绩，换个角度看，都饱含着众多他者的成全与付出。感恩有你们，让岁月温暖如春！

杨瑰瑰

2025年3月17日